古中医学派讲课实录：
伤寒一元解 99 讲

吕 英 著

全国百佳图书出版单位

中国中医药出版社

·北 京·

图书在版编目（CIP）数据

古中医学派讲课实录：伤寒一元解 99 讲/吕英著. —北京：中国中医药出版社，2023.7（2023.10重印）

ISBN 978-7-5132-8083-9

Ⅰ.①古… Ⅱ.①吕… Ⅲ.①《伤寒论》 Ⅳ.①R222.2

中国国家版本馆 CIP 数据核字（2023）第 043933 号

中国中医药出版社出版

北京经济技术开发区科创十三街 31 号院二区 8 号楼

邮政编码　100176

传真　010-64405721

河北联合印务有限公司印刷

各地新华书店经销

开本 710×1000　1/16　印张 18.25　字数 290 千字

2023 年 7 月第 1 版　2023 年 10 月第 2 次印刷

书号　ISBN 978-7-5132-8083-9

定价　78.00 元

网址　www.cptcm.com

服 务 热 线　010-64405510

购 书 热 线　010-89535836

维 权 打 假　010-64405753

微信服务号　zgzyycbs

微商城网址　https://kdt.im/LIdUGr

官 方 微 博　http://e.weibo.com/cptcm

天猫旗舰店网址　https://zgzyycbs.tmall.com

如有印装质量问题请与本社出版部联系（010-64405510）

作者简介

　　吕英，女，主任医师，硕士研究生导师，广东省名中医，全国第四、第五批中医临床优秀人才指导老师。南方医科大学南方医院李可中医药学术流派国家传承基地主任，南方医科大学南方医院古中医科主任。广东省中医药学会儿科专业委员会副主任委员，出版本流派系列传承丛书 7 本。

　　临床以《易经》为根本，以《黄帝内经》为宗旨，以六经辨证为大法，以《伤寒杂病论》方药为医剑，临证三观互动，以宇宙观参生命观，以生命观参疾病观，不分病种，不分年龄，运用纯中医理、法、方、药对治疑难杂病和急危重症。脚踏实地，立足临床，立志继承和发扬李可老中医学术思想，摸索出一套逐症分析、由博返约、一门深入、实证体悟、活学活用、行之有效的师承模式，走出了一条将天地规律、生命规律、疾病规律与个体禀赋特殊规律相结合的中医之路，培养了一批又一批"会看病"的纯中医临床型人才。

内容简介

本书是李可中医药学术流派国家传承基地主任吕英（南方医科大学南方医院主任医师）融《易经》《黄帝内经》《神农本草经》《难经》等经典理论于一体，运用李可古中医学派"气一元论"的核心学术思想，采用类方一元解的方式对《伤寒论》相关条文进行了阐释。

书中内容始终贯穿"一部《伤寒论》，一个河图尽之矣，河图五行运行以土为中心论""凡病皆为本气自病""六气是一气的变现""先后天两本互为其根""阳明阖坎水足""阖厥阴开太阳"等理论，充分体现了吕英主任"一元二仪三观四律五道六径"的中医思维，也是李可传承基地学术精髓凝练的重要体现。

目录

第1讲

一元解、天地规律

大家好，这一讲我们学习《伤寒一元解》，下面我讲一下为什么叫《伤寒一元解》。这是源于《伤寒论》的方药，它发挥的疗效是效法了天地规律的功效，所以对于《伤寒论》的方药，即使不明白其中的机理，只要你用对了，就会效如桴鼓。

那么这种天地的规律回归到太师父（彭子益）的学术思想，第一个就是万物，包括人。我们生命的根本就是由先天纯阳乾、纯阴坤两个通过"火生土，土伏火"化合而成的后天八卦的坎卦。

那么怎么化合呢？一个事物要在一个时空里面保持最稳定的、最长久的方式，利用的就是"冲和之气"，这种冲和之气对应了中国文化中的一个字，就是"中"，因此我们叫中国、中医。这个"中"反映出来的就是这种化合力的方式，因此我们后天人身根本的（坎卦元气）那一丝阳爻是在两丝阴爻的中间，这个中是在六合之内的中，不只是上下、左右、前后、表里，整个时光隧道，包括了不同时空的这种"中"。

这种文化是怎么来的呢？就比如我们的古代先贤们一代又一代昼参日影、夜考极星的这种时空，按照现在的天文学，它是超过了银河系的，因此这种思维对应到地球表面上的人这个物种而言，只是体现这种规律而已，因此人是不可能长久生存下去的，但可不可以做到？那就是参照《内经》162篇开篇的《上古天真论》提到的真人、至人，到了我们这一个人世间就叫圣贤了，就是圣人、贤人，那真人、至人是能够做到寿敝天地，就是因为他能够做到法于阴阳、和于数术、呼吸精气、肌肉若一、精神内守或者在后面（提到的）"恬淡虚无，精神内守，病安从来"，一定是虚无，而不是虚空。

因此在《太始天元册》《天元纪大论》里面的"太虚寥廓，肇基化元"的太虚，它是虚无的下一步，这个太虚已经是有了东西了，这就是师父李可老中医书上《气一元论与中医临床》书上讲的7级元神。

我们现在解伤寒，是因为《伤寒论》的方药药少效宏。为什么仲景能做到这样？用这么少的方药能够达到那么好的效果，就是因为他效法的是让病了的人恢复一气周流，能够顺天地一气周流的规律，这个规律既包括了客气的规律，也包括了主气的规律。

所以我们悟出，方药应该是顺着客气去和主气。客气不好了，有病毒了，有细菌了，那你的身体一定要能够保证这个环境、这个东西不会侵犯到你，或者即使有了，也很轻，自己用简单的方法调整一下就好了。这就是太师父提出来的。讲到这里，一定会出来一个观点——凡病皆为本气自病。

那么这个本气就是我们每个人身上平等的那一个坎卦元气。这个坎卦元气对应到《伤寒论》的六经辨证里面，它有六个界面，每个界面又有不同的认识，偏偏少阴这个界面就对应了坎卦元气，它是同一个概念和内涵。因此我们就提出了"少阴坎卦元气"。如果能把这一个概念搞清楚了，而且知道你要做的事情不只是看到的这个人现在出来的象，而是要透过这个现象去看本质，要不断地究本求源。

怎么究？师父提出4个规律，你要慢慢了解这个人的本气，它既然让他（这个人）病了，它（本气）是一个什么样的，这就是个体禀赋的特殊规律。比如同样是吃了海鲜，有的人睡不着觉、失眠了，有的人皮肤过敏了，有的人拉肚子了，有的人头痛了，这就是本气的不同。但是再不同，人身只有六个界面，这六个界面经过回归，再由博返约，一阴一阳之谓道，这就变成了气的一元论，又约回来一气，一散分则为六，合则为一。

那么天地的规律，我们已经讲了这么多年，（包括）生命的规律、疾病的规律。这些年的师承班我们没有停止过，在不断地前行、不断地总结，但是所有这些规律会统于一个东西，在治病的时候，这个叫作病机，这就是太师父提出来的用病机来治病，统一了病机，万病就很简单了。执万病之牛耳，这就涉及我们的思维了，你的高度，就像卫星定位，（定位）越高，你的时空观越高，一样的方药，你的疗效就越好，就越精准，而且搭配的方药也很精准。

《伤寒论》虽然分了六个界面论述病脉证治，但是并不是说它是分开的、独立的，即使398条、115方是分开给的，我们感觉就是对待法，其实它是一个圆融法或者圆通法。它是相通的。比如一说麻黄，那就会想到太阳病篇，太阳风寒表实证的麻黄汤，但你也要想到厥阴病篇的麻黄升麻汤。人身只有一气，可以病在最表的太阳，也可以病到最深的厥阴。

桂枝（汤）就更不用说了，是《伤寒论》的第一大方，而且通过《汤液经》和《辅行诀》对桂枝汤这一个方的分析，都已经提出来这个方是治疗厥阴病的。我们基地的师承是通过日出一刹那，这一个太阳、少阳、厥阴来分析为什么这几个界面在这一刹那是都存在的，通过每一天的规律，给大家讲了桂枝汤的类方。

因此桂枝汤的类方肯定是从头到尾，而在中间也有穿插，比如第279条是完完整整的一个桂枝汤证陷到了土里面，土里面有太阴有阳明，陷进去之后再向深一层的阳明方向发展，这就是第279条的桂枝加芍药汤证和桂枝加大黄汤证。

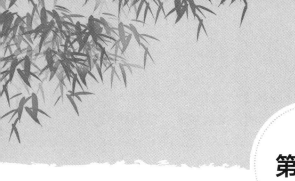

第2讲

（一气周流）每个界面包括
其他五个界面

第一讲讲到了元气，也讲到了元气是以阳为主，就是太师父提出来的坎中那一丝真阳或者一点真阳是先天起点，是生命的原动力。

现在的问题是在以阳为主的前提下，这个阳在一日或者一年的规律。阳的增强是靠秋天阳明的下压，对应到一年、一天都一样，一天是靠下午阳明的下压，这就是太师父提出来的阳明之降乃人身最大的降机，只有阳明阖回来，才有坎卦这一团不分阴阳的和合之气，也就是这团元气。

而阳明与其他五个界面的关系，比如与刚刚讲的坎是金水母子关系，那么与厥阴都是从中、主阖的，既然有这样的共性，那就必然有相互的关系，而且阳明和厥阴风木的关系也就是"木金，生成之终始也，左右者，阴阳之道路也"，这种大的关系一定是左边厥阴的升，右边阳明的降。

听到这里，大家要明白，这涉及好多"类同软件APP"，就是不同的运行规律都在这一气里面能够体现出来，那么阳明和太阴本身就是互为表里的，标本中它们是互为表里的。阳明和太阳按照《伤寒论》的排序，太阳之后就是阳明，也是一个按排序的表里关系。阳明和少阳按照《伤寒论》的排序，少阳是在阳明的后面，因此这种排序里面太阳是表，阳明就是里；阳明是表，少阳就是里。它们相互之间都有关系。

这样我们就提出每一个界面，其实都是有其他五个界面的，这就是约回一元气。因为有这样一个由博返约、一散散为六气的关系，它们之间在生病之后是什么样的病机，就是它们之间有什么样的相关性，我们就能够利用它们之间的相关性来分析这个病机，包括大的病机和小的病机路线。但是所有这些，如果我们要用到这种根本的规律，没有离开《内经》的标、本、中和开、阖、枢，第一讲已经是从《易经》的角度讲了这个元气的由来。

其实先天的乾卦永远看不到，先天的坤卦也永远看不到，即使是我们人身上每个人公平的后天，那个坎卦、那一团和合之气我们也看不到，能看到的不过是这一团和合之气显现出来的象而已。显现出来的象，正常的生命的象，已经是万千，那么在正常的万千象之上又得了病，那就是万千之千万的病象。

如果我们能够明白这样一个道理，你一定会去找捷径，一定会去在至繁至杂的这个象里面找一个由博返约的捷径，这种捷径就是上一讲讲的病机。

这样就会明白太师父讲的"扶阳是真理、八法不可废"。最根本的是要解决这个先天起点，我们要扶这个先天起点。但是连命根的象都看不到，怎么扶？因此我们利用的一定是后世总结出来的八法。这是《伤寒一元解》的难点，能弄明白就好办了，这是第一个难点。

第二个难点是太师父提出来的，先天肾气与后天胃气实是混元一气，两个本来就是一气，这就是难点。因为我们治病所用的方药，"立足凡病皆为本气自病，一首四逆汤可通治百病，此论先天肾气"。论的是先天，但是这个方已经是先天肾气和后天胃气同时对治了。因为这个方的君药是炙甘草，而炙甘草我们都知道它是入中土的一个药，既可以对治中土里面的太阴，也可以对治中土里面的阳明。这也是《伤寒论》115 方有 70 个方用到甘草的原因，其中 68 个方用的是炙甘草，两个方用的是生甘草。

那么为什么要用到炙甘草？对应的这个土就非常重要了。对于这个土，在六经辨证里面用炙甘草，对应的是太阴己土。如果利用的是太阴己土，而 68 个方用它，说明它又对治了很多燥热火证，这就说明了另外一个非常重要的观点——"阳明之燥热，永不敌太阴之寒湿"。

也就是说，在六个界面里，太阴和阳明是相对而言的，太阴是为主的，这就对应了另外一个学说——五脏学说，所以我们人身五脏六腑、四肢百骸、十二经脉是以五脏为核心的，在太阴、阳明这两个相互关系里面，一个非常重要的观点就是太师父提出来的"阳明之燥热，永不敌太阴之寒湿"，这里的"永"是永远的"永"。

除了炙甘草这个药，大家看到基地的一些方重用白术、重用黄芪，还有肾四味。尤其是白术这个药，我们重用的时候就能够通过健运太阴来对治阳明不降所出现的燥热之象，就是这个药就能够立这个轴、斡旋这个中气。当然黄芪的作用会更全面一些，这就是中气。

先天肾气与后天胃气、中气与元气之间的相关性，它其实是一气，刚刚只是讲了一点点它们之间的相关性。

我们真正在治病的时候，二者之间元气是生中气的，但是要增强元气，全赖后天胃气的滋养灌溉。后天胃气也是中气，中气对应到人身上就是脾胃，对应到六经就是太阴、阳明。

"相互之间的这种关系，就是先天肾气与后天胃气实是混元一气，就是指的一个元气"，这一点非常非常难理解。

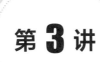

第3讲

后天八卦：离卦中一阴爻

前面两次随讲《伤寒一元解》，讲了易经的先天八卦、后天八卦、《内经》和《伤寒论》相互之间的关系，总结了4个规律，天地的规律、生命的规律、疾病的规律和个体禀赋的特殊规律，也讲了一元解的一元气代表的是什么。今天讲一下后天八卦当中反映人身非常重要的另外一个卦象——离卦。

后天八卦以坎离为主，而且坎离两卦独得中正，为人身水火立极之卦也。

前面讲坎卦的时候我们就交代了，"坎为水，坎中一点真阳乃人身立命之本"，因此这个坎卦叫水或者名水，其实它是水火一家，我们很多医家把肾认为是水火一家，有肾水、命门火、元阳这样的认识。

立足"坎离两卦，独得中正人身水火立极"这个角度来认识的话，那么坎为水，离就是火。离卦的源头与坎卦是一样的，但是它的表达刚好与坎卦相反，它是外二阳中一阴爻。离者，丽也、明也、亮也，所以它反映的是我们看到的象，是火，但是中间这一个阴爻来源于先天坤卦，其对应的是土，在人身上就是周身的阴血。

有形的阴血靠什么？靠外二阳爻。如果把阴爻描述成阴血的话，那么二阳爻就对应的是气、阳或者气火，治法就是怎么样能让周身的阴血不会脱而固护外面的气，这个卦在生命生死顷刻非常重要。用的药就是我们常说的大补元气的人参。目前急诊科都会用参附针，就是源于这个道理。

附子就是作用于坎卦中一阳爻先天起点，人参作用于离卦中一阴爻，对应周身阴血，参附汤在生死顷刻可以救命的道理就在于此。

　　还有一种情况，比如大出血的时候，中医有一句话叫"已亡之血难以骤生（已亡之阴难以骤生），未亡之气所当急固"。在治疗这一类患者的时候，除了用人参，我们会用到黄芪。因此在明医堂的方药当中，黄芪这个药组的方小剂量从 6 克开始，一直到重剂的 500 克，这在《气一元论与中医临床》一书当中已经讲过，因此离卦对应的外二阳（爻）和中一阴爻它的内涵和生死顷刻，我们需要理解的气、火、阴、血，需要在临床当中搞清楚，这是离卦。

　　生死顷刻还有一种情况（稍微拓展一点点），就是张锡纯的一个观点，因为我们讲一元气，他提出一个观点就是"人之元气之脱皆脱于肝"。在临床当中一旦出现这种端倪，就不是我们刚刚讲的对应的坎离两卦，或者用五脏认识的一个肾一个心，这个对应的是肝，那么在六经里面对应的就是厥阴，生死顷刻救欲脱元气的方是来复汤。

　　那我们就可以结合目前这三讲的内容，"阳亡阴脱气竭"，救在生死顷刻病机的方药，就是师父李可老中医的破格救心汤，或者是轻一点的四逆汤。另外一个情况同样是元气二阴抱一阳的不足，但是它出现了水浅不养龙，整个阳气飞离出去变成了火邪，用的是引火汤。因此引火汤的作用叫引火归原，"原"是原来的"原"。这就说明引火汤这个方是抱这个阳回家的。既然是原来的原，一定是做到了"火生土，土伏火"这样一个功效，能达到这样的功效，恢复的就是元气那一团和气，不只是恢复一个阴。这在临床是很容易误解的一个问题。

　　只要回到地下水阴中，它一定就是那个地方本位本气的那团元气，不管你用什么方法。前面加上参附汤，加上来复汤，就有 5 个方是治疗生死顷刻救元气的根本的了，这其实也是 5 种大法。因此，在解《伤寒一元解》的时候，其实引火汤和来复汤在《伤寒论》里面是没有的，但是我们在参悟厥阴病的时候，甚至我们在学习太阳病篇第 178 条的时候，需要有这样的中医思维，需要有这样广泛的非对待法的一元气的思维。如果是八纲阴阳表里寒热虚实的对待法，一定要回归到一元气，就是有一个总的东西，它是统摄所有的六气乱了之后的象的，因此把《伤寒论》的这种解释方法叫作一元解。

　　今天这一讲我们复习了一下前面两讲的东西，又增加了离卦位如何来理解它的阴和阳，同时多了张锡纯氏一阳来复的"来复汤"，这样就把人身非常重要的三个脏器——肾、心、肝的少阴与厥阴贯穿起来了。

第4讲

四季五方一元气，方药、天圆地方

第3讲讲了离卦位，讲了人参大补元气这个药的使用，其实茯苓四逆汤在少阴病篇也是这样来配伍的。那么立足四季五方一元气和卦象以及四方神在《伤寒论》里面，刚好有对应的病机规律和方药。

南方离卦位、火、南、朱雀，对应的方药是少阴病篇的黄连阿胶鸡子黄汤，北玄武对应的就是真武汤，出现在太阳病篇和少阴病篇两条，左青龙右白虎对应的是东西，东边有大小青龙还有越婢汤，西边有白虎汤、白虎加人参汤以及竹叶石膏汤。而在中央，我们容易理解的理中汤并没有出现在太阴病篇，而是在霍乱病篇。

《伤寒论》太阴病篇的方药是桂枝加芍药汤、桂枝加大黄汤。当然这个方必有其相应的天地规律、生命规律和疾病规律，这个我们在后面的类方汇参里会讲到。

中央这一个参悟的最根本点应该回到河图，这样我的师父李可老中医提出了"一部《伤寒论》，一个河图尽之矣"的观点。这个"中"用的数是五和十，其实也就是我们前面讲过的中国或者中医的这个"中"字的构成。

大家可以去想，其实就是天圆地方，"中"外面的这个框就是一个"方"，由中间这一竖把它理解为一个时光隧道，一旦动起来就是一个无限延伸的天圆地方。因此这个"中"，彭子和黄元御都把它叫作中气如轴。我们反过来讲叫如轴之中气，它不仅仅是中气，其实如果理解成时光隧道，它就是元气。但是在人身上，它对应这一个时光隧道人身的上、中、下，这样我们又有了三个概念，在上焦是"祖宗"的宗气，在中焦就是中国的中气，在下焦把它叫作元气。

这是分开了认识，可以有这三个概念，但是《伤寒一元解》最根本的这一个坎卦也叫元气。前面讲的那三个概念就是一个名相，最根本的又统回到了少阴坎卦元气。写出来的字是一样的，但是从不同角度、不同层次、不同时空去认识，它有不同的内涵。因此彭子的这个中气如轴，这里的中气和元气是同一个内涵，只不过对应到人的身上这个中土，这个中气就对应了脾胃、对应了六经里的太阴阳明，它们都是对应关系，不是肯定的。

对于这三个概念，有一个药因为量的不同，就能够分别作用于这三个概念——也就是宗气、中气和元气三个不同的作用点。这个药是黄芪。小剂量的黄芪就像小荷才露尖尖角或者是上焦如羽，它刚好是作用于祖宗的这个宗气，因为宗气的作用是贯心脉以行呼吸，这个气的周流能够托举人身的大气。部分新冠肺炎患者，当他的心阳下陷进去之后，要托举这个下陷的气，用的就是黄芪，患者出现心衰、心功能受损，但如果是同样的病机，用的药是黄芪，需要跟四逆汤区分开来。

如果是作用于中焦、中气，我们很清晰，本来就有黄芪建中汤，大家都容易理解。

下焦的元气就正如温病学所用药，下焦如权，非重不沉，要重剂使用。在临床上我们体会到，同样的一个药，因为药量不同而作用点不同。如果是从中焦入手的话，这个药契合患者的病机，中气、元气同时治，它是可以从中焦直达下焦的。我们刚刚讲过，这三个气其实就是一个元气不同的名相而已。比如明医堂的发陈汤，10 克的黄芪就是重在治疗祖宗的宗气，让这个气去周流，周流的时候发陈用花类药，这样就能把腐气托出来。明医堂的黄芪从 6 克到 500 克，不同的剂量作用于不同的靶位。

其实中医学讲述的就是每一个人过的日子，我们的岁岁年年，过的日子就是地球的自转，一年就是地球的公转，这种岁月的所有痕迹在我们活着的每个人的刹那间都是存在的。因此我个人觉得，中医学并不是那么玄奥难懂，也不是说有多么神奇，每个人就是一本中医学，每个人的人生就是一本中医学，我们生命的象就是中医学，我们的生活就是中医学，也就是大道至简至易。

我把《伤寒一元解》大的概论，用 4 次跟大家进行了讲解，基本讲完了，接下来我们可以按类方汇参或者逐条来讲解。

第 **5** 讲

太阳病之参悟

我的师父李可老中医将钦安的学术思想"坎为水，坎中一点真阳乃人身立命之本或者之根"，与彭子的"中气如轴，四维如轮，轴运轮转，轴停轮止，生命终结"，这两个人的学术思想糅合起来。

钦安的学术思想以阳为主，那么彭子的学术思想如轴之中气对应到人身也就是脾胃，这样就形成了先后天两本构成的混元一气。那么《伤寒一元解》就是用这样的一个一元气来阐释 398 条和 113 方。太阳病占了 178 条，而且有的医家提出来《伤寒论》398 条，如果能够明白太阳病篇的前 30 条，你就能够掌握《伤寒论》学术思想的精髓。

那么这个太阳病反映的到底是什么？按照"标本中""开阖枢"（理论），"太阳之上，寒气治之，中见少阴"，太阳可以从标也可以从本。因此，它直接本位本气对应的是寒气，三阴三阳里面它对应的是最大的阳，叫作巨阳，可标可本。它发生疾病之后可寒可热，巨大的阳可以表现最热的热证，也可以见六气里面最冷的寒证。因此太阳病篇一样是寒温熔于一炉。正常如此，病了之后亦如此。按照标本中、本位本气太阳是这样理解。这是第一种。

那么太阳按照一年或者一日的这种运行规律，它出来再降回去，这个最大的阳在哪儿？并不在我们人身的表，它是主气规律里面的终之气，也就是最后的气。最后这个气在人身的什么地方？每个人阳根所在的地方，这个气的一种表达方式按照我们前面讲的就叫坎卦元气，又可以叫水火一家，也可以表达为太阳寒水之气。这三个概念表达的是同一个东西。那么病了之后，基本上以这三个规律为主了，这是第二种。

第三种常见的太阳病，这个太阳在哪儿？从一日的晨、一年的春，这个太阳日出一刹那是我们看到了一日的太阳，夜尽了，天亮了，太阳出来了。这个看到的由夜到日，我们看到了一个最大的阳，叫太阳，主气规律是生机的起步，对应的是初之气。初之气的表达叫厥阴风木之气，看过日出的人都知道，日出，蓬勃而出的一刹是非常冷的，但是晨曦一露，我们看到的这种生机除了用初之气厥阴风木之气表达，另外一种表达就叫作少阳，它反映的是人身的少火生气之力。

这样就在日出一刹那天亮了，太阳、厥阴和少阳，它们三个的内涵在这一刹那是一致的，但是我们却有三个概念。太阳病篇起码要理解到这三个概念，太阳（反映这一元气）一散开的普遍规律就是太阳病篇的第178条所论述的。

那么现在问题来了，刚刚讲了标本中，对应的太阳讲了，有一个初之气厥阴风木之气，那么厥阴之上是风气治之，在这一刹那除了太阳的本位本气，还有个厥阴的本位本气，就有一个风了，这样在《辨太阳病脉证并治》这一篇里面体现出来最根本的六气里面的两个气，一个风，一个寒；五行里面运行的是一个水，一个木；三阴三阳里面是一个太阳，一个厥阴，还有少阳。

因此，这样我们能够明白太阳病表达为人之生机——初之气厥阴风木和缓有序升发的失常，不管是伤寒还是中风，病机涉及风、寒、水、木、巨阳，这样就形成了5个要素组合的变化。

因为我们每个人禀赋的元气不同，这些因素又存在着无法度量的差异，也就是无量的差异。但是所有的变化都遵循着一个东西，那就叫天地的规律，这是永恒不变的。对于风木这种失常，对治方法采用的是益土载木法，一提到益土马上应该想到李可老中医提出来的"一部《伤寒论》，一个河图尽之矣"，东方风木失常，解决它的根本的方法就是益土载木。怎么能让飘出去的阳回来，根本的办法是益土伏火或者厚土伏火。因此这两大治法成为了我们治所有病的根本之法，这就是规律（使然）导致的。

那么这一讲把太阳相应的三个（立足点认识的）内涵和它相互之间的关系和大家进行了交流。

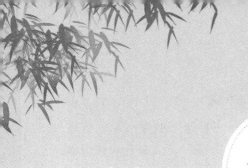

第6讲

桂枝汤 1

第5讲已经开始讲太阳病脉证并治了，也就是开始讲太阳病篇了，而且第5讲把太阳、少阳、厥阴贯穿起来，这种思维就是一气周流的圆运动，理解整部《伤寒论》，我们用日出一刹那来贯穿，六经六气统为了一元气。在太阳病里面，上一讲讲到了，因为涉及少阳、厥阴，那么就提到了风、寒、水、木、巨阳，但是实际上我们在参悟这178条的过程当中，以风、寒、水、巨阳这4个要素为主。

其中比较难理解的就是初之气厥阴风木之气，厥阴风木里面包含了一阴一阳、一脏一腑，对应了肝胆、厥阴、少阳，但又把它统归到了河图天三生木、地八成之，自己形成了和合一气的圆运动的范畴内。因此病了就涉及两个木的问题。能统御两个木失常的方就是《伤寒论》的第一大方桂枝汤。我个人认为这也是它被后世医家称为第一大方的道理。

因为人是以生机和活力来反映生命的现象的，因此这第一步起步的失常是后面许多疾病的源头，这也是为什么在《伤寒论》里面仲景提出了救表大多数用的是桂枝汤，那么救里为什么用四逆汤？还是回到日出一刹那一气周流的运行特点来分析，这样就容易理解。也就是说这个太阳是从哪里出来的？在人身上它是从每个人的阳根所在的地方出来的，这个地方叫作少阴坎卦元气。

我们在前面反复讲过这一个概念，是从生生之源的少阴（在六经里面叫作少阴）那里出来，历经了土气，土气对应的就是太阴和阳明。一旦天亮了，我们看到的是太阳，表现为初之气的厥阴，体现为少阳少火生气之力。

这样一分析，日出一刹那包含了六个界面，包含了六气。如果有这样一个中医思维，我们就很容易理解太阳的里，一旦这个病里面本气不足了，要救里同样是救太阳，用的是少阴病篇的四逆汤。这就是凡病皆为本气自病的道理。

在太阳表除了桂枝汤，按照刚刚那样的分析，我们能够理解另外一种常说（的）麻桂剂。

麻黄汤在 115 方当中相对而言，它对治的是本气最多、邪气相对最浅最外最表的一个方，麻黄汤和桂枝汤按照我们前面的分析，对治的都是风寒之邪。麻黄汤用的是麻黄、桂枝，那么麻黄汤这个证，对治不足的本气的药是炙甘草。

大家有没有想为什么用炙甘草而不用生甘草？我本气那么足。这个问题我参悟了好多年。需要回到师父李可老中医讲的一句话："一部《伤寒论》，一个河图尽之矣，河图运行以土为中心论。"河图的五方对应的五脏和五行大家都很清晰，这就说明这一个天地规律、生命规律在人的身上是以五脏为核心。那么中土脾又主为胃行其津液，因此土气不足我们首选对治为胃行其津液的太阴。

另外一个原因是依据标本中的理论，阳明的变化规律是从中化的，阳明之上燥气治之，那么燥就会从湿化，一旦从湿化就是太阴病。因此在麻黄汤里面炙甘草温益的是太阴的中土。《伤寒论》115 方当中用甘草有 70 方，只有在少阴病篇有两个方用的是生甘草，而不是在阳明病篇用的，其余的 68 方都是用炙甘草。

因为阳明从中发生太阴的虚化、寒化、湿化，按照《伤寒论》的排序患病之后，太阳是人身的第一道防线，那么阳明就变成了人身的第二道防线。因此炙甘草的使用不但增强了不足的河图以土为中心论里面的太阴己土之气，而且增强了阳明第二道防线的防御功能。这样就可以截断在表的太阳病向三阴之里的传变，因为它从阳明这里截断了。所以我们会觉得仲景的方药只要用对了就能效如桴鼓，是因为它里面蕴含着非常深奥的天地的规律。

第 **7** 讲

桂枝汤 2

　　第 6 讲讲到了太阳病的麻黄汤、桂枝汤其中的一种认识，另外一种认识，麻黄汤和桂枝汤用的都是益土载木的方法。

　　麻黄汤证可以理解为代表的太阳风寒表实证，它侵犯人的部位，按照人的架构，是毛皮层形成的表实证，是阳郁实证。尽管麻黄汤证病位非常表浅，但是可以在临床出现一个重症——高热。因此只要把毛皮层的风寒之邪透出，毛孔一开，邪气一出，那么汗出热退脉静身凉，这个阳郁实证就没有了，高热就能够消退。

　　相对而言桂枝汤证是毛皮的防御功能有所下降，邪气一定会往里走，第一依据的是本气自病，第二邪正是一家，在毛皮的里面那就是肤肌层。因此桂枝汤证可以理解为同样是在表的太阳风寒表虚证。这也是《伤寒论》在第 16 条提出了"桂枝本为解肌"的道理。它的侵犯部位是在肤肌层。

　　麻黄汤证本气自病，扶益不足的本气只有一味炙甘草，到了桂枝汤就变成了姜、枣、草。从药物的配伍，我们就能够推断出桂枝汤证的本气要较麻黄汤证少。因此如果说救表的时候，一个病经过了一段时间的变化，毛皮层的防线一定会下降，规律使然。

　　因此在《伤寒论》里面救表，邪气已经到了肤肌层，用的是桂枝汤。这样我们就能够理解救表用桂枝汤、救里用四逆汤，救的是同一个太阳——它的气机运行的失常，只不过一个表现为表——毛皮肤肌层，另外一个表现为里——根本的少阴坎卦元气。但是统归起来它反映的都是太阳病。

　　益土载木这个大法，由炙甘草到姜、枣、草，再往里侵犯，再多一个治疗本气不足的方，也就是说本气更加得少，但一样是治太阳病，这个方就是小柴胡汤。小柴胡汤扶益不足的本气是用的参、草、姜、枣。当然说到小柴胡汤，我们都知道它是治疗少阳病的，但是它首见于太阳病篇第37条，之后我们慢慢展开讲。

这就让我们明白了《伤寒论》论的是从太阳病到厥阴病，当然它的一气是周流的，有一二日、五六日、七八日、十二日风家不了了者，它是转的。但是如果独立分开理解六个界面或六个步骤、六个经气的运行的话，从太阳到厥阴这个发展过程，有一个规律就是本气越来越少。

这样就像刚刚我们分析的小柴胡汤，用小柴胡这个汤剂的时候或者中成药的时候，一定要记住它的本气已经比太阳和阳明的本气小了，这个本气越来越小（的排序）与每一年客气的规律刚好相反。因此，客气是正常的，那么《伤寒论》论述的就是病机的规律。

这就涉及一个客气，这个气就是《内经》所讲的"年之所加"。加与不加、伤不伤害人是根据人体与这一年天地一气周流的气的太过或不及是不是刚好契合。如果刚好契合，有两种生病的方式，应用的（遵循的）是"同气相求"。你的太过与天地一气的太过发生同气相求，你的不及与天地一气的不及同气相求，但是是不是都会致病？这种太过或者不及一定是超过了个体的协调能力，这种情况下才会得病。

那么病什么？有六气。依据的是六气是一气的变现和标本中开阖枢的道理，病了什么，就是《伤寒论》398条从太阳界面到厥阴界面所论述的疾病，但是给出来的是普遍规律下的疾病。

另外一个本气——河图中五。如果判断出中土气虚产生的寒热二邪是患者目前寒热虚实错杂病机的根本，作为一个临床医者你一定要究本求源，必须去思考这个患者为什么会发生这样的病机。这样就会分析到这个人的禀赋，说明他先天禀赋的土气就是如此，这个土气回到河图这个时空理念就对应的是先天坤卦。这里有点难理解，因为不同的时空观拉到了看病的每一个具体的患者身上了。

那么每个人得病和年之所加一定是密切相关的。除了分析病了的人，还必须要考虑这一年运行的天地一气的运行规律，这个就是天人相应，天人相通，天人的一个整体观。那么具体就是你一定要再回到伤寒体系，病位在哪个界面，你就能够判断出来本气不足和邪气的性质，又发生了什么样的病机变化，这些都没脱离标本中、开阖枢。

第 **8** 讲

桂枝汤 3

这一讲还是讲群方之首的桂枝汤另外一种参悟。除了前面讲的厥阴甲乙木、土载木，因为桂枝汤邪气侵犯的是肤肌层，对于这个肌，在《内经》里面脾是主肌肉的，同时胃也主肉，那么作用点就对应了河图那个中土——中气脾胃了。

那么在中气脾胃这里面，就会有一个很重要的身体有形的东西——血，"中焦受气，取汁变化而赤，是谓血"。在《伤寒论》里面，桂枝汤调和营卫，营在哪儿？营就在脉中，卫在脉外。那么脉中必有血液的流动，这样桂枝汤既对应了厥阴，又对应了中气，又对应了营卫，又对应了血脉。

因此，这个方是"厥阴中气营卫血脉"这一条病机线路最常用的一个方。这样去理解（的话），我们人身任何一个地方都有中气，任何一个地方都有营卫，任何一个地方都有血脉在流动、在循行。那么这是理解《伤寒论》第一大方很重要的一条病机线路，就是我们这一次讲到的，这就是气的一元论。

桂枝汤当中姜枣草益土，益了土的什么？我提出了土的四个度，温度、湿度、厚度、密度。针对在肤肌层这个不足的本气，炙甘草讲过了，太阴的虚寒、阳明的虚寒用的是同一个药，而且这样又对治了太阴的病，截断了阳明向太阴发展的病势。

生姜针对土里面的寒水之气，这一种气它是寒的，但它一定是有水的。因此一般人感冒了都知道可乐姜会治疗风寒感冒。可乐是甜的、散的，生姜是温的、散的，这能把憋住的气结打开，与我们前面讲的麻黄汤是同一个道理，但是它是一个食疗的方法。

大枣是一类含有膏汁类的药物，这个药最大的功效就是补充人体的液和津，因此这三个药在一起就能够满足土的四个度。

至于芍药，有些医家归纳它是泄营热的。四物汤我们常规说它是补血的，那么到底桂枝汤对应的营，它是热还是血不够？答案：它是同时存在的。因为营血的不够而形成了营热，这个热又憋住了，源于甲胆的气的逆上。

《伤寒论》理法方药、药方法理，全部是重在一个气化。这样《伤寒论》提出来桂枝汤调和营卫，对治营弱卫强。在《伤寒论类方汇参》里面，有的医家提出来是营强卫弱，有的医家提出来营卫都弱，如果我们有刚刚讲的气一元论的这种中医思维，你会明白不同的参悟出来的机理是从哪个角度去认识的，知道源头，那么相应的药就明白了。药方法理、理法方药一定是贯穿在一起，只有一气，也就是人只活着一口气，这是桂枝汤第三种角度的参悟。

《伤寒论》从太阳病篇一直到厥阴病篇，少阴病篇也有桂枝的影子，如半夏散及汤。源于这样的参悟我们判断出来，桂枝是厥阴起步的一个药。因此一些风火相扇类的疾病是这样一个病机，比如癫痫，还有一些脑部的肿瘤，桂枝可以用到，桂枝加桂汤的五两也就是75克，本身桂枝加桂汤证已经是奔豚了，桂枝不是扶益风木之气的升发吗？为什么还要再加桂？

就是因为升发是源于厥阴风木之气先下陷，下陷是直升的源头。因此只有在厥阴风木之气起步的时候给足了这个力，它反而就能够和缓有序地升发。只要转一个圆，和缓有序，比之前病态的升发好一些，那么邪正是一家，直升的风木之气就会减少。尽管说邪正是一家，它并不是"一对一"这样一个等量，取得的疗效，往往是多米诺骨牌的效应。

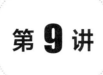

第 **9** 讲

麻黄汤及拓展

桂枝汤三种参悟已经和大家进行了沟通。麻黄汤我们也讲过了，麻黄汤中只有四味药，但是后世医家总结出了一个规律，麻黄汤必用桂枝，而桂枝汤不用麻黄，尽管我们前面把桂枝这味药从六经、甲乙木这样和大家进行了交流，那么我们有没有想麻黄汤为什么一定要用桂枝？它的靶点不就在毛皮层吗？我把这个毛孔打开不就行了，麻黄不就是开这个毛孔的吗？为什么仲景一定要后面配个桂枝？

通过前面讲的内容，麻黄汤的靶点是人身这个架构的毛皮层，桂枝汤是肤肌层。但是在《伤寒论》里面麻桂剂对治的都叫作太阳表病，只不过一个是风寒表实证，一个是风寒表虚证而已。实和虚源于病机。

那麻黄汤用桂枝的道理可以这样打比喻，我们打仗的时候打敌人，一定是在自己的阵地去打敌人的，但是比如我开枪，子弹一定要打到敌人的阵地，但是我一定是在自己的阵地这里打，这就相当于在自己阵地对应的药就是桂枝。这就是毛皮与肤肌之间的关系。《内经》里面有相应的原文："人始生，先成精，精成而脑髓生，骨为干，脉为营，筋为刚，肉为墙，皮肤坚而毛发长。"我们人这个物种的架构如此，因此就有一个五体——皮、肉、筋、脉、骨。

麻黄汤用麻黄和桂枝刚好是其中的两个的相保，因为我们讲过桂枝汤的肤肌这一层已经涉及厥阴中气营卫血脉，血和脉都在这里，肉也在这里，皮也在麻黄汤。因此，凡病皆为本气自病，必须有这样一个思维。这是一个定理或者定律，治病一定是这样，我一定是在利用我的本气，在我本气这个地方保护着自己的正气，来让这个邪气，我们常规理解是出去，其实是转化归位，转化归位的过程当中，邪正是一家。当然我们会体会到，比如我受了风寒，通过汗出，风寒就解了，这就是后世的八法，是大的概念。

本气自病，邪正一家，治病是邪气的转化和归位，这是必须要明晰的，否则的话就不能很有效地治疗。比如有毒，我只知道解毒，我不懂得这个毒是怎么来的，我怎么能改变这个生成毒的环境。有寒我就祛寒，不知道寒的源头是什么。因此回到气的一元论，可以解释麻黄汤必用桂枝，用生活当中的事例来解释这样就比较清晰。

另外一个，这个方里面有一个杏仁，大家都很清楚，桂枝加厚朴杏子汤治疗喘家的外感，一说杏仁我们知道它能够止咳平喘，宣肺降肺，首先是想到这一个，忽略的是血脉。杏仁它的真正的作用或者最根本一个作用是伸血络中壅遏之气，这是《本经疏证》里面提出来的。我个人认为经过这么多年临床这句话比较重要。因此它可以作为气中的血药。那我们经常用桃、杏仁，桃仁就是血中的气药，这样麻黄汤证尽管是在毛皮，但已经把里面的肤肌保护了，血脉保护了。

还有一个非常重要的点，这个方涉及一个脏，这个脏就是居于最高位、称为华盖的肺脏，或者《内经》里面说"肺者，脏之长也，为心之盖也"。它是五脏的大哥。

肺，我们都知道，和太阳表、毛皮关系密切，它外合皮毛，但是肺是主一身之气。那么太阳是管我们一身的皮毛，统一身卫气，在最外面。因此，肺和太阳有一个共性，就是二者共主表。有了这个概念，麻黄汤中用杏仁就能够明白了。

那么麻杏甘石汤也就明白了。麻杏甘石汤证我们在临床治疗的肺炎是高热无汗，但是原文说的是汗出而喘，是大汗，这就又提出另外一个问题，麻黄对治的是有汗还是无汗？通过前面的讲解，就已经很清晰了，既可以对治有汗，也可以对治无汗，是由搭配其他药和共同的病机决定的。

而且麻杏石甘汤可以对治无汗的喘，也可以对治有汗的喘。那么我们就会提出另外一个非常重要的中医学的概念——腠理。在《气一元论与中医临床》一书里，就提到了人身无处不腠理，腠理在《金匮》里面就已经提出来：三焦通会元真之处。腠理通行的是元气，这样就推出来人身无处不坎卦，人身无处不腠理，如果说到这里，就知道《伤寒论》里面的五苓散的作用，一样是发挥了元气之别使这样一个作用。

今天把麻桂剂以及延伸的一些内容基本上是讲完了。

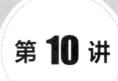

麻桂合方

前面分别分开讲了桂枝汤与麻黄汤。麻黄汤作用的是人身之毛皮，桂枝汤作用的是人身之肤肌。但是需要强调一个概念或者一种观点，人身无处不坎卦，人身无处不腠理，包括我们（前）上一节讲到的五体也是无处不在。但是具体到某一个证是以哪个为主，我们就不会讲其他的。

比如讲到麻黄，讲到毛皮，皮肉筋脉骨那会不会都有？都有，但是按常规这样理解，那就皮有了，肉有了，脉有了，常规是这样。所以不要把所有的学到的概念独立分开去理解，不是只有一气，只不过哪个为主、哪个为辅，就是有一个主次轻重而已，是因为我们要认识这一个病机或者这个证。

那么这两个方有没有可能同时出现？邪气既侵犯了在表的最表的毛皮，同时一部分又侵犯了毛皮之里的肤肌？答案是肯定的，在《伤寒论》的第 23 条和 25 条分别有麻桂各半汤和桂二麻一汤。

大家有没有想过为什么不叫桂一麻二？上一讲讲过了，规律使然，普遍规律出现的是桂二麻一汤，第 27 条将麻黄汤当中的杏仁去掉，换了石膏，这个方名桂二越婢一汤，其实这三个方都是麻桂剂的合方。麻桂剂的合方并不是单纯的治在表的太阳表证，包括麻黄汤涉及腠理，人身无处不坎卦、无处不腠理，那么这个药既然是宣通腠理，又和肺有直接的相关性，那么就不只是治一个表证。比如还魂汤，麻、杏、草，只有三个药，因为肺朝百脉，那么这三个药就可以既能够宣肺气，又能够畅通整个人身之气，肺又属于太阴又属于阳明。

如果它主表，属于太阳，如果按照《灵枢·本输》"少阳属肾，肾上连肺，故将两脏"，那不又属于少阳吗？如果秋天为阴中之少阴，秋天对应的肺不又属于少阴吗？这一点我们在以后会和大家慢慢地交流。因此只有一气，不同的时空，不同的角度，不同的层次认识，就有我们写出来"相同"的这两个字，一个概念，但是它是完全不一样的，问题是它本来的面目就是这一个，这是永远不会变的。

还有用麻黄的后世的阳和汤，这就是腠理的作用。

那么麻桂剂的临床使用在《金匮要略·中风历节病脉证并治第五》里面古今录验的续命汤，以及孙思邈的大小续命汤，都是这两个方治疗大病的临床应用。古今录验续命汤治疗的就是我们常规理解突然瘫痪了，不能说话了，也不知道痛痒了，或者痉挛了、拘急了，这个方的组成麻桂杏草是一组药，益不足的本气气血，补气是人参，补血是归芎，川芎是人参败毒散里的药，我们常用这个方，既然败毒，治什么病呢？溃疡性结肠炎，这是逆流挽舟法，喻嘉言老的一种治法。

那么回到河图五行运行以土为中心论，无土不成世界，土能生万物，这是天地的规律，所以所有医家的东西都是遵循这个规律，那么除了人参、甘草之外，在古今录验续命汤里面，土对应的太阴和阳明用的是石膏和干姜这一组对药，也就是阳明经热用石膏，太阴虚寒用干姜。在这个方里面这应该是难理解的，中气不够了，不够了不一定是虚弱了，对应的人参、黄芪、白术也不一定是理中、四君，根据病机变化而用。因此学中医，明理是第一个要过的关，治病用病机统万病可以走捷径。

那么药王的小续命汤既有麻黄汤的 4 个药，也有桂枝汤的 5 个药，当然稍微有差别，大家自己慢慢去圆融圆通就好了。扶正的中土参草姜枣 4 个药都用了，如果说补气是参草，补血是芎芍，芍药和川芎，一看到芍药，不管是伤寒体系还是温病体系，因为王松如说过肝胆为发温之源，看到芍药这个药，应想到因为甲胆的不降，就一定会逆上，逆上有没有发生相应的热化。

在这个方里面有黄芩，也就是说因为逆上，出现了少阳的热化。当然也可以理解为太阳的热化，《伤寒论》的黄芩汤组成就是源于这一机理，因此黄芩汤的组成是有芍药、炙甘草，还有一个大枣，它是有一个源头的。并且小续命汤直接用了直温少阴的附子。

还用了两个防，一个防风，一个防己。防风这个药我们都知道，是风中之润剂，它怎么去防了这个风，又是怎么发挥了润的作用？有一天我在小区散步，广州非常得热，我这样来回走感觉到有风，但是看到旁边的绿化带密不透风，突然明白是因为风气流动缓慢了，怎么办？拓宽空间，那么在临床防风对治的是在表之风寒湿，同时这三个气可以内陷到身体的至里，《素问·六节藏象论》把它叫作至阴，对应的是一脏五腑、脾胃、大肠、小肠、三焦、膀胱这一个至阴土。

那么这三个气掉到这里面，还是这三个气吗？气有余便是火，因此防风可以对治风、寒、湿、火四个气，历代有医家就提出了防风可以泻脾经之郁火，就是这个道理。

那么防己呢？《金匮要略·中风历节病脉证并治第五》有防己地黄汤，其中的 4 个药防己、防风、桂枝、甘草就在这个方里面，治疗的就是中风历节，防己对治的是湿和热痹阻了经脉，它是通经脉和经络的，这就是小续命汤。

这一讲讲了麻桂剂的合方治大病。

第**11**讲

李可重订续命煮散

顺着前面的内容，讲到了麻桂剂，讲到了续命汤，既然是续命，就一定不会脱离人身先后天两本。整合了大小续命汤就是师父李可老中医的重订续命煮散。这个方既包括了少阴生生之源、阳根之所这个地方——先天肾气，同时也包括了后天胃气——中气，那么立足这两个根本要续命，一定会打开道路贯通到至表的太阳，这就是一元气的贯通，才能够续命。

这个方少阴界面的用药有附子、紫油桂、细辛、独活，如果按照方有四逆汤，有麻附细，有四逆加人参汤，有茯苓四逆汤，这几个方的药都在重订续命煮散里面。

太阴界面用的是理中汤，理中汤4个药里面重用白术，我们前面沟通过，一旦重用白术，就可以对治阳明失阖不降的热证，一个药斡旋中气，健运太阴，对治阳明。

石膏是阳明界面的药，是这个方里面最重的一个药，用的是五两。

太阳界面有麻黄、杏仁、炙甘草，麻杏草还魂汤，有白芷，有防风，防风这个药上一讲讲过，它也是太阴的用药。

那么独活和防风既然是祛风药，可以用在太阳表证，但是独活寄生汤我们常用来治疗腰痛，这个药又能够对应到少阴界面。

方里面除了先后天两本少阴太阴，那么中气里面的阳明、太阳、太阴界面相应的药，还有一个药是升麻，升麻这个药，我们都知道有一个清震汤，里面是用它的，有麻黄升麻汤，这是在厥阴病篇，升麻鳖甲汤是治《金匮》的阴阳毒，因此升麻和防风这两个药又可以散一脏五腑至阴土中的郁火，也可以把它作为太阴界面的药。

血道有川芎。水道前面讲过茯苓四逆，有茯苓，有防己，防己在上一讲也和大家讲过。李老的这个方针对的病机是：本气先虚，寒邪直中三阴，寒热错杂，痰湿瘀浊阻塞络道。因此在这种情况下针对痰湿瘀浊，用了生南星、水蛭和止痉散。那么这个方里面有二防，也就是防风和防己，有杏仁，有石膏，有麻黄，有甘草。风药有防风，有独活，还有一个白芷，针对脑窍，白芷相当于麝香，善通诸窍，又加了天麻、九节菖蒲。

因此这个方针对脑窍，白芷、天麻、九节菖蒲、升麻这 4 个药又是一组。那么太阴和少阴结合，理中加附子就是附子理中，如果加上紫油桂，那就是桂附理中。

这个方典型地体现了"六气是一气的变现"，针对这样一个本气先虚的病机，包括了先后天两本，而且是寒邪直中少阴。治疗的范围第一个肯定就是中风的昏迷，无故全身的瘫软，不知痛痒。第二个就是西医学的脑卒中，中风欲死昏厥，口眼㖞斜，半身不遂，舌謇不能语。第三个，在临床我们常用这个方治疗风湿痹痛。那么通过这些年的应用，我们体会到这个方可以治疗一部分皮肤病，就是源于刚刚讲的那个道理，立足了两个本气，将五道（气、血、水、脉、络）相应的药都给了，抽通了全身的腠理，而且病理产物相应也给了药。

针对危重症的脑卒中，又加用了白芷、天麻、九节菖蒲、升麻这些药，这就是李老的方。那么现代这个方有哪些应用呢？它经常用于治疗运动神经元疾病，在治这个疾病的时候，在临床用煮散，我们会用重剂的黄芪，根据患者的情况 250～500 克。目前我们临床体会出来，再加生姜和大枣，这个药量是分三天来用的，一次煮，煮了之后的黄芪水再来煮散剂。

我们用得最多的散剂的药量是每次 30 克，煮了之后再分开 3 天喝。那么李老给我们留下来的这个用法是直接用粉，每次 3 克，极重期的时候日三夜一服，蜂蜜一调羹，用温水调服。吃了这个药之后要多饮开水，以得微汗为佳，如果这个药量没有取效，最大剂量每次是 5 克，如果有典型的表证的（话），加五虎汤，生姜 45 克，大枣 12 枚，带壳核桃 6 枚，黑小豆也就是腰形的黑豆 30 克，葱白 4 寸，煮汤送服散剂。

　　另外这个方用于现代的高血压、动脉硬化的各期，也就是从出现中风先兆，比如突然一下四肢的麻木，肌肉无故地突突跳动，偶尔会出现一刹那的昏眩，舌根发硬，一过性失语，一直到急性的脑危象，都可以用这个方。这个方因为是公开的，其实很多医生或者很多患者已经在用。

　　这就是麻桂剂的临床应用的进一步的拓展。

第 **12** 讲

麻黄升麻汤

顺着前面的内容讲了麻桂剂和麻桂剂的合方以及延伸讲了续命汤，还有师父李可老中医的重订续命煮散，今天讲的是《伤寒论》厥阴病篇的第 357 条，这个方从一个大的范围来讲也可以说是麻桂剂的合方。

原文"伤寒六七日，大下后，寸脉沉而迟，下部脉不至"，症状是手足厥逆，把后面一个症状"泄利不止"提到这里来，这个是很容易判断的一个病机。在厥阴界面，一丝微阳，阴寒气极重，出现这样的寒厥，泄利不止。病机不复杂，也不难治。这个条文还有两个症状是喉咽不利、唾脓血，尤其是唾脓血，这一个症状说明它是热证；喉咽不利，我们常规会理解到它是有一点点燥的。那么由这样两个症状会推断出来燥、热、火三个气，也就是说在上是一个热证，在下是一个寒证，它的寒热错杂是在这里，因为原文是"难治"，给的方麻黄升麻汤，直接用的是主之。

因此理解的难点就是上面能够出现唾脓血，为什么还要重用麻黄二两半呢？用这个药的机理是源于麻黄对治毛皮层的阳郁实证，而这个气陷到了在里、在内、在深的厥阴界面。

另外一个难点是在里、在内、在深界面不只是有厥阴界面，而是有共同规律：同从中化、同主阖的阳明和厥阴两个界面。因为有这样一个共性，一旦邪气内陷到在里、在内、在深的界面，往往会出现两个界面同时存在的寒热虚实夹杂的病机，这个方体现的刚好是这一点。用麻黄也就是遵循了"邪之入路就是邪之出路"。因此想解决上面的火热证，一定要把内陷进来的阳郁实证的这个气结再给它推出去，这就是麻黄重用的道理。

另外重用的两个药是升麻和当归，我们一看到这两个药，就会想到东垣的清胃散。升麻前面讲过，它的作用重在解毒，但是它的靶位是在《素问·六节藏象论》里面提到的一脏五腑的至阴土。因此它能够升提中气、升散郁火而解毒，清瘟败毒饮用它，张锡纯的升陷汤也用它。源于这样一个参悟，我们就能够明白医家用这个药时立足的角度和层次。这样就能够方便或者帮助我们参悟《伤寒论》的方药。

当归是一个血分药，在伤寒体系里面，对于少阴、厥阴的阴分阴血，用得最多的是当归和阿胶。（当归）除了乌梅丸，（阿胶）黄连阿胶鸡子黄汤，当然有黄土汤，还有炙甘草汤，都有用阿胶，肝体阴而用阳，这个体刚刚讲过了，一旦邪气陷到这里面，除了厥阴，还有阳明，而阳明的特点就是多气多血，这就能够让我们明白，这个方里面阴血分的药除了当归有葳蕤和天冬。

天冬这个药，三才汤用的是它，引火汤是天麦冬同用的，天冬的苦寒之性较麦冬力强，因此天冬治的更多的是骨髓里面的热，也就是我们常说的骨蒸，而它质的柔润和性的滋腻，这个性质与肾是最相宜的，因此三才汤用它。这就说明阴分既然用了天冬，我们就要考虑阴血分的不足，要用另外一条规律来联系——肝肾乙癸同源。也就是"水之源木之根"的不足也体现在了这个方的里面。

阳明多气多血，血分解释了，那么它的气分也就是阳明的经热，在这个方里面是石膏和知母体现的。太阳界面麻黄汤里面麻黄、桂枝、炙甘草都有，桂枝、芍药、炙甘草，桂枝汤有这三个药，所以从大的方面它是麻桂剂的合方。一旦看到芍药，前面讲过"肝胆内寄相火"，肝胆为发温之源，那么既然甲胆不降逆，上去了，除了芍药这个药对治，有没有发生其他的热化？在这个方里面是有黄芩的。芍药、黄芩一组，前面讲过黄芩汤的由来，这样太阳界面、少阳界面和阳明界面三组药出现了，阴分的药讲了，解毒的药讲了。

接下来一组药对治原文的泄利不止：肾着汤——甘姜苓术汤。寒湿停留痹阻在这里。那么前面天冬与少阴有关，这里面有茯苓，就要考虑到少阴，前面一开始就讲过，无论少阴坎卦元气是阴虚还是阳虚，经常会用到茯苓，比如茯苓四逆汤、引火汤，都用茯苓，当然真武汤也有。这个方里面还有苓桂术甘汤，对治水湿之气。这个方既体现了"邪之入路又是邪之出路"，而且是从太阳病一直到厥阴病，同时也体现了六气是一气的变现，这个方的分析就到此为止。

第 **13** 讲

桂枝汤类方 1

这一讲讲桂枝汤的类方，再复习一下桂枝汤。

桂枝汤是群方之首，之所以能够成为第一大方，就是这个方对应的是人之生机——初之气掉下来了，掉下来之后出现了东方甲乙木本有的和合一气运行的失常。治疗的大法遵循自然规律，既然是木气，就用益土载木。

益土法在桂枝汤里面，因为桂枝汤证是太阳风寒表虚证，它的毛皮防线已经下降了，立足凡病皆为本气自病，与麻黄汤相比较，扶益不足的本气回归到了河图运行以土为中心论，麻黄汤补益本气是用的炙甘草，桂枝汤是姜、枣、草三个药，那么这个方桂枝体现的是乙木的下陷，下陷之后要扶益它，这就是桂枝的作用。

在《伤寒论》里面有这样一个条文，就是第 64 条的桂枝甘草汤，机理一样：土不载木。所用的药只有两个，就是桂枝和炙甘草，用的药量是桂枝四两、炙甘草二两。因此这个方对治的就是厥阴风木当中乙木之气下陷至太阴土，桂枝扶益的乙木之气对应的脏就是肝，两个药最终恢复的是厥阴风木和缓有序的升发。

因为木生火，木是火之母，在临床上我们常用桂枝来治疗心脉痹阻的相应的病证。因此桂枝有温通心脉、温益心阳的作用。之所以有这样的作用，就是源于我们前面分析的道理，这样通过学这一个条文，这一个方的两个药就明白了，尽管是这么简单的一个方，它遵循的同样是天地的规律。

第二个桂枝汤的类方是桂枝甘草龙骨牡蛎汤。就方药而言，较前面的桂枝甘草汤多了两个药，但是药量是不一样的，在这个方里面桂枝用的是一两，炙甘草、龙骨、牡蛎用的是各二两。

那如果这样我们就能够明白，这个方的重点是在龙骨、牡蛎、炙甘草。形成龙骨、牡蛎对治的火逆，是源于厥阴风木乙木之气的下陷，用桂枝，乙木为什么下陷？源于土虚，土不载木，用的是炙甘草。难理解的是龙骨、牡蛎，有一些医家在用温阳药的时候，因为温阳药的辛散走窜，会加用镇潜的药，往往就是加用这些药（龙骨、牡蛎）。那么龙骨、牡蛎在这个方里面，它对治的火气逆上，其实是元气镇不住了、阳气飘出来了。这就是师父李可老中医说的"哪里看到阳气，哪里就有病"了。

这个地方病了，我们要找源头，这个方里面找了两个源头。桂甘龙牡汤对治的是乙木之气先下陷，下陷后又出现了直升，这个直升表现为元气有失镇守，阳气外浮上越，因此重用龙骨、牡蛎，什么作用？镇潜扶阳，最终的目的是收敛元气、固肾摄精。

"收敛元气、固肾涩精"这 8 个字非常得重要，师父李可老中医的破格救心汤的三石，其中里面就是龙骨、牡蛎，另外 1 个就是活磁石。龙骨、牡蛎的作用就是这 8 个字，磁石是吸纳上下、维系阴阳。因为在救亡脱之阳和阴，所以他用的是三石。《伤寒论》里面用得最多的是龙骨、牡蛎，有柴胡加龙骨牡蛎汤。

这个方让我们能够明白，可以看到烦躁，看到这种热，但是看到热并不是说一定要去清解这个热，而是寻找这种火热证的源头。始终不脱离最根本的一元气，元气是根本，至于元气病了之后，在六个界面再去找不足的本气体现在哪里，但是根本的大法是厚土或益土伏火和益土载木，这是两大根本之法。

这是桂枝汤的两个类方，桂枝汤我们已经讲了很多了，而且通过桂枝汤讲了一条非常重要的病机线路，我们再复习一下，就是"厥阴中气营卫血脉"。这就涵盖了一元气的阴和阳，营卫：营在脉中，卫在脉外，内外相贯，是阴阳相随，所以营卫这一块在《伤寒论》里面除了桂枝汤调和营卫，最大的一个方面体现看不到的营卫，而恢复的是营卫，就是第177 条的炙甘草汤重用生地黄，那个方里面配生地黄的是桂枝和清酒，由此我们可以明白桂枝发挥的作用就是春之发陈和夏之蕃秀啊！

第**14**讲

桂枝汤汗法治汗出之理

大家好，昨天看了一篇文章，提到了"桂枝汤到底是不是发汗的一个方子"这样的一个讨论，我们立足《伤寒一元解》，首先明白桂枝汤调和营卫阴阳，针对的是初之气东方甲乙木和合一气运行的失常，那这里面涉及的是运气学说，在《伤寒论》里面六经的根本来源于《易经》和《内经》。根据第 16 条"桂枝本为解肌"，在人的身上肌肉对应的脏腑肯定是中焦的脾胃了。

也正是源于这样一种认识，我提出了桂枝汤对治的一个非常重要的病机线路，就是"厥阴中气营卫血脉"，或者"厥阴中气营卫阴阳血脉"，它是对治这一个病机线路的常用的方。如果这样去理解这条病机线路，那么对于它是不是发汗的一个方子，就不需要有更多的困惑的。

而且我们很清楚，除了第 12 条提出来的"啬啬恶寒，淅淅恶风，翕翕发热"，这是太阳表的恶寒、恶风、发热，很典型的表证，那么到了"鼻鸣干呕者"，这个症状其实已经有向阳明发展的趋势了。那么怎么理解？在前面我们沟通过，太阳和肺二者共主表，肺开窍于鼻，肺主人身之气，肺一降诸气皆降，它位于西方，如果把这贯穿为一气，就没有前面的困惑了。

因此在参悟《伤寒论》的方药时，我们现在已经讲到了桂枝汤的类方，需要明白的第一个是"一部《伤寒论》，一个河图尽之矣"。那么这一个大的概念就告诉你：中土这个土对应到人身上的中气脾胃。这样是贯穿起来，不是说就是它，但是是贯穿的，一旦有了这样一个贯穿的时空概念，我们对中医学的理论方法以及历代医家的学术精髓和手中使用的术，药也好，针也好，灸也好，刮痧也好，所有的术你都能够统在一个大的理法里面，这是非常重要的。

"凡病皆为本气自病"是一个大的观点，邪正是一家，邪之入路就是邪之出路，病机统万病，把它放在太阳表因为"厥阴中气营卫血脉阴阳"这一个大的概念，那么桂枝汤前面我们讲过，可以贯穿到六个界面。如果这样，我们也提出来高热的患者发热几天不退，但是吃过退热药，出现过汗出热退反复或者热降，但再一次发热反复的时候，桂枝汤证也就是在第13 条，它已经进到了身体里面了。这个时候可以高热无汗，但是有桂枝汤证。所以在总的病机——主要矛盾把握了之后，一定要找病机线路，这就是找源头。

找源头就回到了人这个物种它的根本是什么。这个根本再一次重复，就是我们活的这口气，这口气叫元气。危急重症或者太多的疑难杂病，抓两个：先后天两本。比较表浅的认识是回到了伤寒体系，大的治法是厚土伏火、益土载木，就离不了这个土了。哪怕你用芡实、用红枣，用怀山药，用了这些药，喝了米汤，这也是扶益中气，借谷气养了胃气。然后再加一根葱，加姜，加豆豉，这些都是扶正祛邪的方法。

学《伤寒论》学的是一种大的规律的治法，是先明白生、再明白病了之后的普遍规律，不是死学这 398 条和 115 方，它是贯穿为一气的。

因为之前看了那篇文章，我们又刚好在讲桂枝汤的类方，那么今天再把这些概念重复一下。

关于桂枝汤，前面我们讲过营卫之间的关系，《伤寒论》给出来的第95 条"营弱卫强"，这个没有人有异议，救邪风救的是"邪风有汗出"这一条，那么怎么理解后世医家提出的相反的观点：它是营强卫弱。要回到第 12 条，卫弱就导致了卫防御功能的下降，防御功能下降可以恶寒，可以恶风，可以汗出。

那么营强就是指营弱了之后，在脉内的营发生了热化，这就是另外一个医家的观点，营强卫弱。也就是芍药泄营热，针对的是营强，桂枝扶益下陷的厥阴风木，让它去恢复升发，针对的就是卫弱。其实出现了两个之间的不和谐，是不是两个都弱？只是营卫，一个在脉内，一个脉外，它们是内外相贯、阴阳相随、周流不止的一团和气。其本气不够之后导致了后世医家从不同角度认识的营卫的关系。

　　这一个需要明白，不明白我们会对桂枝汤之后的类方很难理解。比如桂枝新加汤，加芍药生姜各一两、人参三两，它一样是个虚证，但是虚到了气津耗损更进一步的时候，它里面的热也增加了，但是土里面胃气的虚寒也慢慢增加了，在这种情况下回到了前面我们讲的离卦位，周身的气血就是离卦位内中一阴爻，用药就是人参。所以桂枝汤的变通就会出现这样一条。

　　那这一点也是我们在临床要分辨的，就是什么时候它虚到了要用人参，什么时候虚到了加芍药，什么时候虚到了比如掉到了太阴界面，如果是有表证，太阴界面的表，还是用桂枝汤，但是再往里陷，是整个桂枝汤证掉进去之后，那就是第 279 条了。就是这种变化，没有离开六个界面的变化，但是它的寒热虚实医者要搞清楚，《伤寒论》的症状反映的是病机。

第15讲

第62条、163条、164条、18条、43条条文

　　上一讲复习了桂枝汤重要的一条病机线路——厥阴中气营卫血脉，另外一个就是营卫不和的三种解释，这两点大家是必须要在心里面明了的。同时讲到了桂枝新加汤用人参的道理，是立足人这个架构，对应到了后天八卦离卦位的中一阴爻，人这个物种周身的气血不足的时候，用的就是人参。所以急诊科有参附针，第62条用人参就是源于这个道理。因此我们也可以推断出原文身疼痛，但是脉沉迟，而且是在发汗后出现的，汗血同源，这就是这一条用桂枝加芍药生姜各一两人参三两新加汤的原因，用的是主之。这是第62条桂枝汤的类方。

　　还有一条用人参，与桂枝有关，也是在太阳病篇，是第163条。我个人认为这个痞证的范围很大，这一条"外证未除……协热而利……表里不解者，桂枝人参汤（主之）"。外证未解，病位在太阳表没问题，根据理中汤，是由三阳的相对的表进入了三阴的第一个阴——太阴，下利虚寒用理中汤也没问题，关键是协热而利。这个协热的理解，我们一看这几个字会想到湿热利、火利。

　　"协热"这两个字的参悟，首先已经进到里，对于里而言，前面的三阳都叫阳，这个阳再由博返约，加上外证未解，就是太阳。所以它治的是太阳这个表。那么太阳可以从标，也可以从本，从标就是太阳最大的热化，就是指的太阳表这个气没解，陷进去了。前面反复讲过，一旦太阳表

往里陷，第一说明毛皮的防御功能已经下降了，最常见的病机规律就是桂枝汤证。只不过这个方用的是桂枝汤里面的桂枝，而且是重用四两，至于服药方法、用量我们在这里不讲。

讲到这里，在痞证里面，还有一条就是第 164 条，它是有表证有里证。那么解表用的是桂枝汤，攻里就是指的攻痞。痞证是里，用的是大黄黄连泻心汤。这一条让我们明白了阴阳表里寒热虚实，包括《伤寒论》（排序）的这种表里都是相对的。如果把太阳作为表，太阳后面的 5 个界面都可以叫作里，这个也是必须要明白的，这是学习中医学很重要的一个概念。

至于桂枝汤的原文第 12、13、53、54、56 条，这里面的表述都是表，汗出，要用发汗的方法。那么第 42、44、45 条都是外证未解，用桂枝汤，第 15 条出现了一个上冲，这个上冲回到厥阴中气营卫血脉，为土不载木、厥阴风木直升，用桂枝汤很容易理解，它本来就是治这个病机的。

第 24 条和 57 条都用了烦，前面我们讲过桂甘龙牡汤，回到厥阴中气营卫血脉，没问题，第 24 条先刺，疏通了经络、泄了经络的热，用的还是桂枝汤，烦也是热，所以桂枝汤证可以出现热证。这个热证如果你能用大的概念，用厥阴风木来理解，那就没问题。

但是理解厥阴风木还要理解木生火，乙木也可以生，但是同时别忘了甲木本来应该降，失降逆上是最容易导致邪热的。这也是王松如提出来的"肝胆为发温之源"的一个道理。两种理解都可以，能够贯穿是最理想的，最好能够有这样一个思维，用一元气贯穿所有的概念。

另外用到桂枝汤的，阳明病篇、太阴病篇、霍乱篇都有，阳明病篇用到桂枝汤，汗多微恶寒是表未解，这没问题，一看就是桂枝汤证，但是这里面首先给出阳明病已经到了气这个界面了，但是没有出现阳明病最典型的脉洪大，而是用了一个和它相反的"脉迟"来表述桂枝汤，这和第 25 条"服桂枝汤、大汗出，脉洪大，与桂枝汤如前法"刚好是相反的。这就是前面讲到的相对的表里。

在表达了这个界面之后，那么出现了用桂枝汤治太阳风寒表虚证的这一个病机，有它，那么还是要宜桂枝汤或者与桂枝汤，仲景在这些条文都没有用主之，这就是我们能学到的，临床有这样的象，确实是这样一回事，关键是第一抓主要矛盾，这就是病机，然后就是矛盾的主要方面——

病机线路。

太阴病篇出现了脉浮，太阴病已经到了三阴界面，就不应该有脉浮，脉浮也是相对太阴界面的脉而言，它不应该是浮的。出现了浮脉，那就证明还有表证。这个时候可以用发汗的方法，宜桂枝汤。

霍乱病篇吐利止而身痛不休者，又是有身疼痛。在伤寒体系，身疼痛反映的就是太阳表证，当消息和解其外，宜桂枝汤小和之，需要医者去考虑，解其外怎么去解。最恰当的、最常用的，规律使然，用桂枝汤。

那么接下来我们讲桂枝加厚朴杏子汤。讲到桂枝汤的时候，鼻鸣干呕是已经有阳明病这样一个趋势了，那么桂枝加厚朴杏子汤就已经是太阳阳明两个界面的一个方了，厚朴和杏子这两个药共有的一个作用就是降阳明，降哪个阳明？这里面最关键的是肺胃阳明。因为肺气不降，诸气皆不降，胃气不降，诸气亦不降。但是立足人之生机初之气而言，这两个不降都是源于一起步的东方甲乙木的甲木不降。

所以，在脑袋里面肺、胆、胃同主降一定是同时转的，肺胃之气同时失降，那么气机就憋住了，处于一种什么状态用厚朴、杏子？满闷不舒的态势。除满、散滞气用的是厚朴，降肺、伸血络中壅遏之气并能够旁通，这是杏仁，这也是原文。喘家宜，喘家依据《难经》"吸入肝与肾，呼出心与肺"，那就与肝肾和心肺有关。这个病相对表浅，重点在肺。这就是桂枝加厚朴杏子汤的讲解。

第 **16** 讲

桂枝汤类方 2：太阴病之第 279 条

前面讲到了桂枝汤的类方，部分学员反馈了听了之后的一些困惑，就是对于太阳这两个字它的内涵。如果有时间可以看一下《中气与临床》，里面讲了 11 个"太阳"，然后《气一元论临床参悟集》里面把这些概念又进行了加深。

那么《滴水之旅》（《古中医学派临床讲记：气一元论之滴水之旅》），就从最根本的像一滴水一样，一点一点地通过临床的病例以及学中医的基础知识，也就是标本中、开阖枢，可以不懂其他，但是一定要懂这个概念。

因为人身小宇宙、天地大宇宙，这个宇宙共同的变化规律，明白了这个规律，我们也就是知道了生，才能知道生得不好的，它的这个规律怎么失常了。再返回去看这一种思维，它是贯穿整个《伤寒论》的，包括《金匮》。因此再继续往下听，慢慢就能够明白了。

困惑在一点，就是太阳病，如果说太阳表证，这是没有任何异义的。太阳表可以对应到西医学的呼吸道的疾病，这是因为太阳与肺，要牢牢记住，二者共主表。有这么一个大的相互之间的关系，或者理解为有这么一个"类同软件 APP"，你打开它，就是从这个角度认识的。

难的一点，是我们借助了自然现象，因为人的生命（力）怎么体现？重在它的活力、重在这个生机。这个生机也就是起步那一刹那，这就是日出，你一睁眼，就是你的日出。日出叫作初之气，表达的方式叫作厥阴风木之气，但是它体现的，因为我们知道两阴交尽叫厥阴，就没法理解这个初之气，它体现的就是正常中化的少阳的少火生气之力，如早晨八九点钟的太阳、年轻人的这种势。

这三个概念在《伤寒论》里面大部分规律放在了太阳病篇。所以到了厥阴病篇，很多医生就提出来了，那么感觉就前面四条是，后面都不是，是因为它只有一气，把本位本气的放在了厥阴病篇，其他的变化大部分在太阳病篇。每一个界面都有其他五个界面，因为只有一气。这个生机时时刻刻都有，所以太阴病（厥阴风木之气）一掉掉进去了，他没有给说我这个土不够了，气阴也好、气阳也好，它的不够，给理中、四君了吗？给的是桂枝加芍药、桂枝加大黄。

那么今天我们讲的类方，前面把桂枝新加汤讲了。今天讲的是桂枝加芍药汤。就顺着这个思路大家看一看，桂枝加芍药汤就是桂枝汤倍了芍药，它见于太阴病篇，不是在太阳病篇。但是一加芍药，通过前面的学习就知道，第一个，你脑袋里面转出来的概念是甲胆。那么甲胆上一讲讲了肺胆胃同主降，肺胃都是阳明，二者兼具土金二德，那么土太阴阳明。因此这个方如果我们能够贯穿起来，结合《伤寒论》第 29 条的芍药甘草汤，这个方其实它的界面是太阳阳明，但是仲景放在了太阴病篇。这就又回到了"一部《伤寒论》，一个河图尽之矣"，土能生万物，无土不成世界。

这个土里面它是不分的，没有分经络的，所以只要气陷进来，只是《伤寒论》以这个伤寒的寒叫作太阳寒水之气，它运行到人身最大的表，它回到家就是坎卦少阴元气。所以《伤寒论》论述的是这一个。如果把它理解为本气自病，是少阴坎卦元气，也表达为太阳寒水之气——终之气，这一个东西病了，那就叫《伤本论》了。所以凡病皆为本气自病。就是你怎么转，什么样的医家提出来，你都能够明白他是从哪个角度和层次切入。

加芍药因甲胆不降，甲胆不降肯定是有热，这就说明了整个桂枝汤证，因为本来是太阳病，反用了下法，大家在学《伤寒论》的时候一定要想原文，为什么误治？没有一个医生那么傻，会误治，就是为什么用这个下法是用错了？一定是这个患者有相应的可下的症状，只不过没有判断出来可下的这一个症状后面的源头是什么。这就是总的病机之后的病机线路，总的病机也许是对了，但是病机线路没分析出来源头，所以治疗是错了。

因此，我们现在来学知道是误治，但当时医反下之是用错了，这就说明源头是不应该用下。如果说不应该用下而用了下，必有热，这个热来源于哪里？回到肝胆为发温之源——初之气，回到所有的热的立足生机起步，一定要记住，是初之气这个生机一起步，这一个点，热的源头就是甲胆。

因此本来是太阳病，我们前面讲过，为什么那么多条文都是太阳病误治后用桂枝汤？上一讲或者前面反复交代过，毛皮层防线力量下降，一定是以肤肌层为主，肤肌层涉及中焦、中气、脾胃、太阴、阳明，是源于此。因此桂枝汤救表，以身疼痛来反映的是最多的，规律使然，规律就在前面的那么多讲里面。

这个证是掉下去了，应该升嘛。厥阴风木初之气掉下去之后，向阳明方向发展，发展是因为热，甲木不降，横逆中土。因此这个方一定是对应太阳、太阴、阳明，症状"腹满时痛"，那就说明没那么实，没有到大实痛，痛不可近。这个时候，这个症状就是一个太阴阳明证。我们大学学基础的时候，肝气犯胃、胆胃不和，其实就是指的这个证，腹满时痛就反映出了虚，有了前面的概念，在临床一旦见到这个症状，马上想到就是太阴阳明的问题。至于怎么来的，你再找它的源头，这个是桂枝加芍药汤证。

后面的大实痛，就是典型的阳明腑实证，加大黄。加大黄是桂枝加芍药这个证继续往里陷，这个理反映的都是阳明。阳明在《伤寒论》里面是用第184条来表达的："阳明居中主土也，万物所归，无所复传。"只要陷到这里面，一定是向阳明发展的，这也是阳明中土的其中的一个参悟。

第 **17** 讲

"桂二芍" 治疗小儿肠系膜淋巴结炎

上一讲讲了桂枝加芍药汤、桂枝加大黄汤，如果用脏腑辨证，就是病在肝、胆、脾、胃，所以如果是走脏腑辨证这条医路的，利用这样的方法去参悟这个条文就可以了，如肝气犯脾犯胃、胆胃不和、胃不和卧不安这一类。

那么这个病机对应了临床很常见的一个病，这个病是儿科的肠系膜淋巴结炎。非常之多，遇到这一类小孩，既然淋巴结已经发炎了，一般按照小儿特有的生理特点：稚阴稚阳，很嫩，两个都很娇嫩；另外一个，小儿的心肝本来就偏旺的，肺脾肾就是偏弱的，就是它本来就是这样一个发育阶段，加上喂养不当，出现肠系膜淋巴结炎。

我个人在临床所见到的患者，绝大部分是有热的，但是他很难热到桂枝加大黄汤的情况，有阳明腑实热的情况，真正的热成那样的有没有？有，2021 年有两例。绝大部分有热，但是还不至于用三个承气汤的这些药。那么最常用到的一个方就是加芍药，也就是《伤寒论》第 29 条的芍药甘草汤。单用这个方也解决不了问题，因为患者除了这个热，淋巴结长期在那里，如果说单纯靠益土载木、缓急止痛能解决，还不至于形成淋巴结炎。

既然能让淋巴结在那里顶住，这里面就还有一个热，这个热同样是来源于厥阴的，这是另外一个观点，也是这个医理，就是还是日出刹那之间，日出前叫厥阴两阴交尽，夜尽天要亮偏偏日出一刹那的这个生机也叫厥阴，所以日出前后颠倒颠都叫厥阴。那么对这一类小孩，就出现了除了芍药甘草汤对治的甲胆不降，还有下陷横逆到中土的土木不和。

还有一个，就是厥阴阖不回来开到太阳的中化太过的火。这一类小孩表现在大便方面的有的是大便硬，但有的不是，大便是稀的，但是遵循同样一个机理，是因为阖了厥阴才能开太阳，就是日出前要阖厥阴。厥阴一阖，不是说那个夜没了，那个夜晚还在天上，然后我们要认识这种日出的变化，叫"阖厥阴开太阳"。这个大家必须死记，好多疑难杂病都是这个道理。

只不过针对这一类小孩，除了芍药甘草汤，还有一个开太阳，开出了中化太过的那个火，叫作离位的相火，离位的相火表现出的这个热和芍药甘草汤的机理有一部分类同，也是源于这一类小孩土气的内匮，土气内匮之后它伏不住这种火，所以生机出来的根本的源头在元气那里——阳根。比如地下水阴中是 80 厘米，但是有了这个病之后变成 60 厘米了，阳根就浅了一点点，浅了一点点那么这一类小孩出现了土不伏火的离位相火，可以出现大便干硬，也可以出现拉肚子。

那么能够同时符合同一个机理，但是对治大便两个方向的这个药，大家可以想一下、听到这里是哪一个药？这个药就是厥阴病篇给出的第一个方——乌梅丸里面的乌梅，如果这样分析，那么对治这类病证就变成了芍药甘草加乌梅这三个药的一个方，这是最多见的。

另外一部分小孩除了这一个症状，经常有一感冒就喉咙痛，人又蔫蔫的，大便一般情况下是偏干硬的，这种情况下如果扶正的话，他有热，扶不了，那我们就要分析这个病机，这种蔫儿就是厥阴风木掉下来了，但掉下来还喉咙痛，总是咽后壁滤泡或者扁桃体容易发炎，但没有到化脓的程度。因为这种小孩以太阴虚为主，这个时候你要解决南方的热，刚刚在讲桂枝汤的类方，你一定是先解决热的源头，源头一定是风木之气下陷了，也就是乙木的下陷，解决这种热必须扶益乙木，但是扶益乙木，南方又是火，这个时候的一组药就是桂枝汤里面的很重要的两个药——桂枝和芍药。

我们前面已经反复讲过桂枝汤、厥阴中气营卫血脉阴阳。对于南方的热，如果大便不是很干硬，首选赤芍，赤芍能够开南方，南方一开，需要用西方的力吗？如果你判断它没有那么热，是不需要的，南方开则西方自降。这个规律就是太阳升到南方，它会一直再往南方、再往天空的上面升吗？再升就阳亡了。太阳自己会往西方降的，自己会往西方转的，因此这个时候开南方就好了。

如果这个时候你要解决肠系膜淋巴结炎的腹痛，用的是赤芍、炙甘草，但是要加桂枝。存在的问题是它不是桂枝汤的等量了，桂枝要比赤芍少至少一半。我们当年遇到一个患者，我们叫她"吸水阿姨"，她吃了葡萄干之后，觉得就因为吃了葡萄干，出现了怎么喝水都不解渴，所以我们把她叫作"吸水阿姨"。

这个时候我用了很多办法都解决不了，就回到了桂枝汤这个证，桂枝与赤芍的比例是 1∶9。比如桂枝是 1，赤芍用到的是 9，用了这样一个比例，这个阿姨的这种吸水——不停地喝水这个症状消失了。因此，遇到这一类小孩，用到芍药甘草汤时可以变通。如果既有容易喉咙发炎，又有大便容易干，另外还有一个盗汗，一入睡就出汗，完全可以用赤芍、白芍，叫作桂二芍。

第18讲

桂枝汤类方3：
第20条和生生不息汤

上一讲通过桂枝加芍药、加大黄（汤），讲了一个儿科常见的病，包括一些机理和相应的方药，方药确实非常简单，会不会有效？我这边的临床，就是李老国家基地这边的临床，以及师承班的这么多年，做了11年的这种师承教育的老师们，他们在临床使用，是有效的，很多时候是我们医生不敢，总觉得就这么几味药能解决问题吗？实际上是可以的，我治了很多小儿自闭症及一些儿科的难治性疾病，等到你做了几十年医生之后，一定会走到这种药少的方药配伍当中。

尤其是自闭症的小孩，目前基本上就是用伤寒的这种思维——气一元论思维，来判断他的本气不足之后，我如何解决他的语言、他的神窍、他的这种大运动、精细运动、这种刻板行为。最后其实卡死的病机就是前面这17讲和大家交流的内容，所用的方药非常简单，很多时候就两个药。

还有一个多发性肌炎的小儿，第一诊因为小孩能够吃饭了，就用了两个药——菟丝子和乌梅。后来这个小孩来复诊，可以走着进来了，当然本气更足了，我就会加药了。就像四逆汤，强人大附子一枚，他的本气越多，用的药就反而力量可以越强一些。

学《伤寒论》的这种规律，一定要理解每个字和字后面的意思，要判断它反映的、真正想说的机理是什么。强人反映的是什么强？

这就讲到了附子，前面讲小儿肠系膜淋巴结炎，使用芍药甘草汤是可以变通的，那么有没有虚寒的？也有，如果我们用这些方法解决不了，小孩还是痛，这个时候就要考虑刚刚分析过的，它的地下水阴中，往下压的这个阳。这个阳本来就浅了，浅了之后除了土不伏火，这个阳飞出去，本身阳根所在的阳就是不够的。那就是说，只有让这个阳降到应有的地下80厘米，才能不往外飞出这个阳，才没有离位的相火。这样厥阴风木升发的时候，自然而然甲乙木就是和合一气，也就不存在甲胆不降而逆上再横逆这一系列病机变化了。

因此讲到这里，就要知道这个时候治病的立足点，是立足在人之生机的根本处，不是起步！它的根就是少阴坎卦元气。那么，在桂枝汤的类方里面，就有这样一个方——桂枝加附子汤。我们一看这样直观的理解，这一定是个太阳少阴病。

当然如果你把桂枝汤理解成厥阴的话，那肯定你第一个想法就是太阳厥阴。那么看到附子，我们常规的理解是在少阴界面，但是四逆汤包括干姜附子汤首见于太阳病篇。这就是我们反复交代的——人活的这口气，可以理解为能够行于人一身之表的太阳，也可以理解为每一天运行到最后要回家的那一个，都叫太阳。

因此前面我们讲过，四逆汤治的也是太阳，桂枝汤治的是太阳，麻黄汤治太阳，小柴胡治的也是太阳，这就是看你对太阳怎么理解了。因为这些是很难理解的，说起来很容易，但是颠倒颠就颠晕了，颠糊涂了。所以我会在《伤寒一元解》里面反复地重复。

这个方是桂枝汤的原方加了附子一枚，这是源于什么？伤寒的一个概念：汗多是亡阳的。我们都知道津汗同源。汗能看到的是个水，液体，阴嘛，就是源于刚刚那个概念，或者源于前面讲的命根是怎么来的。再找源头，大哉乾元，万物资始，乃统天，这就是纯阳乾，天行健，君子以自强不息，这个是根本，是我们命根里面的最根本的那一个先天起点。

因此汗多，我们看到的是水分、阴分，但是其实这个气随之而出，因为根本的那个地方（的）阴阳互藏，最容易亡的是阳气。原文用什么来表述？恶风，那么就是桂枝汤证或者表证，小便难是有水气，还有四肢微急，这有点像芍药甘草汤证，然后难以屈伸，就是要把这四个症状放在一起，是表虚了。

但是后面的症状说的是里面也虚了，而且寒了，到了难以屈伸，有一句话是"阳气者，精则养神，柔则养筋"。阳气不够了，没法濡润，其实表达这个阳气的虚损，可以见于汗多——液和津少了。液津少对应的就是刚刚讲的阳气的功效。小便难，这就是前面讲的三焦、膀胱、命门的气化功能。

但是因为要统到大的太阳表和里的太阳，这两个是同一个，既要解决里面阳的不够，同时也要解决表证，这就卡死了桂枝加附子汤。我们在临床用的时候，炙甘草和附子的药量是遵循了天圆地方的这一个规律，炙甘草量是附子量的两倍，这是普遍规律常规的用药方法。

那么回到小儿肠系膜淋巴结炎，一部分人哪怕是形成了芍药甘草汤证，它也是源于根本处阳的不够，还得恢复它，直温少阴元阳就需要加附子，如果是芍药甘草加附子，不就是《伤寒论》的方吗。

还有些小孩比这种情况更虚一点，是因为整体元气不够了之后，厥阴风木本身体阴而用阳，阴不够，蓄健得不够，然后横逆过去了，这个时候用的是生生不息汤，恢复元气的四逆汤和蓄健萌芽的山萸肉，用这四个药，对治小儿肠系膜淋巴结炎的时腹自痛。这在我们生活当中常见于什么？有些人跑步稍微跑长一点就肚子疼，一般情况下就是用生生不息汤，也就是四逆加山萸肉这个方。

第**19**讲

拓展六气为一气的变现与升降散

讲到了桂枝汤的类方，通过小儿肠系膜淋巴结炎这一个病讲了它的热，也讲了它的寒，讲了几个不同的证型，那么在临床有没有这两个同时出现？这个是有的。我们上大学学方剂的时候有一个温脾汤，温脾附子与干姜，甘草人参及大黄，另外《伤寒论》里面本来就有大黄附子细辛汤温下的方法。

有一个非常典型的病例。因为这个病小儿腹痛，父亲是自学中医的，治疗一段时间疗效不是很好，这个爸爸就开了《伤寒论》里面的大承气汤四分之一的量，煮服法按照书上的就是遵仲景的这种法度，吃了之后小孩并没有我们想的是水泄，吃了之后拉了很多淤泥一样的东西，这个腹痛就缓解了。

这个爸爸的中医水平很高，那么缓解之后，他想着"实则阳明虚则太阴"，就兼顾了一部分太阴。这样一兼顾腹痛又发作了，就这样折腾了大概10来天来找到我。这个小孩他的舌苔并不是我们想象的用大承气的这种黄厚腻或者黄厚浊腻起芒刺。当时根据他整个病史和用药情况，我用的方就是这样一个合方（大黄、蝉蜕、赤芍、炙甘草、熟附子、茯苓）。

但是我合了升降散用大黄，同时用了蝉蜕，升降散里面一共4个药，可以把它分成几组药，其中大黄和蝉蜕是其中的一组搭配。蝉蜕我们常规理解是疏风清热或者止痒、镇惊。通过杨栗山先生《伤寒瘟疫条辨》里面的升降散，我们临床明白了蝉蜕能够到达人的清虚之地。

听到这里大家有没有想过，我们身上有两个部位针对的就是清虚之地，一个是脑，一个是肺。蝉蜕能升到清虚之地，在四个药里面升清阳最大力的并不是它，而是僵蚕。但是它能到清虚之地。我当时想到了木金之间的关系，如果厥阴风木这样能够恢复一部分，不就能够帮助右边的阳明降机，而且毕竟是孩子，热的这一块既然用到大黄，肯定会给源头的芍药、甘草。那么大黄又配了蝉蜕。

因为小孩经过这样治疗之后就出现了汗多，出了一点点汗，一吹风鼻子敏感，所以这种情况下加了5克的附子，是熟的。南方医院是用的蒸附片，黑顺片。针对肠系膜淋巴结炎的这种水肿用的是苓、芍，就是茯苓和赤芍。这样调了之后这个小孩就没有痛了。

那有没有可能生生不息汤再合上温脾汤、大黄附子细辛汤？临床都可以合用，只要是这一口气病了，出现哪个界面，哪几个界面，你由博返约、约回来就可以。

那么这种情况遇到有承气的这种情况，从 2017 年到现在临床有一个另外一个象，给大家延伸一点点。它是有阳明伏热承气为主，因为我们承气看到的肯定是黄厚浊腻这一类的苔，甚至是板腻上面有浊左右两侧有涎或者在苔上裂纹，像花瓣一样的，有的像波纹一样的，有的是人字形的，有的是树枝状的，这种好判断。

但是有另外一部分患者会出现承气和白虎的这种伏热，伏在了上一讲讲过的第 184 条这个阳明界面——在里在内在深，伏在这里之后我们看到的象是火极似水，舌头淡到你都觉得比气阳两虚还要淡，而且非常的水嫩或者是水滑，他的苔不会很厚。

刚开始遇到这种患者，因为我们要究源头，基本上两方面的药觉得是这样打平会更合适，但是临床疗效不好，经过这么一两个患者疗效不好，哗一下就转过来了，"火极似水"需要用治火的凉药。这个希望大家在临床注意一下，越是这一类患者，越是虚寒越温，把在里、在内、在深阳明的燥热火邪压得更实，就等于是治反了。这是其中的一种情况。

另外一种情况，其实这个方也是用桂枝的，这个方是第 177 条的炙甘草汤。前面因为是一元解我也讲过，生地黄药性凉润，药甘，有一点点苦，这样的药进到身体里面 250 克。如果它润了这个枯，津液能够出来，一定要给脉内外营卫对应的相应的脉外卫气的药，这个药就是桂枝，就可以解决枯的同时，或者我们说干涸了、涩了，恢复人的生机。

生机回来一定是卡在春夏的，春之发陈、夏之蕃秀，这个道理是因为脉内血热鸥张，那么这个出现了血热鸥张是个热证，里面的血可以是少的，可以是热的，可以是寒的，可以是凝的，可以是滞的，但是脉外卫气是不用的。

卫气的作用按照《内经》，我们总结为"温充肥司"，温分肉、充皮肤、肥腠理、司开阖，卫气这一个阳发挥不了作用，一定是虚寒，但是这个虚寒的源头是脉内的血热鸥张，血热鸥张的源头，一个就是枯涸了、干涸了的这一块。这就是又把它命名为复脉汤的道理，是复这个脉，不是单纯复这个脉内的这一块，一定是复阴阳相随、内外相贯、营卫一气周流的元气。

小建中汤：第 100 条、102 条

这讲讲桂枝汤的类方，叫小建中汤。前面讲过了桂枝加芍药汤，如果这个方证陷到了土里面，顺着这个方证是继续向里发展，变成了在里在内在深的阳明界面的大实痛，就是桂枝加大黄汤证。

这讲讲的小建中汤和桂枝加芍药汤是一致的，但是后面是加饴糖。这个方应该是反过来理解，为什么形成了这个方，形成了桂枝要倍芍药。回到自然规律里面，风木失常的根本，还是"一部《伤寒论》，一个河图尽之矣"的中土。

风木失常，如果对治的话，大的方法是益土载木，只不过小建中汤证这个土怎么去理解？用我们生活当中的话，就是它已经变成了虚塌塌的土。但是这个土虚了之后，它生了热，但是它又不是东垣的气虚生热的那个土，比那个土更弱。要整合这个土，先让它能够有生、化、运、载四个功能，恢复这种人的土的四个度，温度、湿度、厚度、密度，用饴糖这个药。

我们都很清楚，小时候经常吃，饴糖是非常平和的一个药。但是饴糖的醇厚有点像酿酒，就是黏黏稠稠的，它是一个醇厚之品。这个食物非常柔，又润，又有麦芽的那种淡淡的香，也就是平时说的芳香又甜。如果用这个药来建立中气，配合桂枝汤的炙甘草、生姜、大枣，那么这一类人就属于劳损虚人。这就是后世医家依据"虚人伤寒建其中"常用这个方的道理。

仲景将此方放在了太阳病篇，前面第 100 条和 102 条都有共同的两个字——伤寒，为什么倍芍药？就是由于这样的土虚了之后，它的热也热不到哪里，因此这个热的源头卡死了在东方甲乙木两个。我们再一次强调桂

枝（对治）直升，它扶益乙木，乙木直升，木生火也会热，只是把胆这个腑、这个少阳（胆足少阳甲木之气）贯穿起来，阴阳五行脏腑手足贯穿起来的气，我们把它缩减为甲木这个气，它的正常状态是降，现在不降而逆上，这种情况就是倍芍药的道理。它的热也是源于此。

芍药泄营热，与第 100 条的原文"阳脉涩"是符合的，它入阴血分的作用是不够的，但是除了不够，它流动得也不好。因此第 100 条的阳脉涩不是单纯的虚，也有热，血流动得缓慢黏稠。这个时候"阴脉弦"就证明了整个风木之气是直升了，失去了正常和缓有序的升发，因此桂枝和芍药是同时用的。

当然从第 100 条来说，土木不和，这样的木是源于土，土木的不和最常见的是一横逆，就是我们前面讲的肝气犯胃也好，犯脾也好，胆胃不和也好，如这一类的关系，第一个在人身上出现的就是肚子疼、腹痛，原文也说"法当腹中急痛"。这种情况下如果真是这么虚，那么先予小建中汤。如果不好，很快转为了前面沟通过的土气虚，要比麻黄汤证和桂枝汤证的土气更虚，用的是参、草、姜、枣。然后木气掉下来形成了寒热气结，就变成了小柴胡汤证。

当然第 102 条的"心中悸而烦"，我们一说心悸心慌，常规的理解是个虚证，但是一说烦，是个热证，把这两个由博返约，往死一卡，既悸又烦，又是在心中，这里面就是风木冲上去之后顶在了南方。那么能够顶到了烦的，又是甲胆。后世张锡纯有镇肝熄风汤，用芍药、天冬，这就是这个方从第 102 条也能理解倍芍药的道理。

《金匮》把这个方直接放在了《血痹虚劳病脉证并治第六》，一说虚劳，就像我们刚刚分析饴糖，讲这个方适合的人群是劳损虚人。在 2006 年的时候，我用小建中汤治了大量的过敏性咳嗽的小孩，小孩多，大人也有，我们尝了这个方。

如果这些患者本身中气不够，吃了甜的他会觉得呆、腻、滞住了，在这种情况下可以加山萸肉、乌梅和砂仁。这个方就是"明医堂的和风细雨方"，用这种柔柔的作用，细雨润物无声。这是 2006 年创的方。

和这个方相对的一个方，稍微拓展一点，就是《金匮》的大建中汤。因此小建中汤是温的，那么大建中汤直接原文就给了"心胸中大寒痛"，药用蜀椒、干姜、参、饴糖，有直温中阳的药，这是这两个方的区别，但都是建这个中气。

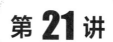

桂枝汤类方：
小建中汤、黄芪建中汤

　　上次讲到了《伤寒论》第 100 条和 102 条的小建中汤，总结出了这个方对治的一类人，这一类人叫作劳损虚人。这一类人大的治法，是要先把软塌塌的中气建立起来，然后益土载木，可寒可热，关键是对治热，这一条用的是降甲胆的方法。

　　在《金匮要略·血痹虚劳病脉证并治第六》里面，第 13 条也有小建中汤。仲景之所以给了这样一个名，我们一看到血，就会想到中焦中气。其实逐血痹的药在《本经》里是生地黄。如果是这样理解逐血痹的生地黄，马上就想到阳明了，炙甘草汤里面生地黄重用一斤。

　　虚劳，根据我们前面分析的太阴阳明，这一类人最容易出现的其实就是虚劳后面的这两个字——里急，现在关键是怎么理解这个里。按照《伤寒论》第 184 条，阳明是人身最里的一个里；另外一个里，按照道家打坐的人像，是不看四肢的，大腹属于脾，这也是一个里；这个里与《素问·六节藏象论》的至阴"一脏五腑脾胃、大肠、小肠、三焦、膀胱"的至阴土是一致的，是能够相对应的。

　　这个里如果归到了这样两个范围的太阴阳明，其实不就是河图了吗。河图的中五这个土气，它怎么了？急。我们一看到"里急"这两个字，就会想到《内经》和《难经》都有这样的原文，或者在临床一看"苦里急"，那么马上会想到奇经八脉里面的冲脉。《素问·骨空论》里面有"冲脉为病，逆气里急"，那么《难经·二十九难》有"冲之为病，逆气而里急"。说到冲脉，按照它的循行，我们会首先想到胃经、肾经，按照它的"为病逆气"，就会想到厥阴，所以在临床经常冲脉和这三个之间是有关系的，肝肾冲任，那么基本上定位是在妇科，我们经常用这四个字来分析疾病。

那这一类人我们用这四个字这样去参悟之后，出现的里急的范围有太阴、阳明、厥阴、少阴。这一篇的第 14 条一样是虚劳里急，但是后面给了三个字"诸不足"。周身的不足，方药是黄芪建中汤，按照这一条一两半的黄芪，在前面我们沟通过这个剂量，黄芪除了中国的中、中焦的中、中气的中，还能够作用到祖宗的宗。这就涉及为什么"诸不足"用这个药，因为涉及肺，肺主一身之气、朝百脉、通调水道，气血水三道都是靠它的。所以它是五脏之大哥，能够恢复正常的功能，那么它就可以把气血敷布到全身。它的六合九州的界面、脏腑、寒热虚实就已经有了一个概念了。

后面的原文是"衄"，我们讲过了，衄就是流鼻血。这一个症状是热迫血行，这是肯定的，肯定有热，那么热是哪里来的？曾经有一个肝癌的患者，我问了很多的症状，唯一的一个热的象，我们能够直接感知到的，就是鼻出血。但是患者已经坐轮椅了，那要解决这个热，降阳明，肯定是找到源头——降甲胆。这一个鼻衄除了《伤寒论》里面会出现，麻黄汤证阳郁郁在那里也会出现。在这一条死记住是劳损虚人。凡病皆为本气自病。一定是这样的本气才得这样的虚劳，然后有这样的热我怎么解决？立足本气来分析。

那么这样虚劳里急不单是下面腹中痛了，根据刚刚讲的，涉及一个大的范围，如果说涉及肾经，那就有个少阴，而且这一篇的第 15 条就是八味肾气丸了。

所以《伤寒论》这本书，它所论述的、遵循的是天地规律，是大的，不是我们头上的天、脚下的地。这需要我们对于天地、乾坤是怎么来的要搞清楚，最后落到万物之一的人。

梦失精这个症状，失精就是厥阴风木无限地疏泄，疏泄太过，出现这个症状。但它发生的时间，原文用了一个"梦"，梦我们怎么理解？对应到夜来参悟，按照营卫循行，卫气白天行于阳二十五度，夜，到晚上就行于阴了，行于阴它在干什么？是五脏在各自拿各自的营养，就是说摄自己的精气。但偏偏这个症状反映的，说明了它不但没有拿到精气，而且卫气变成了邪火了。现在这一类的年轻人特别多，而且看到这个症状，要想到已经出现了水不涵木了，少阴病也出现了。

解决这个中气的不足，很难用到直接的滋水涵木，而且这一类患者由最初的元气不足会伤害到中气，"中气不足，溲便为之变"，在这两方面表现异常，再发展就到了肺，会出现反复的咳嗽。相信大家在临床都遇到过。

接下来一个症状四肢酸疼，与四肢的有关的概念除了诸阳之本、脾主四肢，酸这一个症状反映的就是精不足，是一个虚证，疼就是有热了，看到这个症状，需要和真武汤的四肢沉重疼痛区别开，脑袋里面马上要想一下。真武汤证的四肢沉重疼痛尽管有元阳不足的虚寒，但它也已经发生了热化。就是因为疼痛，那么这个热化的源头就是在甲胆，和小建中汤在这一条病机线路是一致的。

手足烦热大的方面来说是土不伏火，包不包含土不载木？包含的。因为涉及手心，比如手厥阴心包，足心有少阴经，另外还有甲胆的下流。咽干口燥这个症状和足少阴肾经相关，是动则病，是主所生病里面的"口热、舌干、咽肿、上气、嗌干及痛"，这是需要死背的，看到这个症状就要想病因，有没有相关性再说。对于劳损虚人，我们看到的"咽主地气"，又回到了土里面的一点燥，津液的不上承，有点热。这个时候大的治法还是上一讲讲的先建立中气，然后益土载木，包括东方甲乙木。

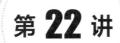

桂枝去芍药类方：
第21条、22条、112条

桂枝汤的类方前面反复强调了甲木、甲胆，它的逆上对治的药是芍药。今天讲的刚好是和前面讲的是相反的，是桂枝汤去芍药的类方。

芍药这个药，师父李可老中医给了一个非常精辟的总结，芍药是对萌芽戕伐力最小的一个药。这个希望大家死记。如果能理解，那么这三个类方就很容易去参悟了。

第21条"太阳病下之后，脉促胸满者"。表证误用了下法，怎么去参悟脉促胸满？如果能理解芍药是对萌芽戕伐力最小的药，那么就可以这样去参悟，误用下法，这个表证所对应的厥阴风木之气出现了萌芽的萎顿，萎顿之后它要继续升发，它本来就是升发的，木是生火的，脉促胸满反映的是升发的不及。

气只要下陷就为寒，升发的不及对应的火——南方——阳中之太阳——胸阳心阳的不足。这个时候不打压这个萌芽不就好了？所以去掉了这一方面的力，自然而然其他药就能够发挥升发之力。这就是桂枝去芍药汤的参悟。

比较绕，因为必须回到伤寒体系的思维里面。

接下来一条，如果能够理解第21条，那么这一条就简单了，是顺着第21条的病势，第22条，"若微恶寒者"，第21条已经出现了阳气的受损、萌芽的萎顿、升发的不及了，再继续发展，阳气更加虚损，因此，去芍药加附子。

关于加附子，如果我们理解为第 21 条出现了心阳的不足，那么继续出现心阳的不足：第一种参悟，手足同经一气贯通，手少阴和足少阴是一气贯通的，心阳的不足也就是手足少阴的阳气的不足，因此加附子。比如真武汤放在少阴病篇，元阳不够或者肾阳命门火不足，但我们常用这个方治疗心衰、心阳的不足，是一个道理。

第二种参悟，太阳与少阴相表里，表的阳气的不足一直伤到了里阳，导致了里阳的不足，这个时候加附子。

第三种参悟，这个最大的阳——太阳，在太阳病篇，它主表，就走在我们最表的这一层，但是它要回家。走到最表的这一层，叫作太阳，它病了。那么它要回家，回到那个家，表达的就叫作太阳寒水之气。一日一年的规律如此，一个刹那亦如此，只要它转一圈回家——也就是我们每个人命根所在的那个地方，就叫作太阳寒水之气，也叫作坎卦元气，对应的界面是少阴，这个时候太阳不够了，这个最大的阳不够了，恶寒也是加附子。三种参悟颠倒颠，再颠回去，这就是生命的规律。

学《伤寒论》我们应该从不同的角度和层次去认识，同一个字、同一个药怎么来认识它，这种规律是需要掌握的。所以第 22 条桂枝去芍药加附子汤这两个有点像整个桂枝汤证掉进去了，加芍药再往里掉，它是往热的方向。如果这样理解，一定要明白《伤寒论》第 29 条 4 个方的规律。

接下来第 112 条"伤寒脉浮"——表证，"医者以火迫劫之"，这条如果说以火，我们还不能说它是错，关键是后面这两个字"迫劫"，那就是劫汗，是强行地出汗，伤寒体系大汗亡阳。这里面表达的同样是亡阳，少阴也可以亡阳，厥阴也可以亡阳。看这一条，在太阳病篇亡阳：必惊狂卧起不安，还是在表的里面汗多亡阳，因为心是主神明的，这一种阳亡了之后哪里去了？它飘出来了，形成了阳邪，这种热或者火就会扰心主神明的这个神，神不明了，这一条出现的是惊狂卧起不安。

这个时候需要联系第 118 条："火逆下之，因烧针烦躁者。"这种烦躁用桂甘龙牡汤，我们在前面桂枝汤类方第二条就讲过了，这种表达的是元气飘出来了，也就是阳气浮越在外在表了，影响的是心神。惊悸不安容易理解，关键是狂，亡阳甚的时候会出现狂，但另外一种，温病的痰迷心窍也会出现狂，这也是这一条去芍药的原因，除了加龙牡，与第 118 条是一致的，那么加了一个蜀漆。

蜀漆我们看书上讲到这个药，它能够祛痰祛水，而且它是苦能降逆，寒能胜热。所以这个狂就有一部分不光是虚了，它是有一部分浊气的，这就是桂枝去芍药加蜀漆龙骨牡蛎汤。我在临床上没有用过蜀漆，所以在这个药方面没办法和大家进行沟通。但是龙骨、牡蛎，死记住师父李可老中医讲的"收敛元气、固肾摄精"这 8 个字，我们在临床当中就能够灵活地应用。

因此这 3 个类方需要掌握的就是芍药是对萌芽戕伐力最小的一个药。一旦出现萌芽被伤、萎顿，或者出现了阳气受损，这个药的使用就要注意了。

第 **23** 讲

桂枝汤类方：
第 28 条（里和表自解）

桂枝汤的类方上一讲讲了去芍药的三个方，今天讲的是去桂方，因此这个方证最大的特点就是它有表证，但是偏偏去了桂枝。这就是我们学伤寒学到的另外一个大的治法：里合表自解。

这一条原文是这样的，"服桂枝汤或下之"，前面我们沟通过，没有一个医者会随便用药，既然服桂枝汤，就说明有桂枝汤相应的病机线路；"或下之"也说明必有可下之证。

这样处理之后，患者仍然头项强痛，有太阳病篇第一条"脉浮、头项强痛而恶寒"，所以这一个症状反映了有在表的太阳证；"翕翕发热"，这是桂枝汤证很典型的一个症状。

总的来说，到这里为止，它是有太阳表证的，《伤寒论》的参悟需要纵观整本书，但是也需要一个条文前后互相对照来参悟。应该是医生看到了翕翕发热，有这种桂枝汤证的病机，才会给患者吃桂枝汤，或下之就要结合后面的症状了。

稍微讲一下头项强痛这个症状。因为这是在太阳病篇，我们事先已经知道，如果就只有这么一个症状，在临床我们更多见的这种经腧的不利，很多人是精气的不足，就是你怎么去疏通经络都没有用，要把这种精气给足了，它自然会去濡润相应的经脉。当然我们会觉得是最大的太阳表膀胱经经气的不舒，但临床远远不止这么简单。因此这个病要考虑虚证的。

接下来三个症状就不是在表，也是我们判断病情很关键的症状。第一个是"无汗"，我们先逐证分析：对于太阳表，人之生机初之气厥阴风木升发的失常，失常的第一步一定是掉下去了，中医把它叫作下陷。这个气下陷到哪里？规律使然，下陷到土里面，一说土那就是中气、脾胃、太阴、阳明，这条线就出来了。

那么现在我们分析无汗，第一个想到的就是汗之源不足，土里面的气不足，没有可发汗的源头，那么中气的虚可以是无汗。如果这个虚对应到太阴界面，就要想无汗和阳明这个界面是什么关系呢？因为气已经掉下来了，但是前面有表，这就说明在里的腠理和在表的腠理被隔住了，它是不通的。如果是发展为阳明经实热，表现为大汗，这样一个无汗排除了阳明经实热证。因此这个无汗既有虚，也要考虑到阳明界面有热了，堵住了，和太阳表相互之间腠理是不通的。当然无汗也排除了太阳表的麻黄汤证。

第二个症状，"心下满微痛"，"心下"我们和大家沟通过，这个地方对应的是阳明界面。满，憋住了、堵住了。微痛，一点点化热，在这一块阳明界面，这个气机憋住了，有点热，因为前面有表的热，直接排除了用下法，而且既然是微痛，我们在讲第 279 条时全部用阴阳应象来对那个象，它是大实痛，才用桂枝加大黄汤，微痛排除了 3 个承气汤或者用大黄。

究本求源，马上就会想到来源于失常的厥阴风木里面的甲胆逆上，这就是热的源头。是单纯的甲胆逆上吗？接下来一个症状"小便不利"，涉及小便不利，不外水湿水饮对应到太阴界面，太阴之上，湿气治之，那么有水湿，它运化、气化不利了。如果是水饮本身的表证还在，太阳寒水之气，这个饮可以停，再加上太阴己土之气不足，因此这里面就有一个茯苓了。

太阳寒水之气上一节我们沟通过，太阳的三个参悟，再重复一下：因为这一条也是有表的，如果我是保家卫国的这一个边防线，人身最外面这个最大的阳—太阳—主表的太阳，这就是表证这一块，那么讲真武汤的时候，它也在太阳病篇，那就是在第 82 条。如果这个太阳是每个人阳根所在那个地方，它的表达也是太阳寒水之气，那对应的是坎卦元气。那个阳病了，也可以说这个最大的阳不够，如果说真武汤，那就是少阴病篇的第 316 条。再反复沟通这个太阳的参悟，这样就推出了芍药和茯苓，苓芍这一个组药。太阴湿气对治本位本气的药就是崇土治水的白术，这个方对治在里的三个药就是后世称为三白的苓芍术。

那么不足的本气在中气里面有太阴有阳明，阳明的问题找它的源头，是甲胆，甲胆和水共同形成了一个水热气结、而这个气结也是"无汗、心下满微痛、小便不利"的其中一条病机线路。因此这三个症状既有中气的不足，也有刚刚讲的水热气结的实证。在这种情况下，已经没有了厥阴风木下陷，没有需要起陷的桂枝对应的病机了，因此去桂。这就是是师父李可老中医提出来的"用病机统万病、执万病之牛耳"。

那么那个表怎么办？这就是六气为一气的变现最典型的一个体现。我们只有一口气。本气已经在中气了，扶益这个不足的本气，桂枝汤里面本来就有姜、枣、草，现在通过刚刚的分析，又多了白术、茯苓。因为有四君子汤，参苓术草，所以茯苓对治根本的源头，这个药对治的水是来源于少阴坎卦元气。但是中土因为脾主运化水湿，也可以放在中气这一块理解。

表证，它的消除是借本气增强之后里气和，那么这个腠理就能够沟通了，表证自解。

我记得前面几讲和大家讲过，曾经有一个患者因为太过劳累，感冒后很辛苦，非常得累，我当时在试"五生饮"这个方，想到他还是有里气的不足，直接给了他一杯五生饮，那么喝了半杯之后，身体里气逐步增强，也是以汗而解的。我们讲到这里就会想到，如果是虚人有表证的时候，一样是可以用补药的，所以不能离开"凡病皆为本气自病"。

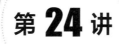

第 **24** 讲

桂枝汤类方：第 174 条

第174条：伤寒八九日，风湿相搏，身体疼烦，不能自转侧，不呕，不渴，脉浮虚而涩者，桂枝附子汤主之；若其人大便硬（一云脐下心下硬），小便自利者，去桂枝加白术汤主之。

桂枝附子汤方

桂枝四两（去皮）附子三枚（炮，去皮，破）生姜三两（切）大枣十二枚（擘）甘草二两（炙）

上五味，以水六升，煮取二升，去滓，分温三服。

去桂加白术汤方

附子三枚（炮，去皮，破）白术四两 生姜三两（切）甘草二两（炙）大枣十二枚（擘）

上五味，以水六升，煮取二升，去滓，分温三服，初一服，其人身如痹，半日许复服之，三服都尽，其人如冒状，勿怪，此以附子、白术并走皮内，逐水气未得除，故使之耳，法当加桂四两，此本一方二法，以大便硬，小便自利，去桂；以大便不硬，小便不利，当加桂，附子三枚恐多也，虚弱家及产妇宜减服之。

上一讲讲了第28条桂枝去桂加茯苓白术汤，它的特点是有表有里，但是里气和，表证自解。

今天第174条放在桂枝汤的类方里面讲，这一条是桂枝附子汤，原文是这样的，首先给出了"伤寒八九日"，也就是伤寒过了一个周期，在八九日这个阶段，少阳阳明原文直接给出了对应的邪是风湿，这两个相搏出现的症状是"身体疼烦"，按照标本中的规律，本位本气风是厥阴、湿是太阴。

我们前面反复沟通过，桂枝汤证是太阳表证，表达的是最典型的厥阴风木之气和缓有序升发的失常，既然是八九日，普遍规律还是有表证的话，以桂枝汤为主，所以身疼痛加上有风邪，脑袋里面会考虑到桂枝汤，至于怎么发展再看后面。

另外本来这个湿，太阴之上湿气治之，因此这个湿已经涉及太阴，"身体疼烦"的烦前面讲过，就已经反映有热了，那热是哪里来的？这是这个条文的关键。先把它放这里，根据后面的症状，我们再来往回约。疼烦到什么程度？不能自转侧。

如果是一般的表证，不至于出现这么重的情况，因此根据不能自转侧就可以推断出寒凝经脉。只有寒邪能够让人这样得不舒服，这样就推出了风湿寒。那么这个寒能够如此得重，就不是在表的寒，反推就是里寒，对应的太阳之里或者太阳之底的少阴元阳阳气的不足，导致寒凝经脉。

这个症状一出来，我们就知道烦就是阳气飘出来了。再结合前面"八九日"和后面的"不呕不渴"，这就是前后文互参，推断出来这个气还在太阳表，没有进入到阳明和少阳的界面。

因此脉还是浮的，但是虚了，不像麻黄汤证、桂枝汤证那种浮脉，桂枝汤证尽管叫脉缓，本气还是足的、并没有再往里陷。这个浮虚脉反映的是尽管有表的邪，但是里面的阳气已经是不够了。"涩"，一说涩，我们就觉得是血少、血液运行得不流畅了。

根据前面的症状推出来的病机，这个"涩"，血少也好，血运行不畅也好，它的源头最根本的是阳气的不足，经脉的凝滞。那么气血运行不畅，这就是这个条文的理解，因为表也是主要的，里也是主要的，因此这个方表里同治。它的里涉及太阴，涉及少阴，表通过前面的分析，我们知道是以桂枝汤为主的证了。这样仲景给出的方是桂枝附子汤。

这个方与"桂枝去芍药加附子汤"药物的组成是一样的，但是药量不同。桂枝附子汤桂枝用到了四两，也就是原方的三两加了一两，附子用到了三枚，而桂枝加附子汤附子只用了一枚。这就是尽管我派出的兵是一样的，但是兵力不一样，格局就不同了。这个方的特点就是表里同治，第28条是通过充实里气，里气和表自解，这一条是一起治的。这是这一条的分析。

后面"若其人大便硬"，一看到大便硬，这肯定是阳明界面的燥热了，阳明不降。小便自利者，去桂加白术汤主之，那么白术用的是四两。这样就推出了这个大便硬是阳明的燥热、阳明的不降，但是它的源头是太阴己土之气的不足，湿过盛而导致阳明不降，燥气也过盛。

因为人身之气的根本就在少阴坎卦元气，元气里面又以坎中那一丝真阳为先天起点为原动力。因此这个条文所反映的大便硬，这个阳明的燥热与少阴的寒和太阴己土之气的不足是相关的。在这种情况下，小便自利反映出的不是气化的问题，而且湿邪在不在？肯定在，但是已经因为湿邪的太过而导致了阳明不降了，这就是去桂枝加白术的道理，更为重要的是白术重用四两。

重用白术我们之前讲过，再复习一下，重剂使用的时候一个药斡旋中气，通过健运太阴而对治阳明燥热，这是规律。我们在临床经常这样使用，这已经验证了仲景原文的病机是什么。那么我在临床，白术最大的用药量是 120 克。

第 **25** 讲

桂枝汤类方:
《金匮》药量不同参悟

讲桂枝汤的类方，上一讲讲了《伤寒论》的第 174 条，这一条也见于《金匮要略·痉湿暍病脉证治第二》，给出的直接就是三个方，桂枝附子汤、白术附子汤和甘草附子汤。但是针对第 174 条《金匮》和《伤寒》的不同，就是白术附子汤这个方，《金匮》的用药量和《伤寒》是不一样的，《金匮》把前面桂枝附子汤去桂了，后面的药减了一半，加的白术不是四两，是二两。

上一讲我们沟通过，这个特点关键就在于大便坚（硬），已经讲过这与少阴元阳不足和太阴己土之气不足、湿邪过盛，这两个病机和症状都是相关的。只是我们上一讲讲到了重用白术，讲的相应的太阴和阳明之间的关系，是可以一个药同时对治这两个矛盾，而且这两个矛盾一定是同时出现的。

在临床当中，我们常说比如患者口干、大便硬，但是不能吃凉的，那这种情况下你就会想到，既然不能吃凉的，这种大便硬的阳明燥热就不能用承气类，那就要反过来找最近的亲戚，就是太阴，这是普遍的思维，当然临床要辨证了。但是针对这个方，并不是重用，这里我们首先要明白，一旦出现了阳明的燥热、阳明的不降，前提是津液的不够，因此恢复津液是关键。

恢复津液，如果是少阴病，它本来就是有寒，元阳不足为主，通过这二十几讲，这已经是清晰的。阳气者，精则养神、柔则养筋，而且一旦元阳不够，首选药是附子，这个药能够发挥什么作用？除了这种温通，我们说回阳、救阳、通阳，很大的一个作用，这个药它是辛的，"辛以润之，致津液，通气也"。它在通了之后能够产生不足的津液，这就是六气是一气的变现，不管什么气，只要这个气结憋住了，出现了阳明的燥热、不降、失和，你要考虑到对治那个燥热，得恢复它的阳明的本体液津血。恢复了以后再找是什么病机，如果是元阳不够导致的，一定是解决这个根本的源头。

讲到这里，临床有另外一种大便干硬的便秘，尤其是大便的前面非常得干硬，患者无力去解。这种情况下的干硬，我们看到的是火，但是追源头，就追到了是元阳不足，而且是火生土、土伏火都不够。那如果是这样，肯定是用四逆汤了。那么那个火是什么？让大便那样得干硬，把津液都缩了，那个就是离位的相火。

这种便秘就是用明医堂的虎啸汤，如果觉得气津不够，那就是用金生丽水方。虎啸汤就是四逆加乌梅，但是炙甘草不止是两倍附子的用药量。你要根据患者的情况，我们常规用到三倍能解决。

如果这个患者就是这个火土之间的关系的话，你可以再放大用。尤其是从 2013 年，到目前为止，2022 年，这种火热燥如果是原动力的阳已经不能发挥作用了，必须启动它，才能解决后面所有问题。但是所有的问题还得回到最根本这个火生土、土伏火的话，重用炙甘草三倍以上是普遍的一个用药的量的方法。大家在临床具体根据患者的病机来用就好了。

因为涉及中医学治病，它不是说一个药治什么，即使说这个方治什么，你一定知道这个方它后面的理法，要知道那个理是什么，这个是学中医的难点和关键。

因此在《金匮》里面这个条文要参照后面的用法是一样的，比如第一次这个人"身如痹"，这个痹要回到《内经》体系，"卫气虚则不用，营气虚则不仁"，那这个痹就是麻木不仁。那这里涉及营，它是不足的，就说这一类患者出现这个病机，会有营不足的时候，出现身如痹。

因此这个方有姜、枣、草，到了后面的甘草附子汤，格局一变，主要矛盾一变，就没有生姜和大枣了。接着"半日许复服之，三服都尽，其人如冒状"，"如冒"是头晕目眩了，那么仲景原文就告诉你了，你不用觉得有什么奇怪的，这就是白术和附子由里出表，我们还是按照标本中这样理解好理解一些，从太阴、少阴这里赶这个邪走，走到了皮中，走到表了。

那么这个条文给的就是风湿。湿邪这个时候仲景直接给了"逐水气"，也就是刚刚讲的，包括讲的阳明，少阴元阳的不够。元阳不够，太阳寒水之气的水会停留，太阴己土之气不足，湿会停留，所以它把这些气全部赶到表的时候，其实水就出现了，没有完全，是微微汗出。

如果是微汗出，对于风湿相搏这种是风湿尽去，而不会说大汗，风去而湿没有去，所以在这一条后面服药的方法给出来的原文也得清晰，而且要清晰这"其人身如痹"，这里涉及《内经》的原文，营卫的不够，以营气不足为主，这是我们再一次结合《金匮》的用药量和它后面的用法。

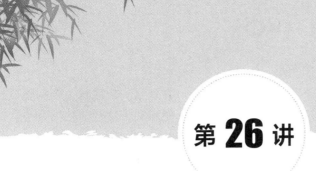

第26讲

桂枝汤类方：
第175条（微汗风湿尽去）

这一讲我们接着讲《伤寒一元解》——桂枝汤的类方。上两讲讲了一个条文，而且也对比了《伤寒》和《金匮》药量的不同，最终的一个解释还是回归到了标本中、开阖枢。

也讲到了对于风湿相搏所导致的这一类疾病，用的是微汗法，如果是大汗，可以祛风，但是湿邪去不了，那么这一个用法在今天讲的第175条甘草附子汤中，它的后面的用法就给了"初服得微汗则解，能食"。这就再一次前后我们互参，卡死了这一类疾病微汗法的道理，不是说微汗法单纯解表，因为它涉及两个邪，对应了两个界面，所以脑袋要转多一点。

那么这个条文尽管有这样的大实证，后面给出的是一个虚证症状：汗出短气。如果说寒凝到这个程度，元阳不足为汗出短气，就要注意了，一个是这种汗出，阳已经飘出来了，如果两个卡在一起，表现为短气，除了少阴元阳，要考虑萌芽，肝为元气萌芽之脏。这是我们拓展的内容，遇到大实证可以出现这个，不只是见于第175条。汗出短气还见于十枣汤，里面有水饮，是一个大实证，同样会出现汗出短气。

我们现在和学生沟通的就是逐症分析，一看到这个症状，大家都会写这是个虚证，要注意少阴、厥阴萌芽，但是在由博返约的过程当中，一定要结合其他症状。这一个是大实证导致的，不需要去补的，要解决大实证，至于大实证是因为什么，这一条风湿有了，有寒凝里阳不足，这个里阳直接推到了元阳（附子），因为元阳的不足也能够解释汗出短气，阳气已经浮在外了，是气的气阳不足。

接下来一个症状小便不利，在临床的时候一看到这一个症状，第一想到它有水、有湿、有饮，这三个因素都会导致小便不利。这个症状第一个水——气化，三焦膀胱；第二个水要想到少阴元阳命门；第三个水湿、水饮，要想到"中气不足、溲便为之变"。

很多元阳不足，在脾这里可以是湿，但是胃——戊癸化火这一条病机线路，胃和肾的阳不够，胃里面有大量的寒水之气，它不降一样会导致。中气不足溲便为之变，不能单纯理解成只是太阴的虚寒，要考虑到胃这一个戊土的阳虚。

最后一个症状，恶风不欲去衣或身微肿者，前面分析是元阳的不够，但是一旦恶风不欲去衣，这就是一个表证了，普遍规律恶风为桂枝证。因此这个条文是表里阳气俱虚，那么可不可以把附子直接理解成（它就是）它通行十二经（哪里都走啊），那白术所治的湿从太阴，本身桂枝汤我们讲过厥阴中气营卫血脉涉及肌，脾主肌肉，那白术解决肌的这个湿，这样理解可不可以？也可以。

或身微肿者，这其实和我们前面分析的小便不利有很多共同的病机，但是看到身微肿，我们会想到真武汤，肿了，有水有湿了，但是微，那就不是很重，这里已经有湿了，本身条文一开始就给了湿了，前面又分析到了元阳，除了考虑这两个，水湿不是很重就要涉及表，结合风湿相搏、恶风不欲去衣，要想到另外一个中医非常大的概念，人身无处不有啊，叫作膝理。人身无处不坎卦。人身无处不膝理代表的，比如三焦元气之别使，它的所有穿行的这种力，当然我们把它叫作气化，就这样去用生活当中（来理解），哪里都能够通的这个膝理，骨髓里面有，毛皮也有。

这个条文中，对治的药是厥阴风桂枝，太阴湿白术，少阴元阳不足附子，因此这个方证是一个典型的三阴病，风寒湿三气而导致风湿的三阴病。

桂枝和炙甘草的用药量与桂枝甘草汤的用药量是一样的，第64条"发汗过多，其人叉手自冒心，心下悸，欲得按者"，直接是主之，而且是顿服。这一条两个用药量与第175条一样。附子用的是炮、两枚（四逆汤用的是生附子），白术用的是二两，按照我的临床体会，附子两枚和白术二两这样一个格局是以附子对治的阳不足为主，尽管我们说附子通行十二经，但是这就涉及一个概念，釜底火是釜中火的根。

桂枝用了四两，也可以理解成表证陷进来了，陷进来之后发生了太阴和少阴虚寒湿的这一个病机线路。那怎么治？难道哪里有什么气，我就用哪个气，就像我们刚刚讲的三个药对治就可以了吗？中医学不是这样的，回归到"一部《伤寒论》，一个河图尽之矣"，要回归到中五，前面一开始就讲过 115 方 70 方用草、68 方用炙甘草的道理。

这个方的用法在后面就说了是微汗，这也给我们提示了治疗风湿相搏的病，需要注意的是一定要风湿尽去。但是这一条没有提到像历节那样，历节发展影响到五脏的相关的内容，需要我们在临床遇到，比如风湿性心脏病、类风湿关节炎已经涉及间质性肺炎了，那你的治疗就需要考虑到五脏的三阴的本位本气一定要充实了之后，再来解决这个表证。

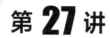

第175条拓展：庚子寒毒陷营方

今天讲的是接上面三讲第174、175条桂枝附子汤、白术附子汤、甘草附子汤这三个方的延伸。在庚子年的时候，我在治一些痛风的患者，就遇到了瓶颈，治到最后一点点的红肿热痛怎么也消不下去，这个时候就想到了这个阶段的寒热只能去找最根本的源头了。

根据我们前面讲的，热的源头按照生机这一块起步，首先想到的就是东方甲木甲胆，它是少阳，少阳之上火气治之，这是一个；另外一个，乙木直升木生火。那就找到肝胆为发温之源的热的源头，最常用的是说甲胆逆上不降。

那么寒的源头呢？除了厥阴下陷为寒和刚刚讲的甲乙木是有重复的，桂枝下陷为寒；另外一个，我们常讲芍药甘草汤对治甲胆逆上的热，还需要强调一点，甲胆逆上除了是热的源头，也是寒的源头，因为"甲胆一降，相火下秘，阳根深固"，就从字面上来理解，既然能够深固这个阳根，那就是增强了阳的力，当然它增强的是整个元气。

那反推阳虚生寒的时候，我是可以利用这一条病机线路的方药来恢复的。因此立足生机这一块，甲胆的不降是寒热的源头。

那么寒呢？那首先想到天地规律、生命规律、疾病规律，最根本的就是少阴元阳的不足。肿嘛，那不还有个湿嘛，前面两条都是风湿相搏，这个湿本位本气那肯定是太阴己土了；另外一个，刚刚讲的厥阴风木之气的下陷。这样就是在第175条的基础上多了一条病机线路——甲胆逆上，因此这个方就是那4个药加多了一味芍药。

那么针对这个方证，我们看到的是关节部位的红肿热痛，这个甲胆逆上内陷，陷到哪里了？立足营卫认识，陷到了脉内的营，营在脉内。其实脉外这个时候我们看到的也是热。

那么刚刚分析的那些寒在哪呢？它也陷到了这个营。因为前面我们用药是有效的，也就是说前面那些气与现在分析到的这个瓶颈的这个寒热气的源头，相比较的话前面是有效的对应的那些气是标，而目前分析到的这个源头的气才是根。因此把这个方命名为庚子寒毒陷营方。

立足"凡病皆为本气自病"，那么这一类人营的热、甲胆的不降的源头就在于最根本的元阳的不作为，它启动不了了，它的不够所生的这个寒，是产生后面的、目前我们看到卡死只是一个寒热，那前面比如我用了四妙、三妙，我用了大柴胡，那些邪气也是从最根本的元阳不够一路一路不断地产生。

如果说前面治疗是完全能够有效的，就不需要这样去找这个源头。庚子寒毒陷营方刚好与第 174、175 条的病机绝大部分是一致的，难是难在这些气其实为什么到了治疗瓶颈才出现？就是因为它已经形成了体内的伏邪，我们就把这个名用了一个陷，它是伏邪，那既然是伏邪，就顺着邪是怎么来的，邪之入路就是邪之出路，我们在治回这个根本的气，邪不就没有了嘛，那么胶结在局部的寒热气结自然而然打开。

这里面就有几组药。少阴这一个元阳的不作为，恢复它不是单纯给附子，用的是前面讲过的火土之间的关系，"火生土、土伏火"。因为寒毒，少阴这里面的元阳不够，附子和炙甘草是等量的，这是元阳这一块的药或者药组是附草。

太阴我们直观地看，这里面肯定是用白术和炙甘草，但是因为釜底火是釜中火的根，釜底火不足，火不燠土，太阴是最大的阴土，它一定有阳虚，然后出现了本位本气的湿邪，因此应该把附子、白术、炙甘草放在这里对治太阴的气阳两虚更恰当，就这样去理解。

那么厥阴木气也是直观地看，桂枝、炙甘草帮助乙木的升发，芍药、炙甘草帮助甲木的下降，也就是桂、芍、草这三个药帮助的是厥阴风木这一块。

但是水为木之母，水的那一块阳气不够了，给到木气的就有寒了，因此"立足凡病皆为本气自病"最根本的这一个概念，我们找到了这个源头，木的这一块都应该加附子，也就是"桂枝、芍药、炙甘草、附子"。

这就又让我们想到了桂枝汤的类方，本身就有桂枝汤加附子和桂枝附子汤，那么本来《伤寒论》就有芍药甘草加附子汤。这样就把整本书能够贯通了。当时这个患者吃了药，吃了药的一半之后半个小时疼痛就开始缓解，当然红和肿消失有个逐步的过程。这是拓展了第 175 条，这个方叫作"庚子寒毒陷营方"。

第28讲

第262条：麻黄连翘赤小豆汤

桂枝汤以及它的类方就讲完了。前面总的讲了桂麻各半、桂二麻一和桂二越婢一，那么接下来三个方就是桂枝去桂加茯苓白术汤与桂枝附子汤、白术附子汤以及第175条，甘草附子汤可算可不算，就权且把它算作三个方，接下来三个方就是桂枝去芍药的，去芍药、去芍药加附子以及去芍药加蜀漆牡蛎龙骨救逆汤，这样就是9个类方。

那么接下来就是桂枝汤就在这个范围内加桂、加芍药、加大黄、加芍药生姜各一两人参三两新加汤，另外一个加芍药、饴糖的小建中，在少阴界面的附子，阳明界面涉及肺胃大肠的厚朴杏子，太阳里阳明表的桂枝加葛根，还有太阴的桂枝人参汤，这是10个方，还有两个方就是最简单的桂枝汤里面的桂甘搭配的，那就是桂枝甘草汤和桂甘龙牡汤，这样21个方，就脑袋里面哗一下，一下就是在以桂枝这个证为主的前提下，然后一闪6个界面，就闪出这么多方。

麻黄汤的类方，大小青龙因为涉及4个方位，大小青龙可以单独理解，那么麻黄汤我们已经讲过了，最主要的，包括厥阴病篇的麻黄升麻汤也和大家沟通过了，留了一个麻黄连翘赤小豆汤。

这讲和大家进行沟通，这个方是在阳明病篇的最后一条，第262条，原文很简单，只有那么几句话，首先给出的还是伤寒，接下来就直接发展成"瘀热在里，身必黄"，那瘀热身黄我们在阳明病篇就知道了，茵陈蒿汤证、栀子柏皮汤证就是这一个发黄的总的病机。但是这里面首先是伤寒，那么这个热哪里来的？

这个热来源于邪之入路，既然是伤寒，还是太阳表，那既然是热，就是太阳风寒表实证憋在毛皮的阳郁的热，这个就是麻黄汤证。这也是我们能够明白麻黄连翘赤小豆汤里面有麻杏草的道理，但是这一条放在了阳明病篇，我们就要考虑阳明这两个字的内涵。

首先我们知道，如果说典型的阳明病津液耗损、邪热盛了、已经在里了，有常规的经腑热，另外一个，阳明有个特点，多气多血，这也是这里面的瘀代表的血液运行不畅，有热的放在阳明病篇是契合的，那么这个热，除了解决目前已经在这个界面形成的热，另外一个，邪之入路就是邪之出路，两方面都要同时解决，这就形成了麻黄连翘赤小豆汤这个方。

麻黄我们反复沟通过，这个药有汗没汗都可以使用，关键的一个作用是宣通腠理。它主要对治的是腠理的不通，前面一直和大家交代腠理无处不在，最里的骨髓，最外的毛皮，这就是麻黄可以出现在太阳病篇，如我们最熟悉的麻黄汤，也可以出现在厥阴病篇，如比较难理解的麻黄升麻汤。

如果这样明白这个药，那么就不难理解了，因为腠理的不通，表闭住了，那么没有汗，没有汗就会让里面的水困在那里，困在那里太阴这个土自然而然它的本气不足，产生的就是湿，这个土里面还有阳明，气没法去运行，就被憋住困在里面，那么阳明就不降，这是大的理解。

另外一个，憋住的这一点涉及肺，肺本来是太阴和阳明土金合德。肺这个太阴阳明完全可以影响到中土太阴阳明，这样我们就能明白，邪之入路闭住，在这里影响到里面太阴阳明，两个都有，都病了，都有问题了，这才能够形成身必黄的源头：一定是湿和热。

那么湿和热就卡在了太阴和阳明这两个界面了。土里面要解这种湿热毒用连翘，我们都知道银翘散，还有治疗一些疮疖疮痈的时候用连翘，它能够透这种郁热的结，所以才能够解毒，这个药已经到了土里面阳明界面了。

赤小豆我们都知道，这个药先是利水的、利湿的，然后又能够清热，同时能够解毒排脓，那就说明它能够散血，那么在《金匮》有当归赤小豆散治疗这种痈脓，因此赤小豆和连翘重在解决了土里面已经发生了湿热还有瘀热这一种毒，靠这两个药对治。

那么土既然有这种热毒，它的本气是不足的，"凡病皆为本气自病"，它的不足这个方里面对治的是姜枣草，讲桂枝汤的时候讲过姜枣草三个药恢复的是土的四个度，温度、湿度、厚度、密度，它已经包含了太阴和阳明这两个土所需要的燥和湿互济的沃土。

另外一个药就是生梓白皮，我们现在没有，用桑白皮代替，桑白皮这个药尽管也是苦寒的，但是它的作用就能够对治肺，我们有泻白散对治肺憋住的里面的热，而且这个药用的是皮，它能够能够透发一部分邪出来，之前我记得在最早几讲讲过用虫类药的时候，因为虫类药会入阴分，如果闭阻胸膈这里面的气机，比如我们治咳嗽、治皮肤过敏，会用到这一类药，一定要给一个药再让它出来。

如果治疗皮肤过敏、咳嗽，最常配伍的就是桑白皮，因此桑白皮这个药可以在皮肤病、咳嗽、呼吸道用，还有一个作用，心功能不好的时候，患者喘咳水肿，也可以用它，这就是"伤寒瘀热在里身必黄"麻黄连翘赤小豆汤的参悟。

第 **29** 讲

小青龙汤：第 40 条、41 条

　　顺着前面的内容，今天讲小青龙汤，这个方见于《伤寒论》的第 40 条、41 条，以及《金匮要略·痰饮咳嗽病脉证并治第十二》，其实这个方我们都很熟悉，在临床的应用也非常多，这个方的参悟关键是外面的表和里面的就是心下有水气这两个之间的关系。

　　伤寒表不解，那这个表没解，是哪个表呢？根据小青龙汤的药物组成，既有一半的麻黄汤，也有一半的桂枝汤，麻桂芍是一起用的。通过前面沟通，不管是麻黄汤还是桂枝汤，一旦出现芍药，就说明这个证里面已经有营气的不足了，要用到芍药，那么这个表证中麻桂的使用，麻黄汤用麻桂，麻黄汤必用桂枝。但是桂枝汤不用麻黄的道理，我们在前面也讲过，是毛皮和肤肌一层接一层，要想把毛皮这一个腠理打开，不是直接在这里打仗，退一层，退后一步，在肤肌这里要给个力，这样才能把营卫协调了。

　　那么协调营卫的是桂枝和芍药，然后有了这个力，由里出表就出去了，当然所有的治病的大的方法，我们都回到"一部《伤寒论》，一个河图尽之矣"，这个土对应的是中气，只不过麻黄汤证和桂枝汤证毛皮肤肌的中气相对其他方，它的本气是足的。也回到了"凡病皆为本气自病"这个大的概念，不是五脏哪里的弱，哪里的虚，一定要回归到天地和生命这个规律里面。

　　麻桂芍如果这样理解，我相信都没问题、没有异议，难的是后面心下有水气，有水气，针对这个方要搞清楚它的源头，又要回到太阳病，它所反映的是人之生机初之气厥阴风木之气和缓有序升发的失常，表达太阳的这一个要素是太阳寒水之气。

既然叫小青龙，用的是四方的神来命名，龙的本位是在大海里面，又回到了太阳寒水之气的那个家——它的宅窟——坎卦元气，也叫少阴坎卦元气。这就能解释后面噎的时候用附子了，那里的水出来了，因此心下有水气反映的有水、有寒，是寒水之气。

这样能够理解《金匮》的咳逆倚息不得卧，小青龙汤直接是主之，合并溢饮者当发汗，如果是发汗，肯定首选大青龙，原文是"大青龙汤主之，小青龙汤亦主之"，那就说明了第 40 条的表和里是可以同时解的，但是后面加减法有 4 条"去麻黄"以及"咳逆倚息不得卧"，没有大青龙，而是小青龙汤主之，这就说明了这个方更多的时候它的矛盾集中在了里面的水气了，我们把它叫作"在里的水饮之气"，这是小青龙汤的关键。

那么讲到这里，如果这个在里的水气或者水饮来源于坎卦元气少阴，这样在临床我们经常见的小青龙汤证虚化寒化之后，就涉及少阴坎卦元气的问题了，一些重的风湿心（风湿性心脏病，下同）就是这样一个病机，这个病机就是用师父李可老中医的小青龙变通方，小青龙这个证原原本本掉进去之后，为什么掉？是因为里面本来就不够，那么合了破格救心汤，那么小青龙虚化、寒化这个变通方，治疗风湿性心脏病。

还有我们在治甲流、非典的时候用的也是这个方，救呼衰、心衰的时候，立足凡病皆为本气自病，邪进来是因为本气不够，这些患者才会直接由太阳而到少阴。另外一个过程也是有一个由表到里。

因此和大家讲的《伤寒一元解》会从几个角度去分析，它都能够圆通的，能够说清楚的。我们如果学中医学这门课，因为有历代医家、有那么多学术流派，我们要清晰有一个根本，这个根本是本来就有这六气，本来它就是不分的，就叫一元气，这是根本的。

如果能守住这个根本，那人是没病的，不管是用一个元气、两个阴阳或者寒热或者气血或者男女或者脏腑或者经脉，（用什么认识）三焦、卫气营血、五行、六经、八纲都可以，但是它都是因为最根本处病了，才会散出来这些。

当然这个最根本处我们现在都已经是用后天的认识方法了，它并不是生命的根，这涉及道家的思想、释家的思想、儒家的思想，还有中医学本身的思想，这些是我们不讨论的。

因此小青龙汤这个证，关键表：麻桂芍，那么里：姜辛味夏。姜辛味夏这里面的难点，其实我觉得最难的就是细辛和五味，干姜、半夏因为痰饮包括后面呕咳，这些很容易理解，病痰饮者，当以温药和之。

细辛这个药前面我们沟通过，麻黄附子细辛汤就是我们常说的麻附细，它解决少阴的寒，但是这个寒去到哪了？这个寒邪和我们身体里面阴的东西搅在一起了，所以细辛能够把寒邪从这一种精、血、液、津，从这些阴分的地方给它提出来，这是细辛在小青龙汤的一个理解，它的非常重要的一个作用，叫提曳寒邪，不让这个寒邪依附于津液、水饮、阴精，这是对小青龙汤（里）细辛的一个参悟。

第 **30** 讲

小青龙汤、苓甘五味姜辛夏汤

　　接着上一讲讲到了小青龙汤，讲到了细辛这个药，它的一个作用概括为提曳人身精血津液便泌唾涕里面的风寒之邪，它能够把风寒从这些有形的东西里面提散出来，因此细辛的作用范围非常广泛，当然在这个方里面，姜辛味夏这四个药，根据我们上一讲讲的寒水之气是来源于回了家的或者龙在家的坎卦元气那里，因此这四个药立足凡病皆为本气自病、回归生命的最根本处，统治一切咳嗽，就看怎么配伍了。

　　本来也有小青龙加石膏治疗肺胀，这是热化了，我们上一讲讲到了它的虚化寒化，也就是李可老先生的小青龙的变通汤，治疗风湿心、肺心病、呼衰、心衰，另外一个，麻黄这个药在《金匮》里面有"里水，一身面目黄肿，其脉沉，小便不利者，甘草麻黄汤主之"，这里面也说明麻黄并不是单纯治伤寒表不解的风寒表证，里面的水也可以。因此对于这种风水，在《金匮》还有"病溢饮者，当发其汗，大青龙汤主之、小青龙汤亦主之"，和甘草麻黄汤其实说的是同一个邪，病机有相同之处，当然甘草麻黄汤还有越婢加白术汤亦主之。

　　风水是一个大的概念。小青龙汤证其实就是风寒水为患。这个寒根据第41条的原文，但前面一样，伤寒，心下有水气，那么咳而微喘是我们临床常治的，可以有发热，那么第40条也有发热、咳，这一条说不渴、服汤已渴者，那么吃了这个药出现渴了，原文说此寒去欲解也，就说明了这是寒邪。因此小青龙汤重在解决寒和水饮的胶结，这就是这个方的配伍，而且不咳不渴除了病因有寒，本身水饮停也不渴，这个方是两个病因同时解决的。

　　另外一个难理解的就是五味子，当然我们觉得有散的药，那么收一下，肺就不会散得太厉害，可以敛肺，如果立足凡病皆为本气自病，像我们前面分析的这样，就很清晰，为什么要敛肺？是因为这个寒水或者这个龙从那个地方飞腾出来了，飞腾出来，凡病皆为本气自病，所以要回，除了解决目前的这些问题，还要让本气增强，这个时候就是用五味子，所以我们看到历代医家的全真一气汤绝大部分是用五味子，而不是用山茱萸。

　　另外一个就是肾和肺关系，因为直接是从脏腑理解，直接从少阴肾把寒水给到了肺，矛盾集中在肺，这可以参照《灵枢·本输第二》"少阳属肾、肾上连肺、故将两脏"，就是在最根本处的少火生气的少阳，它和肺是通的，就是说肾和肺这条线路是通的，只不过在小青龙汤这个证里面给出来的不是正常的少火生气，而是把寒水之气给到肺了。

　　《伤寒一元解》是从不同角度和层次和大家进行沟通分析，但是没有脱离最根本的一元气，至于说我散为阴阳寒热脏腑气血男女等，三焦卫气营血五行八纲辨证行不行？都可以的，中医学几千年有那么多的医家、有那么多的流派，就是因为用了不同的认识方法。但是回归这个最根本的方法，为什么回归？我们人本来就如此，天生就这样，不需要考虑，它就是一口气，只不过一散，用其他的方法认识而已。这是第40条和41条。

　　另外一个，对水气的理解，需要参照《金匮》的苓桂味甘汤，这一条苓桂味甘汤推出了苓甘五味姜辛汤，这个我们是经常用的，对于一些老慢支，就是心肺阳气不够，受寒之后不停地咳泡沫痰、寒痰，这种会用到苓甘五味姜辛汤。

　　我是在2002、2003年的时候就用苓甘五味姜辛汤治疗了一个食道癌做了手术的老人家，就是这种稀痰，她觉得冷，咳寒痰，有泡沫，吃两三包药痰就消失了。苓甘五味姜辛汤有味、姜、辛，这里面是没有夏的，因此小青龙汤这个方如果扩展，我们可以学到很多，味辛姜这一个再发展，怎么发展？就涉及半夏，小青龙汤姜辛味夏，本来就有半夏的，半夏这个药前面我们讲过，它是重在交通阴阳！

　　但是为什么感冒了之后就尤其要用小青龙？除了肺，还涉及胃，因此水气水饮或者水寒之气一定要考虑胃，这就涉及戊癸化火，在肾阳不够的时候，中土的阳不够，往往胃是属于阳，阳不够的时候这个寒水就停了，只不过小青龙汤不是用的生姜，而是用的干姜，是因为更寒了。肺胃不降，诸气皆不降，因为立足五脏认识或者主气规律认识西方的不降，那对应的脏就是肺脏，它不降，诸气皆不降，因为主气规律是阳明阖才有坎水。

但是立足中土是根本，斡旋之中气如轴，如轴之中气，这一个斡旋就是脾升胃降（对应人身上），如果胃不降，十二经气外面的诸气皆不降，因此肺胃不降这个时候常用的一个药就是半夏，这就是苓甘五味姜辛汤，再不降那向哪里发展？太阴阳明，以阳明不降为主，但是前提太阴已经不作为了，就变成了苓甘五味（不动）姜辛夏汤。如果再继续发展，原文是"形肿"，说本来应该用麻黄，但是因为营血不够，这种情况下解决形肿——水气，继续降这个肺就好了。

肺通调水道用的是杏仁，杏仁阳明，半夏阳明，再继续发展，影响到了根本的胃家实了，胃不降的这种胃家实的热冲上来就是用大黄，这就是我一直和大家沟通的，散了之后一定是六合，六合向一个方向发展是有层次的，就像我们讲桂枝、桂枝汤、桂枝加芍药汤、桂枝加大黄汤是一样的。

第31讲

小青龙汤去杏仁、大枣：
第38条、39条

前面讲了小青龙汤，也和大家分析了既然叫青龙，首先要想到龙的家——海，海在中医对应的是水，青龙东方对应的风木——厥阴，这就是这两个方的关键点，水这种龙的升腾我们对应到了厥阴，放在太阳病篇就是前面沟通的太阳、寒、水、风，这几个关系在这两个方重在了"龙在水"，另外一个，水上来了，两个方表现出了不一样的厥阴风木和缓有序升发的失常，小青龙的水和寒顶到了肺之后形成了这种水饮，因此这个方没有杏仁和大枣的，之所以没有是源于病机。

寒水、寒饮、水饮停留在肺，肺憋住了，而且这个水寒到什么程度？就像北方冬天降温，水缸里面的表面会有一点点冰碴的，这个时候就是用干姜，细辛已经和大家分析过，提曳和这些有形的东西胶结在一起的风寒之邪，这就是姜辛味夏，因为它要温要散，这样杏仁和大枣共同的和这个病机不符合的特点，它们都有滞的作用，便去掉了这两个药。

今天讲大青龙，我个人认为大小是源于病机，那么大青龙的病机就重在这个青龙了，前面讲到重在水和风，大呢，这个水和风憋住的这种势，龙飞腾就是我们人身这个气在升发的过程当中憋得更实了、更重了，其实憋住的是阳气、郁滞的这个气，这就是大青龙。老师教的时候说它是化热了，是因为这个阳气憋住了。但是我们通过大青龙的第38条和39条的参悟，它给的症状是不一样的。刚刚分析这个病机是一个、方药是一个，但是症状不同。

第38条太阳中风脉浮紧和第39条伤寒脉浮缓，常规直接看好像是对不上的，但是如果我们能够明白前面那个机理就可以理解，太阳中风也好，伤寒也好，它表达的都是风寒两个邪一起侵犯的，这些症状和脉是邪进来之后的变化，那就是因为人的本气不一样，它会有不一样的临床表现，但是它最后发生了同一个病机，这样去参悟我们就会少一些疑惑。

"发热恶寒、身疼痛、不汗出"这几个症状一看就会想到麻黄八证，那就是表实也和脉浮紧是一致的，实了之后阳气郁在这里，但是尽管是郁在这里，脉浮紧、不汗出和后面脉浮缓的第39条是反的，我们理解第38条没问题，但是因为它是同一个病机、同一个方互参，憋在这里如果按照不汗出，毛孔是闭得紧紧的，也就是说大青龙汤可以出现这样一条病机线路，那这个时候会出现热化的烦躁，这就很容易理解了。

包括《金匮》：病溢饮者，大青龙汤主之，小青龙汤亦主之。也是水、风寒憋在那里，要开这个毛孔，比如我们看到大青龙，觉得把腠理打开、热一清，觉得没有水呀，但那憋住的就是水，只是第38条没提，但是第39条就提了。

另外，它可以出现另一个病机，脉是浮缓的，身不疼，不管是麻黄汤还是桂枝汤，都有身疼痛，这里不疼，就是这一条补充了刚刚讲到的青龙命名的水了，水出来之后也可以出现但重、乍有轻时，如果但重乍有轻时，我们觉得又是水，那就很像寒湿，如果是寒湿，那不就推到三阴病了吗？

如果是三阴病，我们再根据太阳病最直接的那个亲戚，一表一里，那就会想到是少阴再加上龙所在的家，就是少阴坎卦元气，仲景直接就告诉你无少阴证，因此看到这个条文，我觉得很开心的就是一元解，因为人只有这一口气，你自己在看前面症状逐症分析的时候都会分析到有没有三阴，最直接的是少阴，结果原文就给了少阴，因此这种思维是对的。

那么"但重乍有轻时"，这个重除了我们刚刚分析到的有湿有寒，还有六经里面的一个病机，人体一样会出现重的，这就是阳明阖不回来的阳明热证，一旦阳明失阖（阳明阖坎水足），阖不回来就没有根本的东西，加上壮火食气，既虚——阖不回来的虚，本身邪热也会吃这个气，人体会觉得重、沉重，因此这两个条文互参对大青龙汤就会理解地更到位一些。

小青龙没有用杏草，大青龙没有用芍药，前提都是麻桂剂的合方的变化？是因为这个条文对应的证也就是病机，它没有涉及芍药这个药所对治的，立足营卫认识对应的是营，立足气血认识对应的是血，这两个不够，不够会出现什么？回到《内经》"卫气不足者不用，营气不足者不仁"，就会出现痹，这一条没有。

因此大青龙是去掉芍药的，支撑它的是姜枣草，这就是大青龙的两条。它重用麻黄六两，一定记住麻黄的作用，一定是宣通腠理，有汗无汗均可使用，即使用六两，第 38 条无汗用它，第 39 条脉浮缓其实这个表是虚的，但是同时这个脉浮缓也说明了邪已经向阳明的方向发展了，那么就可以反映出来第 38 条的脉浮紧变成脉浮缓，一部分气已经变成了阳明的邪热了，这样去理解也可以。

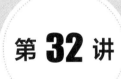

第32讲

大青龙汤、越婢汤

　　这一讲我们接着讲《伤寒一元解》——大青龙汤证，上一讲最后讲到了第 39 条的脉浮缓，也可以合参第 38 条，理解为它的那种脉浮紧的势，出现了由太阳表向阳明里经热转化的这一个病机，那么这种紧相对而言会减弱，就是第 39 条的缓。

　　但是这两条都没有汗出，整个伤寒体系有汗出和这两条用了非常相近的一个方，也是重用麻黄六两的一个方，我想我这样一讲，大家都知道了就是越婢汤，原文是有汗出的。

　　这就使得我们在临床使用麻黄和石膏这组药，尤其是重剂使用麻黄的时候，要根据患者的情况来分析：这个表是闭得实实的，还是一部分闭得实，一部分它是虚的，有汗。这也是我们沟通过麻黄既可以治疗无汗也可以治疗多汗（宣通腠理）的道理。

　　那么学习大青龙还需要注意原文后面写的："若脉微弱，汗出恶风者，不可服之。"一看到这样的脉和症，那肯定是三阴病了，但是这两个如果分开，我们来参悟学习的话需要注意。

　　先看恶风，在太阳病篇的第 168 条和 169 条的白虎加人参汤证，其中提到了两个症状，第 168 条是时时恶风，第 169 条是背微恶寒，但它用的是白虎加人参汤，因此在逐症分析的时候，看到恶风或者怕冷这样一个症状，因为这类患者非常多，除了想到表虚里虚、一定要想到第 168 条和169 条的这一个证，那就是阳明的经热。

　　还有一个脉微弱，不能用，要参照《伤寒论》第 83 条到 88 条，咽喉干燥、疮家、淋家、汗家、亡血家、衄家这些人也不可以用汗法，就需要合参来学。后面讲了，如果吃了之后会出现厥逆——阴阳气不相顺接，筋惕肉𥆧这个症状一看到，我们会想到真武汤，有振振欲擗地，真武汤大的病机是土失载木，这就是三阴病，因此说此为逆也。

《伤寒论》的学习需要把它揉碎了，然后再整合成一本书，不光是从前往后从后往前。这样我们就能够明白仲景为什么要写书里面的这些内容，这些症状为什么要这样放在一起，放在一起的病机反映的是什么。源于天地规律、生命规律和疾病规律，但它没有脱离人过日子，没有脱离吃喝拉撒睡。这是原文的症状。

还需要注意的就是它的服法，大青龙这个方煮取三升温服一升，还需要覆取微似汗、汗多者温粉扑之微汗法，万一多了，既需要避免里气的外泄，同时也要避免外邪再次进来，邪正是一家。一服汗出者停后服，这就是我们说的中病即止了。

但是万一呢、如果呢，复服就会出现汗出亡阳，这是伤寒体系的规律，大汗亡阳，大汗亡阳指的是阳、阴、气、津，就是指的元气，这种情况下恶风合参越婢汤后面恶风者加附子一枚，直接虚损了坎卦中一阳爻的元阳，因此这个恶风就不是表虚了，而且里虚直接虚到了生命的根本，也就是太阳与少阴相表里里的那个原动力了。

里面的在家的这个阳，记住青龙，青龙是在海里面、在家的，这个家就是少阴坎卦元气里面阳不够了，出现了烦躁和不得眠，它的病机反映的是漂浮之阳，再一次说明了邪正是一家。这是我们学习大青龙汤所学到的对临床非常有帮助的知识点。

越婢汤原文直接给的，治的就是我们沟通的青龙在家的水出来的风，治的就是风水，第一个症状也是我们反复沟通的恶风，逐症分析：遇到患者说恶风，太阳表、少阴元阳、阳明经热都会出现，起码这三个通过这一条我们能够想到了。风水太阳病对应的厥阴风木这个升发之气它的运行的失常，那么在越婢汤证失常到哪里呢？一身悉肿，这个风和水到了在外的毛皮肤肌，出现了浮脉，这是非常契合的。

另外一个症状是渴，看到渴，脑袋里面第一个转出来的界面就是阳明，但是千万别忘了除了阳明经热的渴，太阳病篇还有一个证也会渴，就是五苓散证，五苓散不也是对治水气的吗？因此光是脉浮而渴也是水气有热了，有阳明的热了，但是是在表的。

后面就给出了我们前面分析第 39 条的湿脉浮缓，在这里给出了续自汗出，但是如果是汗出因为阳明经热，它后面马上否定了无大热，由博返约，卡死了太阳阳明界面，对治的是越婢汤，非常重要的一组药，麻黄和石膏的搭配，这个方的石膏用量大于大青龙鸡子大的石膏，用的是半斤。

第**33**讲

真武汤1：第 82 条、316 条

　　立足四季五方一元气左青龙、右白虎、南朱雀、北玄武。上一讲我们讲了东方的青龙，拓展了越婢汤，突出了风水，那么这一讲讲北玄武，一说都知道，玄武是管水的，那现在我们叫作真武大帝。在道家玄武的图腾或者玄武太极图里，龟和蛇相互盘结合为一体，那么反映的是一阴一阳、一动一静，这种阴阳交合交融对应的也就是水火二气，在《伤寒一元解》里面对应的就是坎卦元气，本来坎就为水，坎中一点真阳乃人身立命之本，这是李可老中医的原话。

　　因此一说真武汤，我们就知道首先对应的生命的原动力、最根本处的元阳的不足以及像第 316 条直接给出的此为有水气，这个水变成邪了。针对元阳的不足，毫无疑问，这个药就是附子了，产生的水邪普遍用药就是茯苓。但是之前我们沟通过，在命根这个地方，不管阳虚还是阴虚，出现水邪最常用的都是茯苓，《伤寒论》有茯苓四逆，现在我们讲的真武汤、引火汤里面用的也是茯苓，这是规律用药，这样我们就推出了附子和茯苓这两个药的组合了。

　　根据第 82 条和 316 条这两条，当中反映出的是风木妄动之象：身瞤动、振振欲擗地，包括悸眩、心下悸、头眩，另外一个在第 316 条我们其实之前也讲过，在讲桂枝汤类方的时候讲过，讲苓芍术搭配这些组药的时候，提出了四肢沉重的症状，四肢为诸阳之本，阳虚且有湿水则沉重，这是很容易理解的，一旦再加上疼痛，就要考虑到局部已经有热化之象了。

　　这样风木的妄动有热，它的分析有两点：第一点我们会找到水之源、木之根这个根本，立足凡病皆为本气自病，就在生命的根本处，那就是元阳的不足了，立足生机起步，这个风木的动和一点点热，又回到了我们之前反复沟通的肝胆为发温之源。那么这个热，水寒龙火飞可以热；在东方甲胆的逆上可导致热，甲胆逆上的这个药根据前面讲的，毫无疑问就是芍药了，由博返约就推出了附子和芍药这两个药的组合。这就推出了附子、茯苓和芍药三个药了。

风木妄动的第二点，依据天地规律、生命规律和疾病规律，对治风木妄动，我们是利用土的，前面也讲过真武汤证的风木妄动，它的根本机理就是土失载木，那现在就要搞清楚这一个证的土怎么了。回到最根本处的这个方，也就是真武汤证最根本处，它是元阳的不足，釜底火是釜中火的根，它的不足在医学术语上叫火不燠土，但是这个土有两个，一个太阴，一个阳明。

针对元阳不足和水邪，给到太阴是最接近的，也是太阴的本位本气这里有湿有水，那么对治这个本位本气湿的药，崇土治水，毫无疑问白术就出来了，当然这里不能忘了附子，因为它是根，那么太阴这一块的湿水，用附子和白术。还有个阳明土呢，这个药依据《内经》的理论，一个是运气学说里面的戊癸合化为火，另外一个依据《素问·水热穴论第六十一》："肾者，胃之关也，关门不利，故聚水而从其类也。"

这一篇提出了《内经》里面至阴为肾，另外一个至阴我们前面也沟通过，就是一脏五腑的至阴，依据《内经》这两个原文提出来的病机线路，那么阳明阳土里面出现的就是寒水之气，这就是配用生姜的道理，当然记住是附子和生姜的搭配，那么整个土里面就是附子、白术和生姜，这就是土太阴阳明以及它的源头，这就是少阴元阳。

这个方还有一点，我们刚刚讲过四肢疼痛，疼痛这里有热，包括心悸、头眩，在临床当中它只是一个阳虚水饮的上泛吗？结合四肢沉重疼痛，这里面有热，这就相当于局部的南方，南方出现问题根本的源头还是元阳的不足，然后有水，这个水应该往下，现在逆上是因为甲胆，这就是苓芍组合用药的道理，当然不能忘了附子。大家看这个方，苓芍术、苓芍附，刚刚讲的白术、生姜、附子，这样我们通过病机推出了真武汤五个药配伍的道理，这应该是我们学习《伤寒论》最大的启发。

第**34**讲

真武汤 2：第 82 条、316 条

上一讲讲了北玄武的真武汤，根据病机规律分析了真武汤 5 个药使用的道理，既然叫真武汤，那就知道最根本的病机就是元阳的不足——原动力不足——启动无力。

这个方还可以从另外一个角度参悟，也是立足凡病皆为本气自病，如果立足生机起步这里来参悟的话，这个方前面分析过初之气厥阴风木体现为甲胆的逆上，之前我们沟通过甲胆逆上是热的源头，但是在这个方依据"甲胆一降，相火下秘、阳根深固"之理，那甲胆不降就说明深固阳根那个地方的阳就肯定是不够的，那如果这样它也是元阳不足的源头啊！这样就让我们明白了这个方：甲胆不降与元阳不足互为影响。这是从这个角度理解。

如果立足后天胃气，这个方我们分析太阴的白术，阳明水寒之气的生姜，当然也可以把茯苓放在这里，先天肾气全赖后天胃气中气的滋养灌溉，真武汤证这个中气已经变成这样了：水寒、水湿、寒水之气，它一定会消耗元阳的，因此同样是互为因果，这样就从几个不同的角度对这 5 个药进行了参悟。

当然就像第一讲讲的，原动力是万物立命的根本，原动力不足是所有其他的寒热虚实的根本，不能忘了。上一讲反复讲到生姜对治的寒水之气一定是源于附子所对治的，那就是附子、生姜。这个方证里面的水如果按照中土这样来分析苓术，那么对治这个水气是有茯苓的，以茯苓这个药的对治为主治，是我们要沟通的另一个大的类方，就是苓桂剂。

但是这个方是苓芍剂，我们要明白水往低处流，自然属性，这里面本

来不也有小便不利嘛，或然证里面有下利嘛，而且下利就是去芍药加干姜的。水往低处流容易理解，但是现在有一部分水，比如悸眩，那就是人的上面了。

通过前面的分析我们知道，这个水上去是风把它带上去的，是风木之气，只不过这个风木之气是异常为甲胆的逆上，这样在上面这个气就把它叫作水热气结，对治的药为茯苓、白芍，这两个药搭配的根本机理是源于此，可以用到太多的疑难杂病当中。比如非常难治的小儿的一个病，腺样体肥大，怎么才能让肥大缩小？很多时候就有这样一条病机线路——水热气结，如果大便干，不光是一个白芍，还要苓二芍一起用。

真武汤在第 316 条的或然证，第一个是咳，一看到咳我们就知道是肾和肺的关系了，本身在《水热穴论》里面肾为至阴，肺是太阴，加的药中，仲景给的是小青龙汤的理法：姜辛味。一看到这样的组合，就要想到一定和少阴是有关系的。

小便利这个或然证，因为原文有小便不利，如果你把它理解成没有不利了，这表示是好的，那么去掉利水的且直观的，那就是茯苓。

但是在临床我们有另外一种体会，这是指的小便过利，也就是常理解的尿频，既然尿频，为什么去茯苓？这是源于真武汤这个证的根本是元阳不足，只要元阳够了、能够启动，自然而然阳就能够化阴，不需要再给药的。

也是源于我们这样的思维，我在临床治病的时候确实判断出来病机就是原动力需要启动，那就是非附子莫属了，那么依据"火生土、土伏火"，最常用的还是炙甘草。

但是这一类患者不光是这样，在这个基础上又出现了土气不够，它是生热化毒的，但是它的原动力就是启动不了，在这种情况下我大胆地把生炙甘草与附子配伍这三个药组成了一个方，突破了这一瓶颈，我把这个方叫作"乾坤大挪移"。

甘肃有一个老师治疗一大类小儿咳嗽，就用这三个药，非常有效。

再看下一个或然证，下利，这个症状容易理解，有了附子、有了白术、有了生姜、有了茯苓，还在下利的话，那肯定是去掉这个方里面相对而言偏凉的、有点清热的药，那就是芍药了，加干姜附子、干姜白术，甘姜苓术汤，你看肾着汤。我们通过这样学习，无数个方就会在你脑袋里面出来，那就明白了这一定是下焦的寒湿、原动力不够甚至是寒冰。

或呕者，这一个或然证格局就完全变了，已经是立足在后天胃气了，这就是先后天两本在临床的应用，这种情况下去附子，直接把生姜由三两加到半斤，重在对治后天胃气。我们生命的先后天两本呐，那是后天之本。这是第 316 条的或然证的分析，通过这样的分析我们又能够学会很多的医理。

真武汤的另一条第 82 条，它是治太阳病的，只不过汗出热不解还伴随有"悸眩、身眮动、振振欲擗地"，那么保家卫国的这个表的太阳病了，推到了根本的源头，是在家的阳启动没力，以及我们分析出来的其他药的病机，这就说明真武汤具有托透功能，这个托透功能是既托又透，如果这样参悟，真武汤可以治疗太多的病了，哮喘、过敏性鼻炎、肺心病、慢阻肺、老慢支急性发作、虚化寒化等一大类病，当然可以治疗心衰。

第**35**讲

苓桂剂：第 67 条

前面由风水在表的大青龙、越婢（汤）讲到了水气、表太阳、里少阴都有的真武，今天讲属于同一类的水气水饮水湿类方，叫作苓桂剂，为了方便记，《伤寒》《金匮》一共有 4 个方，苓桂术甘、枣甘、姜甘和味甘。

苓桂术甘汤见于《伤寒论》的第 67 条和《金匮要略·痰饮咳嗽病脉证并治第十二》，在第 67 条里面首先给出的是伤寒，一说伤寒，按照《伤寒一元解》的这种中医思维，会想到反映它的三个因素：太阳、寒、水之气。表达它的是厥阴风木之气，因此我们要想到太阳、寒、水、风，起码是这 4 个要素。

若吐若下后这是属于误治了，那么这一个证出现了什么呢？"心下逆满，气上冲胸，起则头眩，脉沉紧"。一看前面这些症状，就是风木之气直升了，风气出来了，气上冲胸，因为有桂枝加桂汤这个方，已经讲过了奔豚，就容易理解。心下在伤寒体系我们沟通过，对应的是阳明界面，那么这个界面的逆满表达的是一个实证，因此这就要考虑前面那几个要素，这个症状已经不只是有一个风了，结合前面几个要素会考虑到水的。

最关键的一个分析是"起则头眩"这个症状，2004、2005 年我们遇到了一类颈性眩晕的患者，就在想为什么这一类人会因为体位的改变而出现眩晕。严重的呕吐、如坐舟车，我们想到了生活当中半瓶水的道理，假如这个瓶子里面的水是满满的，你怎么晃荡水是不动的，相对而言，一旦是半瓶水在六合之内上下左右前后，只要你动，水是一定会往上冲的，这样我们就明白了体位改变出现眩晕的道理，一定有水邪的。

因此把这几个症状由博返约，就总结出了是厥阴风木这个风气带着水冲上来了，而且是个实证，因此对治这个局部的水是关键了。脉沉紧包括后面讲的"发汗则动经、身为振振摇者"，那就肯定不是表证了，又一次排除。

身为振振摇、身瞤动、筋惕肉瞤这些都是风木妄动之象，结合我们前面讲的，凡是风木妄动之象，大的病机规律为土失载木，这样这个方的参悟基本上就清晰了。在《金匮》里面这个方直接就给了部位和病邪了，心下有痰饮，地方在这里，告诉你就是这个东西出现了什么？胸胁支满，目眩，胸胁支满又是一个实证顶住了，这个气机转不动了。目眩，风动之象，也是苓桂术甘汤主之。

那就容易分析了，如果这样，伤寒表证误用了吐下之后，普遍规律它会伤及生命的三要素：根气、中气、萌芽。这个方通过前面的分析，那就知道了中气和萌芽受损了，如果是伤中，伤寒方药能够扶益这个土气的首选炙甘草；风木我们看到的是直升，表证风木的直升是源于下陷，因此对治直升的是桂枝汤里面的桂枝，包括后面气上冲胸、胸胁支满、心下逆满、目眩和头眩都用这个药。

那么到目前为止我要急则治其标，我要解决这个问题，这个问题在分析到这里的时候，应解决水饮，因此关键就是解决水饮的这个药了，那么水对于人这个物种，主水的脏是肾，运化是脾，病了之后水最容易形成痰饮，贮存的地方是肺，那么就需要一个药能够对治到根本处来，再对治水邪。讲真武汤的时候我们讲到了"理先天元气，安虚阳内扰之烦"的茯苓，非它莫属。

《本经疏证》直接就这样说茯苓本古松灵气，纶结成形，而凌冬不凋，秉真阳之性，其气入土，久而成结形成茯苓。因此茯苓成于阴又秉于阳，这就是它的天之气，它的味道是淡味，那么味淡是通阳的、向上的、升的，气是薄的，阳中之阴就是往下下降的，这就是茯苓，这样我们就把茯苓、炙甘草和桂枝这 3 个药通过第 67 条进行了分析，那么苓桂剂 4 个方关键也就是这 3 个药了。

针对苓桂术甘汤，重在怎么分析中土，中土受损之后则不足，首先炙甘草来益它，那么多出来的水，茯苓来对治，一旦土气不够了，之后又有水，普遍规律会找太阴，太阴刚刚讲的是运化水湿的，一定是用既能崇土又能治水的白术，这样就把苓桂术甘汤 4 个药分析出来了。

第**36**讲

苓桂剂：第73条、356条

上一讲讲到了苓桂剂，一定要记住这个前提，从大小青龙、越婢、真武（汤），讲到了苓桂剂，它们相互之间是有关系的，重点讲了茯苓、桂枝、炙甘草，使用的道理是源于天地规律、生命规律、疾病规律，这三条都见于太阳界面，如果我们立足这个界面来参悟的话，太阳界面这个水是用厥阴风木之气来反映，因此针对苓桂剂这个证共同的要点：益土载木，桂枝，炙甘草。水邪源于坎卦元气，但是可以在人体的上中下三焦对治的药就是茯苓。

今天讲的是苓桂姜甘汤，原文是茯苓甘草汤，苓桂术甘汤我们分析过重点，是太阴界面，那么这个方在《金匮》的痰饮病篇还有一条："短气有微饮，当从小便去之，苓桂术甘汤主之，肾气丸亦主之。"这一条的短气的虚证是源于有微饮，或者是有饮停，就会导致短气，但是这一条卡死的病机是先后天两本。这个邪怎么去？是从小便去，就是用这样一个方法解决这"短气有微饮"，一个是后天胃气，那就是太阴：苓桂术甘汤；一个是先天肾气，也就是肾气丸了。

这样就让我们联系到前面讲的水、饮、湿包括痰饮，在治标的药使用的时候如果有效解决了，那就不需要再考虑，一旦是化痰化不动，利湿渗水解决不了的时候，就要找它的源头。

在中焦因为我们都知道脾为生痰之源，肺为贮痰之器，但是非常关键的一点就是"肾为生痰之根"，那么有微饮，这是饮邪了，这就是最根本的时候要想到这一个，在临床非常多，我们遇到一些肿瘤患者或者是慢阻肺、肺心病、老慢支的这些患者，因为正气的不足，他有咯不完的痰，在这种情况下需要加一味药熟地黄。

那么明医堂源于对这一类疾病的参悟给了熟地黄，但是这种痰饮水湿化热那就是用石膏，利用熟地黄、石膏化生元气就是五味子，"地膏味"这个方就是明医堂的"风云际会方"，我们拓展了一点点。

今天讲苓桂姜甘汤，苓桂姜甘汤见于太阳病篇的第 73 条和厥阴病篇的第 356 条，这两条给出的都是伤寒，所以我们一看到这样的字眼，脑袋里面就要转了，有这几个因素，但体现它的是厥阴风木之气，至于说这 4 个因素怎么了，再看后面的原文。

第 73 条是和五苓散相对而言来论述的，"伤寒汗出而渴者，五苓散主之，不渴者，茯苓甘草汤主之"，我们在前面讲过五苓散证是水热气结出现渴，当然水逆也可以不渴，但是这一条重点突出的是不渴的时候用的是茯苓甘草汤，前面病机是水热气结，那么这条既然是反过来给的，根据对比法或者二分法这种分别法，那它肯定是水寒了，这样我们再结合第356 条直接给出了"伤寒厥而心下悸"。

那么对于这个厥，脑袋里面第一个转出来就是寒厥了，再看后面的原文有没有可能去佐证，心下悸出现了，厥悸在厥阴病篇那就要肯定考虑到本位本气的特点：阴寒极重，一丝微阳。那就肯定是寒厥，在这种情况下仲景告诉你，"宜先治水，却治其厥"，一定要先把这个水治了。

那么水和厥可以同时治，也就是水厥和悸可以同时解决，不然的话出现什么？"水渍入胃必作利也"，这就告诉我们水在胃里面必作利，损伤的是元阳，这一条病机线路前面沟通过，就是"戊癸合化为火、肾为胃之关"，佐证了我们前面两条分析的以及和五苓散对比法分析出来的苓桂姜甘汤治疗的是寒厥，这是关键。

在厥阴病篇的厥证，除了寒厥还有热厥，所以脑袋里面一定要同时转，也唯有在厥阴病篇仲景特别提出了热深厥深。

昨天我在看病的时候遇到一个患者，他是寒厥热厥同时存在，壬寅年这种患者非常多，而且这个病机是许多疑难杂病的其它寒热错杂病机的一个根本的病机线路，这个不解决其他的很难解决，这就是"年之所加"，要把运气学说灵活地应用到每一年，也要应用到每一个患者，它不是死的。

回到第 73 条，它是有表证的，那么第 356 条直接就是厥阴界面的阴寒盛，这两条放在一起有一个很重要的概念，除了我们刚刚讲的太阳用厥阴表达，又回到了之前讲的颠倒颠，日出一刹那前：两阴交界也是厥阴。所以另外一个概念"阖厥阴开太阳"，其实它是一气，这样就是厥阴和太阳有两种参悟方法，一气这样去理解就好了，确实比较难理解。

那么再讲一下寒厥、热厥的道理，因为这是今年（2022 年）很多疾病非常关键的一条病机线路，它的理由死记住是：在里在内在深这一个部位它的寒热邪气同时存在的时候都发展到了极致。这就是《伤寒论》体系里面在里，前面我们沟通过第 184 条，那是其中的在里，那么厥阴这个界面按照《伤寒论》的排序，毫无疑问它就是最里的一个界面，这也是需要注意的。

这一条还需要注意的是，既然是治表，又要治水，那么和另外一个脏也是相关的，相信大家都能想到这个脏就是肺，因为肺本身就可以通调水道，它又是主表，这就是苓桂姜甘汤。苓桂姜甘汤和五苓散的对比也让我们能够明白它有小便不利，因为是类方讲，和苓桂枣甘汤比较，根据它的用药也推出来它的津液没有亏损或者是有亏损，但并不是以这个为主，重在胃（中）水的停留，这就是这个方重用生姜的道理。

第**37**讲

苓桂剂：第65条，苓桂味甘汤

前面讲了苓桂术甘、苓桂姜甘，重点是中土太阴阳明、脾胃，今天讲苓桂枣甘。这一条见于《伤寒论》的第65条以及《金匮》的奔豚气，两条原文其实是一致的，第65条写的是发汗后，其实是顺着前面的条文，都是指的伤寒，发汗后这一条的病证出现的是"其人脐下悸者"，脐下不是少腹，这就说明就这两个部位而言，少腹这里和下丹田，我们说的坎卦元气和这里更接近。

那么这一条是脐下悸，还是回到最根本的概念是在太阳界面，发汗后那就要考虑这个原文是不是过汗呢？看伤寒体系，仲景给的不一定是过汗，那就是太阳病，它可以用汗法的，但是对于这一个证，为什么用了汗法出现了"脐下悸者，欲作奔豚"？它没有发作，这就是我们提出来的4个规律，说明出现这个病证的这一类人的体质相对而言，元气和对应的水邪一正一邪，那就是一个虚一个过剩，就有这一类的人。

那么在太阳病出现之后用了发汗，就会出现这一个病证，这也是一个普遍的规律，这一条我们在临床也用得很多，我们参悟的时候需要注意它的用法，用的是"甘澜水"，我个人的体会是其实我们现在已经是不可能这样去做了，提到用它的目的，当然我们觉得它已经是这么多的水了，是祛水邪。

但我个人在临床体会，它还是想交通阴阳，交通阴阳一个是甘澜水，另外一个我们前面讲过半夏这个药，不管有多少作用，它其实也是可以交通阴阳，包括《内经》的半夏秫米汤，半夏泻心汤就是重在这个大的作用范围，再一散，又有其他的作用。这个方重用茯苓、桂枝，那么茯苓、桂枝、甘草凡是苓桂剂都用，它的机理是都一样的。

既然重用，我们再结合发病的部位在脐下，而且是欲作奔豚，那就说明尽管元气虚，不是在少腹，就是还没有虚损到那个程度，但这种情况下它的水邪是非常盛的，这就说明这一类人原本就有这种用《金匮》的说法叫里水，本来就有这种水，或者其内本来就有这种水饮，发汗这个方法触动了风木之气，使其带着这个水饮往上冲，触动了但它没有发作奔豚，因此这个矛盾就集中在了要镇上冲的水邪。

那是谁带着它呢？前面已经分析过是厥阴风木，前面我们讲的内容一定是顺着的，一说太阳病就是这几个要素会体现，这就是苓桂炙甘草使用的道理，突出的苓桂枣甘汤的矛盾集中在水饮和风木之气的上冲，因此重用了茯苓八两、桂枝四两，《金匮》这一条是一样的。

那么现在我们要分析的是大枣，要参悟大枣这个药，其实我们平时都会吃的，可以当零食，像山西的一些老人家，他们把红枣蒸熟了吃，是能够帮助人养胃气的。那它作为中药最大的特点，这个药味甘气平性缓，而且大枣皮宽肉厚，之前我们也沟通过它是膏汁类的这种食物，我们说津液或者津液血对应身体，这些东西它不是能够通过榨汁压出来的，它和它的肉贴得很紧密紧实的，是压不出汁的。

邪正是一家，正常的阴不够，变成了水邪，既要对治水邪，同时又要防止它更加伤身体里面的阴分，这也是在临床对治水邪盛的时候，我们说液津血，就会配大枣，比如十枣汤、葶苈大枣泻肺汤，尤其是葶苈大枣泻肺汤，我们经常用，大枣的作用源于它是这样一个性味气，最大的一个作用就是安中，那么这个中又回过来对应太阴阳明，它能够养太阴脾，又能够平胃气，主心腹邪气。

既然是心腹邪气，对应的就是我们说的最大的一脏五腑的这个土，那既然有邪，说明这个土失去了正常的"气津液血"的濡养，这个方对治水邪重用茯苓，它是安中的药，白术是对应太阴，生姜是散胃阳明的水寒之气，大枣它是太阴阳明同时对治，而且安中安的是气津液血，这就是苓桂枣甘汤。

另外一条就是苓桂味甘汤，我们简单地讲一下，它是出现在《金匮》里面，苓桂味甘汤就重在五味子的不同了，这一条它本来是接小青龙的，小青龙"咳逆倚息不得卧"，但是用了小青龙汤，出现了多唾口燥，看到多唾口燥，我第一个要考虑到肺痿，第二个有水饮也会出现，不上承又有水逆上来的时候也是这种情况，接下来给了脉，寸脉沉——振奋不起来，如果还是小青龙汤这个证，因为前面我们已经讲了，就不细讲。

那么水饮就出来了，尺脉弱：元气就是直接受损了，因此它的原文气冲少腹，就不是脐下了，少腹上冲胸咽，那么里面的水饮这么实，元气又没法振奋，这种情况下会出现手足厥逆的，也就是阴阳气不相顺接，同时出现了气从少腹上冲胸咽，这个时候元气受损，不足之后镇守不住了，因此这个方就是回到我们前面讲小青龙的时候五味子这个药的使用了，后面手足痹我们也讲过，凡是涉及痹的、要想到营气的不够。

"其面翕然如醉状"，第一个想到的可以是阳气，既然下面元气不足，那么阳会浮出来，另外浮出来可以发展为阳明的邪热，如果里面的水和厥阴风木没有直升表现为气冲少腹上冲胸咽，它下来了，下流阴股，那么出现的就是影响到气化的小便难和再一次复冒——也可以再一次上冲，这种情况下仲景给的是茯苓桂枝五味甘草汤治其气冲，那么今天就 4 个方都讲完了。

第**38**讲

五苓散 1：第 71 条

前面讲了一大类水湿、水气的方药，有大小青龙、越婢、真武、苓桂剂，今天顺着这样一个大的范围，接着讲与水有关的一个方，这个方是五苓散。

五苓散在整个《伤寒论》里面一共有 11 条，常见的症状，首先我们都知道它是利水利尿的，那就是小便不利；临床用五苓散的时候会有一个非常典型的症状：渴，在条文当中还有烦渴、消渴，但在第 141 条它是有不渴的。"欲得饮水、意欲饮水、热多欲饮水，水入即吐，口燥、烦躁、烦、汗出、微热、发热，脉浮脉、浮数、脐下悸、吐涎沫、癫眩"，其实这样就符合了我们讲的气一元象万千，尽管有这么多不同的症状出现在不同的疾病当中，在六经里面不同的界面，但是既然给出了同一个方，那么病机是一样的。

五苓散首见于太阳病篇，有表证、有表里证，还不能忘了它还能够治疗水痞，也见于阳明病篇、霍乱病篇，还有《金匮》的痰饮咳嗽病篇以及消渴小便不利淋病脉证并治篇。

那么一说到太阳病，这是一个规律，四大要素为巨大的阳、寒、水、风。那么五苓散证首先就是有小便不利，那我们就能够锁定这 4 个要素里面的水邪了，现在是在太阳这个界面有水停，它和表之间的相关性，我们会想到《内经》的一句话"三焦膀胱者，腠理毫毛其应"，也就是毫毛腠理这个表和里面三焦膀胱之间的关系，它们是通的，这就是表和水之间的关系了。

那么第 71 条给出来的是"太阳病，发汗后，大汗出"，太阳病用了汗法，而且本身就出现了大汗，我们知道太阳病的治法是不应该这样的，所以大汗我们就要考虑它有多少个内涵。在伤寒体系，第一个是亡阳，当然我们依据汗血同源、津汗同源，那么一定也会考虑到阴分的耗损，这样首先脑袋里面思考这个症状，尽管给出来是个表证。

那么要考虑到大汗出，这里已经有阴阳俱损了，大汗之后患者还有汗出，我们要想一下，这样出了汗，太阳的邪应该是解了，但是里面耗损了，耗损了之后还有汗出，仲景接下来给的是胃中干，就是最直接的关系，水分少了，津液耗损了，人也弱了，但是这个时候有一个病机规律，他会觉得胃里面的水分是不够的，烦躁不得眠，那么水分不够，邪热就出来了，热扰心神。

我们前面讲过，患者阴阳俱损了，人会烦的，生这种热，欲得饮水者，就是假如这个时候出现了想喝水，按道理出了这么多的汗，又烦躁了，想喝水，但是原文给的是"少少与饮之，令胃气和则愈"，第71条是把五苓散的病机通过非常简单常见的症状给反映出来的，所以需要我们慢慢用心来参悟，既然是少少与饮之，那就说明邪热不是很盛，同时也说明这个人中气已经不强了。

那我们就要想了，这一条是太阳病，既然给了大汗出——不对的方法，那么就会导致在表的这个气，我们是用厥阴风木来反映这个太阳表的，它一定会下陷的，最常见的一种，如果说出现了这样的症状：少少与饮之，令胃气和则愈。这种患者多不多？在临床有一部分是这样的，但是这一类人如果这样大汗出，只是稍微喝一点能够痊愈，说明这个人后天胃气的功能非常强。

更多的情况并不是前面说的这一个，那就是后面了："脉浮，小便不利，微热消渴。"这个是临床常见的，那这种脉浮我们顺着整条条文分析，前面已经有烦躁不得眠，那就是有阳明经热的，因此这个脉浮顺着前面，我们第一个考虑已经有阳明的邪热了，第二它的表也没解，也可以脉浮，因此这个脉浮就反映出来既有表又有里。

小便不利有一种邪热是阳明经邪热，邪热肯定会伤津，那么从膀胱的角度，"膀胱者，州都之官，津液藏焉，气化则能出矣"。如果津液耗损了，邪热会影响膀胱的气化功能，加上膀胱本来就是水府，那么刚刚也讲了，这个人出现了小便不利，中气已经是不够强壮的，那么"中气不足，溲便为之变"，除了阳明的邪热，一定有太阴这种本气的不足。那么太阴不足，太阴之上，湿气治之，这样就有湿和相应的水停留在太阴界面，水湿也会导致膀胱和三焦的气化不利。

如果脉浮、小便不利，再加上微热，这个气在太阳的话，表里之间腠理是不通的，这个腠理的不通就是"三焦膀胱者，腠理毫毛其应"的道理，三焦、膀胱的气化功能都会受到影响，也会出现小便不利。

微热消渴，尽管可以消渴，但是微热就说明到这个症状这里，它的热并不是很盛，那反过来脉浮、小便不利、微热、消渴就说明了水邪盛，这在临床是很多见的。

很多患者都是这样，比如他现在吃退热药，很容易反复，过了时间再一次高热的时候他就继续吃，那么一些患者就会出现表也不解，里面阳明经热已经形成了，但是中气不够，这个时候一定会出现小便不利的。他也想喝水，想喝水又不能多喝，但是总是想喝，又有发热，发热也不退，因此到这里整个五苓散证的病机就出来了，它表里是不通的，里面形成了什么挡住这个腠理呢？水热气结，而且是水邪大于热邪，这就是对第 71 条简单的参悟。

第 **39** 讲

五苓散 2：第 71 条

上一讲讲了五苓散证第 71 条的部分参悟，还是需要慢慢地来学习。第 71 条的原文太阳病有如此的大汗，仲景没有提大汗亡阳，而且这个大汗我们上一讲沟通了，没有发展到损耗津液之后出现的胃家实，阳明经腑热证都没出现，那么反推这个证，它一定是针对了一类人，这类人有一个特点，其本身体里就有饮邪，或者本身就有里水，这样才不会出现刚刚讲到的两方面的病机变化。

那么后文的"脉浮小便不利，微热消渴"，自然而然就得出了饮和这种热互结的病机，但是又要考虑了，为什么第 71 条这个太阳病寒水之气能够进去呢？那一定是立足"凡病皆为本气自病"，本气不够，这个气才能进到里面的饮、湿、水，也就是说本身发汗后，这个病机一变化，怎么变化？风木下陷了，陷到哪里？陷到土里面，那么这个本气依据这种病机，肯定是病在太阴，这里面的阳气不够，有这种容易让寒水之气进去的里水，这样我们就能够分析出来太阴界面这个药了，那就是白术；下陷的厥阴为寒，又有水，肯定是用桂枝了。

那么是不是水呢？在《金匮要略·痰饮咳嗽病脉证并治第十二》"假令瘦人，脐下有悸，吐涎沫而癫眩，此水也，五苓散主之"。这样我们两条互相参照也能够说明前面的分析是对的。

再看一下这一条的服法，第一个提出了白饮，仲景强调的：后天胃气。多饮暖水，阳气不够。也就是说既有水邪，也有津不够，在这种情况下它的阳气是不够的，同时多饮暖水，这也能够推出白术和桂枝要温阳、化饮、崇土、治水，这就是白术、桂枝使用的道理。

　　我在临床用这个方治的大病多，尤其是在肿瘤患者出现中焦阻隔的时候，那个时候必须先恢复中气的斡旋功能，只有这个如轴之中气能够斡旋，我们才能把这个格局打开。但是这些患者到这个时候气机都已经堵死了，斡旋中气就需要借助已有的本气。

　　那么利用什么？利用的是三焦的腔隙和缝隙。这就需要参照，首先回到《黄帝内经素问》"三焦者，决渎之官，水道出焉"，在这个关，它能够把这个水道打开，那么在《灵枢》里面"三焦者，中渎之腑也，水道出焉"，也能够把水道打开，"属膀胱，是孤府"，这就是三焦、膀胱在《难经》里面的论述，更为重要的是《难经》的第六十六难："三焦者，原气之别使也，主通行三气，经历五脏六腑。"

　　源于《内经》《难经》原文的参悟，我们就想到了利用它，既然能够经历五脏六腑、通行三气，那么何不利用现在还没有憋死的腔隙和缝隙呢，利用这个使者去通关嘛，这里需要强调三焦是属膀胱，但是不是我们解剖学的那个膀胱，后世医家把这个证理解为膀胱的蓄水证可以，但是不能对应解剖的那个膀胱，如果是对应解剖学的膀胱，"州都之官，津液藏焉，气化则能出"，它不气化了导致小便不利，就只有这一个证了。

　　我们在临床发现不是单纯这一个证，而是前面讲到的根据《内经》《难经》以及《伤寒论》这样来用五苓散的，那本气也知道了，邪气也知道了，这个气结重用的药是泽泻。

　　泽泻这个药回到天之气、地之味，天之气它是寒，也就刚好就是水之气的那个寒气，味是甘为主，咸为辅，地之味甘，就是土、太阴，因为泽泻是生长在水中，它能够行在下之水随着泽气而上升，同时又能够使在上之水随气通调而下泻，故把这个植物命名为泽泻。这种命名方法是源于《易经》：山泽通气。如果这样去参悟泽泻的话，根据它的天之气、地之味，生于水中而能上升，就能够启水阴之气上至中土，这才是《伤寒论》里面用泽泻的根本的原理。

　　茯苓和猪苓，茯苓前面我们讲过死记中的一句话"理先天元气，安虚阳内扰之烦"，再说这两个药都是寄生的，一个寄生于松树，一个寄生于枫树，这两个刚好是相反的，松树挺拔劲直，枫树柔弱易摇，松树纹理粗疏，枫树纹理坚细，松凌冬不凋，枫凌冬鲜赤而即落。

　　因此松树是刚的，枫树是柔的，这样寄生于松的茯苓治水邪是不从阳化，那么寄生于枫树的猪苓治水邪是不从阴化，这也是猪、茯苓经常同时使用的道理，那么泽泻、猪苓、茯苓这三个药的配合，一个是让水气能够上去，同时又能够下来，上下的这个过程当中这个水既能够从阳化，也能够从阴化，这就是泽泻和二苓配伍的道理。

需要强调的一点是，猪苓在《本草汇言》中有记载，这本书是明代医家倪朱谟著的。这个药有渗利走散之功，非常重要的是散开腠理，分理（理论的理）表阳、里阴之气而利小便，那么明代李时珍在《本草纲目》里面也提出了猪苓淡渗，其气既升又降，能够开腠理利小便，唐代的甄权在《药性论》里面也写了，解伤寒瘟疫大热发汗。

我是通过学习这些医家对猪苓的解释，突然明白了东垣调卫汤用猪苓的道理，因此猪苓能够开腠理。那么今天就把五苓散五个药使用的道理和大家进行了沟通。

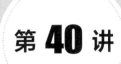

第 **40** 讲

五苓散 3：第 244 条

前两讲讲了五苓散证，详细分析了第 71 条，总结出了五苓散的病机，详述了方药。

今天讲的是阳明病篇的第 244 条，但是原文给出的是"太阳病，寸缓关浮尺弱，其人发热汗出"，这是这一条的第一段，这个界面有表证，寸缓，如果看到后面的发热汗出，我们按照寸关尺这个六合，可以上中下、可以表中里来认识的话，那么在表的外证为太阳风寒表虚证了；关浮发热汗出，这里面涉及阳明热证，尤其是经热证；尺弱不管是从哪个角度来参悟，反映的一定是元气的不足。

参照《伤寒论》太阳病篇的第 50 条"脉沉紧者，法当身疼痛，宜汗解之，假令尺中迟者，不可发汗，何以知然，以营气不足血少故也"。参照这一条，尺弱反映的是营血的不足，如果我们这样来参悟，就会想到疮家、汗家、衄家、淋家、亡血家以及咽喉干燥，这些都是不可发汗的，这样这一条的病证有表证，是有桂枝证的，这个表是一个，阳明经热已经出来了，但是元气不足，到这里我们可以分析出来这么多。

后面这个证是出现了什么？把原文的"此以医下之"也提到前面，用了下法之后出现了"复恶寒"，这更需要用心参悟，那就说明之前也有恶寒啊，复恶寒刚刚分析的是表证，这样表气就更加虚了，里气误下也会受损，受损之后虚证更加得虚，同时关浮反映的阳明的邪热更加加重。

这一条参照第 168 条和 169 条白虎加人参汤的"背微恶寒"和"时时恶风"，因此由这个复恶寒想到表虚是没问题的，里虚的同时邪热也加深了，这是一定要注意的。不呕就很简单了，没有向少阳的方向发展，那出现了什么？

原文是但心下痞，变成了一个痞证了，这个时候回到太阳病的四个要素，巨大的阳、风、寒、水，通过前面的分析，唯一没讲到的是水，因此通过"但心下痞"我们马上就想到太阳表证误下之后形成的痞证，这里面一定是有水邪的，有水又有桂枝证、阳明又有邪热，这不就是第 71 条的病机嘛。到这里，我们已经把五苓散的病机推出来了。

原文还有继续的论述，如果在前面那种情况下，不用下法，那么患者就会不恶寒而渴，五苓散证的渴出来了，原文直接告诉你此转属阳明也，转属阳明也就是《伤寒论》的第 181 条到 183 条所说的，第 181 条首先就问了何缘得阳明病，那么回答还是"太阳病若发汗、若下、若利小便，此亡津液胃中干燥，因转属阳明，不更衣，内实，大便难者，此名阳明也"。

这就把阳明的经腑热证都给了，那么第 182 条问的是阳明病外证云何，答曰：身热、汗自出。这也是我们在原文发热汗出那里结合关脉浮由博返约推出的阳明经热证，不恶寒反恶热也，这和第 182 条是符合的。

那么第 183 条"病有得之一日，不发热而恶寒者何也？答曰虽得知一日，恶寒将自罢，即自汗出而恶热也"，又是一个汗和热，这就是典型的阳明证。结合前面三条，到这一个阳明界面的病，这是其中的一种转归，可以直接发展为阳明病。

下面一段仲景给的是小便数者，大便必硬，我们人体的水液总量是固定的，如果说前面走得多，后面就走得少了，那会形成阳明腑实热吗？"不更衣十日无所苦也"这一个症状就排除了阳明腑实热证，这个时候渴欲饮水，少少与之，但以法救之，这不就是第 71 条吗？胃中干，津液耗损，有一点点邪热，少少给水救津液、清邪热，以法救之。

有争议的是后面这个渴者，宜五苓散。这个渴者有的医家认为后面应该有小便不利，但是我个人在临床就偏偏遇到了这些症状都存在的情况，可以出现大便 10 天未解，但患者没有便意也没有腹胀、能吃，唯一的就是可以有表证，有热有汗，小便不正常，这见于什么人？

我治的一些肿瘤患者放化疗之后或者在这个期间，会出现这样一个病症，尺脉就是弱的，那么这种情况下阴阳俱损，但是一定是存在渴——五苓散证是存在的。那么是不是完全的五苓散证？我在临床的体会是五苓散与猪苓汤合方方证的化裁。肯定有五苓散证，这也是原文给的不是五苓散主之，是宜，你可以考虑或者首选，因为它存在这个病机。"有是气，有是证，用是药"。这就是第 244 条的参悟。

第**41**讲

五苓散 4：第 156 条、386 条

还是讲五苓散证。五苓散还出现在伤寒体系里面一大类方里面，就是大家熟悉的痞证，痞的成因我们都很熟悉，是由太阳表误下之后，寒邪入里形成了痞。那么热邪入里与水互结就形成了结胸。痞证按照第 149 条柴胡不中与之就转为了半夏泻心汤证，那么小柴胡汤证的靶位是在一脏五腑至阴土或者大腹（属于脾），是从这里对治寒热气结，半夏泻心汤证就已经转为了以膈为中线分上下六合圆运动失常的病证了。

除了半夏泻心，我们非常熟悉生姜泻心、甘草泻心。那么上面的热是源于膈气虚，为阳明逆上，逆上一定是形成了邪热，但是上焦有心有肺，有整个胸腔，这样就能够分辨出大黄黄连泻心对治这种心火，当然上焦火也包括，我们参悟的时候可以这样去考虑。

如果说还是回归到形成痞证的原因是太阳病，那么表达太阳的 4 个要素我们已经重复又重复，这个风寒陷进来之后不降，逆上到肺，肺既是阳明，又和太阳表是沟通的，既可以发生阳明的热化，同时也可以因为太阳是从标，标最大的热化，那么能够沟通这一条线路，这个病机就是麻杏甘石汤证。

再继续热化就变成了白虎汤证、白虎加人参汤证。一旦到了白虎汤证，这就涉及肺胃这一个脏一个腑，但是二者皆具土金之德，但又同属阳明、同主降的功能失常，因此白虎汤证就是阳明经的邪热证。

那么这个地方单纯的这种热毒源于东方，那就是黄芩汤证，刚刚讲过上焦的热，用黄连，黄芩汤之后第 173 条就是黄连汤了，所以仲景的排序也是有道理的。当然，黄连汤上中下三焦都能够治疗，胸中有热、胃中有

邪气、腹中痛，这是黄连汤的原文。

上焦还有一个催吐的瓜蒂散，这是整个胸这一部分。这个气下来，上焦还有一个肺胃都不降的逆气痞，用旋覆代赭石汤，那么膈下太阴的寒，还是回到由于源头在太阳病，那么表达太阳这个风邪进来与太阴的寒湿就形成一个痞证，那就是桂枝人参汤证，太阴损及少阴那就变成了附子泻心汤证，下焦液不足、滑脱下痢那就是赤石脂禹余粮汤证。本身痞证源于小柴胡证，一旦这个气内陷发生热化，那就是大柴胡汤证。

我们讲了这么多，这里面唯独没涉及的就是四个要素里面的水，当时我是通过搞卫生来参悟，仲景为什么要给这么多痞证呢？那就想到有水这个要素，就一定有水痞，这就是痞证大的范畴里面的十枣汤和五苓散。

那么我们看一下第 156 条的原文，"本已下之，故心下痞，与泻心汤痞不解"，这就是我刚刚和大家说的，为什么痞不减？病机发生了变化，这个变化给出的症状是渴、口燥，烦，小便不利，这不就和第 71 条是一致的了吗？有水有热，水和热这两个因素都可以导致上面的症状，能够同时对治，就要打开这个水热气结，而且是水邪为主，这就是第 156 条的"五苓散主之"。

另外一个"五苓散主之"就见于霍乱病篇的第 386 条，霍乱我们都知道，这个病来势非常凶猛，它的特点是吐利，一吐一利能够同时对治的，那肯定是中气的斡旋了，因此我们一看到这个条文，就知道中气不足，中气不足，又吐又利，既有水分的丢失，也有水饮的内停，这样才导致了清浊升降的乖乱，在这种基础上原文给了"头痛、发热、身疼痛"，这是非常典型的表证。

但是针对前面我们分析的机理，肯定是不能用发汗的方法的，在这种情况下仲景又多给了一个症状："热多欲饮水者"，这和前面分析吐利这一个病机的虚和邪，一旦再加上一个热多，那么这个内停的水饮已经有化热的趋势了，这种情况下再加上表证。另外这个热多欲饮水者与后面寒多不用水者是一个对照法，因为五苓散证的病机虽然是水热互结，但是它是水邪大于热邪的，这个一定要清晰，这一条也是五苓散主之。

还有一条比较重要的是出现在《金匮》的痰饮病篇第 31 条，"假令瘦人脐下有悸，吐涎沫而癫眩"，这一条需要用心参悟的是瘦人，我们都知道瘦人多火，胖人多湿多痰，那么多火的瘦人阴血分不足，所以很容易理解多火，千万别忘了气虚也可生热，因此把它理解为元气不足，在临床会少犯错误。

脐下有悸我们之前也沟通过，脐下不是少腹，那么这里面就涉及厥阴风木和水邪了，一旦有悸、有眩、有惊，都要考虑到水邪的逆上，它怎么逆上？一定是风木带着它逆上的。吐涎沫在整个伤寒体系看到这个症状，第一要考虑肺痿，第二脾是主运化水湿的。它为什么往上走？一个是脾胃一个不升一个不降，不降会带着往上走，另外一个是脾和肝的关系，肝脾同主升，脾这里不动了，厥阴风木就下陷，下陷一旦再逆上也会出现吐涎沫，当然有吐不完的涎沫的时候，一定记住肾主水，这又回到元气了。

癫这个症状总的病机为风火相煽，这是东方风木的一个特点，但是在这里结合前面的症状，再加上后面的眩，就知道不是单纯一个风的问题了，这里面是有水的，同时针对了一类人，就是瘦人所反映的元气不足，仲景原文直接就给了有水，此水也，因此病机一样是五苓散主之。其他的条文相对简单，我们就不再讲解了。

第**42**讲

猪苓汤 1：第 233 条、221 条

前面通过四讲把五苓散讲完了，我在临床遇到阴阳俱损、水热气结的时候是用的双苓汤，因此今天我们讲猪苓汤。

猪苓汤见于阳明病篇的第 223 条和少阴病篇的第 319 条，第 223 条是第 221 条的一种转归，而且这一条和阳明病篇前面的条文都是有关系的，所以要想明白第 223 条，我们要合参很多条一起来参悟。首先是第 221 条，这一条直接就给出了阳明病三个字，那么什么是阳明病？根据第 181 条，它是由太阳病而来的，怎么来的？

若发汗、若下、若利小便，此亡津液，胃中干燥应转属阳明，那脑袋里面就知道了，一看阳明病从太阳来亡里津液，后面给的是脉浮而紧，就是脉浮而紧、咽燥口苦，这两个症状争议也比较大，因为脉浮紧一看就是太阳表证的脉呀，但是我们在临床遇到这种疑难杂病，它如果是脉浮紧，往往表示的是邪热很实，所以因为"六气是一气的变现"，只有一个元气，每一个界面都有其他五个界面，那么这一条其实就是这一理念的体现。只要在这一条我们抓主要矛盾和矛盾的主要方面就可以了，可以出现其他界面的相应的症状，因此将脉浮紧认为是太阳表证，这是一种参悟。

另外它代表了阳明邪热实、盛，这也是一种参悟。咽燥口苦，因为我们知道少阳界面口苦、咽干、目眩嘛，可不可以出现？因为它本来就是个枢，如果阳明阖得不好，那少阳枢肯定也是枢机不利的，同时也会出现太阳病，它是主开的，它不开就会有相应的症状，所以我们这样参悟就好了，加上后面的腹满而喘发热汗出、不恶寒反恶热身重，那么这一大堆症状就是一个阳明经的邪热证。

但是我们看到第 189 条给的是阳明中风，里面的症状"口苦咽干，腹满而喘，发热恶寒脉浮而紧"，就和这一条有很多相似的地方，所以我们在学习《伤寒论》的时候，必须认定有一气，一散就散为六气，关键是以哪个为主。那么后面这么多症状已经说明了阳明经邪热，而且给的是阳明病，整个病机就定为了阳明经实热证，尤其这个身重，身重反映阳明邪热盛的时候壮火会食气，当然很多人说身重就有湿，那阳明有这样的实，太阴虚可不可以？可以。

另外一个，壮火食气又食精，精气神的精，人也会虚的，这一点在白虎加人参汤和竹叶石膏汤条虚羸少气也能够验证，这种阳明的邪热所吃的气和精就对应了南方离卦位中一阴爻，反映到我们人身上就是周身的气血的不够，因此这一条我们这样一参悟就知道，主要病机就是阳明病，所以后面用的治法就不对了，又汗又下呀又温蒸，都是不对的。

那么我们直接看第 223 条原文，给出的是"脉浮发热，渴欲饮水，小便不利"，有热有水，和五苓散证是一样的，因此我们在学这一条的时候要一起来对照学习，但是通过前面的分析我们已经知道，这场仗我是在阳明界面打，而且阳明界面已经出现了典型的阳明经热了，这个气的运行的状态已经是这样了，在这种情况下出现了水热气结。

那么这个水热气结它是以热邪为主，这就推出了猪苓汤证的水热气结是热邪大于饮邪的，这就涉及一个什么呢？病机已经出来了，那我们就会想阳明病这种邪热它耗了津液，那么我们应该怎么去参悟这个邪热和这种津液的不够呢？又加上水的内停形成的水热气结，这就需要明白阳明这两个字它所反映的气的运行状态最根本的是什么。这就是提出阳明本体是什么。

一个我们依据前面给出阳明病的概念——亡津液，另外阳明这个界面有个特点是多气多血。这样通过参悟炙甘草汤，我们明白了阳明本体可以概括为液、津、血，也就是说猪苓汤所形成这个水热气结，它的热是源于本体的不足，那么这个本体是属于身体里面的阴分，正常的不足，异常的就变成了多余的水了，这个水根本在哪里？是在坎卦元气——少阴肾，而且肾主水主津液，肾主生血，这样我们就能够明白什么？猪苓汤为什么出现在阳明病篇和少阴病篇了，明白了这一个，那就是说明了猪苓汤证和五苓散证它们的病机刚好是相反的。

　　五苓散证（如果这两个对照来参悟）刚好是阳虚水热气结，是水邪大于热邪，而猪苓汤水热气结是热邪大于水邪。在临床我偏偏就遇到了这两个证同时存在的现象，阴阳俱损同时出现了这两个证的相应的症状，那么卡死这个病机，因此就把这两个方合用再化裁，就形成了明医堂的双苓汤。今天讲的有点绕，因为它涉及很多的概念，大家听了以后需要慢慢地去参悟。

第 **43** 讲

猪苓汤 2：第 319 条、222 条

上一讲讲到了猪苓汤，讲了阳明病篇的第 223 条，总结了五苓散与猪苓汤病机完全相反。

对于第 223 条还需要把握一点，因为第 222 条也是第 221 条的一种转归，那么前面我们分析了第 221 条的病机，第 222 条的转归是"渴欲饮水、口干舌燥者，白虎加人参汤主之"。

从第 221 条到 223 条有三种转归，栀子豉汤、白虎加人参汤和猪苓汤，这也是后世医家认为这三种转归刚好是阳明热证的上中下三焦对治的三个病证，反过来也说明了第 223 条猪苓汤证的津液不足，这种邪热并没有到了白虎加人参汤主之的这个严重的程度，那么这一点在临床上非常重要，这种对火候的把握、病情程度的分析，只有做到了这样的精准我们才能够把握好病机。

下面我们看一下少阴病篇的第 319 条的猪苓汤证，原文："少阴病下利六七日，咳而呕渴，心烦不得眠。"少阴病的特点是阳虚寒盛，这一条给出来的偏偏是阴虚，也就是肾水不足、有热邪，下利六七日，这样的下就耗损水分了，但是这一条给出的水少的同时就有水邪的停留，在这两个基础上还有邪热，这样一个病机出现了咳、呕、渴，这就是肺胃阳明的不降，水少、水停和有热都可以导致三个症状的出现，所以这一个水热气结是不能分开的。

心烦不得眠，心肾同属少阴，手足同经一气贯通，那么这种邪热扰神是非常容易理解的。水邪我们讲过，烦、悸、惊、眩都要考虑到水邪，所以不能分开，逐症分析的时候要全面，最后再由博返约，这一条这样一分

析，它和第 223 条的病机是完全一致的。

这就把两条由博返约，还是回到了关键的阴分的不足，关于阴分的不足，罗美的《古今名医方论》卷三里面有这样一段话非常经典，原文是这样的，赵宇皇曰：仲景制猪苓一汤，以行阳明、少阴二经水热，然其旨全以益阴，不专利水。伤寒在表最忌亡阳，而里虚又患亡阴。亡阴者，亡肾中之阴，与胃中之津液也。故阴虚之人不但大便不可轻动，即小水亦忌下通。倘阴虚过于渗利，津液不致耗竭乎。这是非常经典的，如果我们立足《伤寒一元解》，可以看出整个中医学治病重在气化，这个是学中医的一个难点。

因此这种水热互结，那就重在了水道的不利，水道不利回归《内经》体系，三焦者，水道出焉，这就重在三焦，三焦本身就是一个水火的道路，因此这样去思考问题，可以同时对治阴阳两虚、水火两证。如果这样分析，我们就能够明白五苓散和猪苓汤共用的这三个药，也就是泽泻、猪苓、茯苓的道理了。但是罗美里面的这一段话也是非常得经典，拿出来和大家分享。

现在我们就回到了阴分不足的参悟了，上一讲已经讲到了液津血三者阳明本体的不足，是参悟猪苓汤得出的，非常关键的。我们人身血的化生按照《灵枢·决气》篇"中焦受气取汁，变化而赤，是谓血"以及《内经》津液和调能够化生为血，这就说明血的不足关键在于恢复津液，因为这一条本来就是说明津液的不足。

那么恢复津液，有水停又有热，而且这个热血分也有，这就推出了脉内外的津液血这三者的运行不畅、蹇涩、黏稠，也就是我要恢复液津血的不足，要反过来让黏稠的、蹇涩的、运行不畅的这三者，要让它不这么黏稠、要畅顺，就有这么一个药是对治这一个病机的，是猪苓汤里面的阿胶，《本经疏证》里面把它总结为浚血之源、洁水之流，或者非常容易理解，就两个字——导液，导人身里面的阴液，运行恢复到那个人应有的畅顺的状态，一旦这里运行畅顺了，自然而然就能够化生血了，这样就能够益血以及益不足的津液，这样就三个证同时对治。

《本经疏证》里面对阿胶的解释是这样的："仗其取气熏津灌之皮，假水火烹炼成胶，胶成之后，随亦水消火熄，恰有合于澄水使清，各归其所。"因此这个方非常重要的就是对阿胶的参悟了。

至于滑石这个药，还得回到猪苓汤证，我们刚刚讲过第 319 条的呕利包括咳，一定和土有关系，针对猪苓汤，它有津液耗损的阳明的燥热，同时也有太阴虚不足而导致的湿邪，那么这个证的土里面，因为燥也盛，湿也盛，就形成了湿热，这个湿热在这个证里面重在阳明戊土，这是根据第 223 条和 319 条的原文推出来的。

但是这种情况下是没办法用苦寒药来对治的，因此就需要用一个药分消相对来说以阳明戊土为主的湿热二邪，这个药就是滑石，它既可以分消上中焦的湿热二邪，也可以分消中下焦的湿热二邪，这个药上开腠理而发表，下走膀胱而行水，因此它可以治疗三焦的热。

湿热能够祛，那自然而然三焦就安宁、表里和、阴阳利。这就是猪苓汤里面滑石这个药的作用，至于猪苓汤里面的茯苓、猪苓和泽泻，我们在讲五苓散的时候做了详细的分析，死记住这三个药可以通治阴阳俱虚的水道不利。

第 44 讲

柴胡类方 1：总论 1

从这一讲开始讲柴胡的类方，前面讲过了麻桂剂以及一大类水气病的方药，今天讲的是柴胡类方，尤其是大小柴胡汤，我们在临床应用得非常广泛，说起来很简单，但是柴胡类方涉及的内容非常多，在讲具体的条文之前需要讲一下总论，在小柴胡汤的这些条文里面不论是提到太阳病伤寒还是中风，和前面麻桂剂的参悟是一样的，都是在太阳病篇，那就反映了厥阴风木之气疏泄的失常。

只不过它和麻桂剂不一样的，病机是这个人之生机初之气，它升发得不好就直接下陷，下陷到哪里？两种参悟方式，一种是一脏五腑至阴土，另外一个大腹属于脾这个太阴土，陷到了这个地方，这个概念前面我们沟通过，陷下来之后形成了第一个土里面的寒热气结，这是源于东方厥阴风木之气初之气对应的是东方，东方就有两个木：一个甲木、一个乙木，一阴一阳，陷到这个土里面。有两个土：一阴一阳，一个太阴，一个阳明。

这个气陷进来之后形成寒热气结，之后郁而化火，严重的化火成毒，这是第二个病机线路。第三个就是源于东方的甲胆和土里面的阳明戊土胃，两个都是主降的，在小柴胡汤里面这两个同时失降而逆上。

因此小柴胡汤关键的三个病机，土中寒热气结郁而化火甚则成毒，胆胃不降，这是必须死记的，是规律使然。那么既然和麻桂剂的来源是一样的，大的治法也是一致的——益土载木。

那为什么下陷？凡病皆为本气自病，"一部《伤寒论》一个河图尽之矣"，"土能生万物，无土不成世界"，还是源于土气的不足，因此从麻黄汤到桂枝汤再到我们今天讲的小柴胡汤，扶益不足的本气由炙甘草到姜枣草，到小柴胡汤的参草姜枣 4 个药。本气不足是用参草姜枣，所对治的证就比前面麻桂剂要更加虚，但同时邪气胶结的程度也更加盛，这是学习小柴胡汤需要把握的最基础的是对它的理论上的认识。

这也就是对治不足的本气的药出来了，那么解决寒热气结和火、胆胃不降，这不就是柴芩夏三个要配伍的道理吗？理法方药，所以知道了前面的，后面的药是可以搭配出来的，这是总论里面的第一点。

第二点，书里面提到了"但见一证"，这个证是指的病机，但是我们在临床往往会用小柴胡汤里面的四大症状来判断，前提把握的是它的病机，就是前面讲的三个主要病机以及不足的本气，土木之间的失调，能把握这一个，那么但见一证我们在临床广泛使用，是没问题的。

第三点，需要注意的是小柴胡汤反映的是少阳枢折，既然它的枢机不利，那么一定会影响阳明的阖和太阳的开的，因此我们第一个能理解的是少阳是三阳的枢，这也是首见于第 37 条的道理，包括小柴胡汤给出的我们都熟悉的症状，胸胁这两个地方气机的不利，这是源于最能够理解的枢折，人这个物种因为少阳行身之侧，所以这种旋转不利的时候也就是用身之侧为代表来反映，其实这反映的是它后面的机理，是三阳的枢。

第四点，少阳根本的功能体现的是少火生气之力，也就是"凡十一脏取决于胆也"，这个少火生气的根本处在哪儿？偏偏是在少阴坎卦元气那个地方，因此一旦那个地方少火生气这种力被压抑了、憋住了，想让这个阳出来所用的药就是柴胡，这样我们就能理解少阴病篇是有四逆散的。

那么回到少阴坎卦元气，如果它的本气不足了，还能用小柴胡汤吗？这种情况临床是非常非常需要注意的：是不可以的。我们在临床尤其是在疑难杂病和急危重症患者出现发热的时候，如果你没有判断出这个人坎卦元气阴阳俱损，而用了小柴胡汤，就会加重元气的进一步的不足，会出现什么？

最常见的一种是热不退，另外一种是热退，但是出现心衰，也就是心功能会受损，还有一点，有一些妇科崩漏的患者，也包括一些发热的患者，他们有没有小柴胡汤证，是有的，需要少阳这个枢机去转，枢机一转能够把阳明的邪热阖，又能把一部分太阳的伏邪转出去，太阳一开，但是元气不够，这种情况下如果是阳的不够，那当然是用四逆汤或者破格救心汤，如果是阴的不够，就是用引火汤。

这一点大家看一下《气一元论滴水之旅》，在那里面我讲过治疗暴崩的一个人，还有治疗肺结核高热不退，当然很复杂，但其中一诊高热不退那个患者就用到了引火汤和小柴胡汤，崩漏的那个患者用的也是引火汤和小柴胡汤，这就是源于对少阳枢的认识。

第 **45** 讲

柴胡类方 2：总论 2

这一讲我们接着讲《伤寒一元解》——柴胡类方。上一讲讲到了少阴坎卦元气这个地方阳被压抑了，可以用柴胡让这个阳出来，这就有一个问题，因为在厥阴病篇有小柴胡汤，"阴阳易差后劳复病篇"也有小柴胡汤，这怎么参悟呢？那到了厥阴病，它的本气更加不够啊，这是源于第379条反映的是厥阴病中化为病是最常见的病机规律，厥阴与少阳互为表里，厥阴一旦中化太过，就是少阳病，那么少阳之上火气治之，见于这一条"呕而发热者，小柴胡汤主之"。

但是厥阴中化太过为病不只是小柴胡汤一个证，可以是白虎汤证，也可以是竹叶石膏汤证，也可以是黄芩汤证，更何况厥阴病篇本来就有乌梅丸证，这就再一次说明了仲景《伤寒杂病论》这本书给出来的是病机的普遍规律，最常见也是我们最容易理解的给出来了。

在"劳复差"这一篇一定要整条都来读，差以后更发热也是小柴胡汤主之，但它后面给了"脉浮者，以汗解之，脉沉实者，以下解之"，那就是一个是太阳病，一个是阳明病，这就推出了这一个是用少阳枢来解，这就是标本中与开阖枢，用标本中和开阖枢这种学中医的最基础的知识来理解这两条，还有前面我们讲的小柴胡汤不宜用的，在临床可以少犯错误。

不可以用小柴胡汤的还有一条是第98条，那么这一条可以用中气来卡死，用了小柴胡汤它会出现后必下重，那起码卡死的是中气，当然这个下重如果萌芽掉下来也会出现，因为肝脾是同主升的，两个一起掉下来会出现下重。在临床当中我们常见一些下重：局部的气机是一个阳明的实证，但是形成这个阳明的实证是因为中气和萌芽的下陷。就是无论任何一个症状，阴阳表里寒热虚实都是相对的，有实就必有虚，一定去找源头。

我分析到这里，那么少阳这个枢就已经不只是三阳的枢了，它也是三阴的枢，这是从《伤寒论》的条文推出来，真正这个枢出现在哪里？是出现在《易经》，《易经》只有太少，也就是我们在《内经》和伤寒用到的开阖枢，在《易经》是没有阖的，也只有到了有了万事万物，它矛盾要发展到了一个极致，也就是我们中医学的消长盛衰，极致的时候不是没有了就会转，这个时候才有阳的极致和阴的极致，出现了阳明和厥阴。

易经的太少这个少，它是表示这种变化的，也就是《内经》提出来男用 8 女用 7 的道理，那么用开阖枢理解万事万物整个变化过程的时候，这两个少表达的是枢。我想讲到这里，其实大家都应该明白两个枢，狭义地讲，少阳是三阳的枢，少阴是三阴的枢。

如果回到根本处和整个事物发展变化过程当中，这两个都是阴阳的枢，尤其是少阳枢比较难理解，三阳枢没问题，它是三阴的枢需要用心去参悟，也正是因为这样才有第 147 条的柴桂姜，也才有第 148 条的阳微结，我们因为有这样一个一元解、六气是一气的变现，就很容易参悟《伤寒杂病论》这些条文了。这是总论里面的第四大点。

这里面还有一点，在临床就是这个阳出不来，在少阴坎卦元气，它出不来那临床还有另外一个象，就出现了相火异常得旺，异常的旺在临床有一个病叫阳强，这种情况下既需要对治阳强异常旺的相火，它得回来呀，相火以位，同时要让憋住的阳出来，我在临床体会总结出一组药治这个病，柴柏味：柴胡、黄柏、五味子。

那么如果同时又能够对治这两个证，用的是芍药甘草汤。这也是源于滋肾通关丸、知柏地黄丸这两个方的参悟，当然最根本的理论还是前面和大家沟通的，临床有这一类人。另外这个阳出不来，憋在那里，它会影响气血的运行的，气血一旦郁结在那里，就会影响情志，严重影响精神，因此一部分焦虑症、双向情感障碍的和精神类的疾病也需要把这个阳挑出来，比如后世很多方剂，如逍遥丸、逍遥散、丹栀逍遥这一类治疗情志的。

那么这一类患者还会出现临床另外一大类疾病，就是不孕不育，这种情况下也需要考虑根本处这个阳不出，用到的也是柴胡的类方，并不是说不孕不育我要强壮，用补益的药，很多时候大小柴胡汤是需要考虑用的。

第五大点，少阳病是禁汗吐下的，但是因为它是三阳的枢，它可以治疗阳明病，也可以治疗太阳病，如果太阳少阳合病，那本来就有柴胡桂枝汤，这就是第 230 条出现原文里面的"上焦得通，津液得下，身濈然汗出而解"，这里面如果用小柴胡汤，也是用汗出而解，这就需要我们明白禁汗吐下，但是小柴胡汤治病祛邪最后用的是汗法，这两个要区分清楚。

第六大点，小柴胡汤在第 104 条是用来解外的，此处的表里与《伤寒论》表里的排序是不一致的，这就说明了人身这个生命一气的运行不只是三维的，而是多维多网络的。

第七大点，源于第 144 条热入血室，热入血室是用小柴胡汤，它能够治疗血证，是因为前面讲的病机，那一个病机的气结进去了，也源于刚刚讲的柴胡证，它会影响气和血的运行，这也说明它能够治疗热入血室，那就推出了小柴胡汤的托透大法，它是可以治疗这些伏邪的，我师父的书里面有这样的记载。

那么今年（2022 年）我们遇到了一个中学生，她是皮肤渗血，我的徒弟明 49 林锦涛医生最后问到了患病最初是在经期出现，因此他也判断为热入血室证，用小柴胡汤把这个小孩的皮肤渗血治愈了。那么总论里面 7 大点今天就讲完了。

第**46**讲

柴胡类方 3：第 96 条 1

前面两讲讲了柴胡类方的总论，提到了一个非常重要的概念：少阳主枢。少阳不仅是三阳的枢，也是三阴的枢，因此它是阴阳之枢。总结小柴胡汤的靶位，三条病机线路：寒热气结、郁而化火、胆胃不降。也总结了它涉及气血情志精神，最后提出来这个少阳是会被压抑的，如果少阳的这个阳出不来，会出现临床很多疑难杂病。

今天看一下第 96 条："伤寒五六日，中风，往来寒热。"这几个症状不管是伤寒还是中风，一旦到了五六日这个时间点，按照七日一个周期的话，已经是在向三阴方向发展了。

这个时候的往来寒热有两种参悟，第一种是少阳，它是阴阳的枢，因此这个往来寒热反映的就是阴阳之枢的枢机不利，一方面会出现向三阳方向发展的热证，另一方面会出现向三阴方向发展的寒证，这是一种参悟；另外一种根据凡病皆为本气自病，支撑这个枢枢转的本气随一日天地之气阴阳变化规律而变化，当它得天助的时候，有力推邪外达，那么这个时候是必争于表，会出现发热恶寒，本气不足得不到天助，蜷缩于内那么寒热不发作，这是两种参悟。

往来寒热现在有一个困惑点，就是和临床的症状发热恶寒的区别或者它是一致不一致，我们在临床最多见和最常见的是恶寒发热同时存在的，但是那四个字有两种参悟，临床症状是另外一回事。

接下来是"胸胁苦满"，因为第 96 条的根源就是总论里面讲到的，厥阴风木之气下陷后，表现为少阳升发之气升发不了，体现为枢折，这样就出现了在这一条经所过之处以及东方还有肝、肝之募穴范围内气机运行

125

的不畅，折了嘛，那就堵了，出现的胸胁苦满，这是第二个大症状。

第三个症状就是默默不欲饮食，其实这个默默就是我们总论里面讲到的，情志已经受到影响了，就是不是很开心，还有点烦，不是说完全表情淡漠，所以这个默默其实反映的也是一个寒热气结，有寒同时也有热。不欲饮食只是没有那种欲望进食，在临床我们常常见到这一类患者，他可以不想吃，但是如果说这是任务，一定要吃，他的食量是不减的。

因此默默不欲饮食既存在总论里面讲到的本气自病是土气的内匮，土气不足之后土载不住木，那么木气总论讲过它也很盛，邪气胶结得很盛，那这个时候也存在木来克土，这二者相互影响，不是单一的，那么这种情况下就会出现默默不欲饮食，这就是它的病机，这是第三大症状。

第四大症状就是心烦喜呕，那么我们在临床就知道，小柴胡汤证的喜呕不一定是呕，只是喜，就是容易或者有这种趋势，为什么小柴胡汤证会出现呢？你看这种不欲和喜，都是身体内在的情志的反应，这是因为东方甲乙木，甲木对应的是胆，甲胆它本来是主降，它不降就会逆上、逆上是一种热，少阳之上，火气治之，那么这个热一定会扰心的，会烦。

同时我们总结出它的三大病机，胆胃都不降，这种无形的寒热气结会导致胆胃主降功能失常，但是土气内匮，又未达到极致的寒热两化，也没形成有形的痰饮水湿，这个时候就会影响同主降的胆胃功能，那么表现出喜呕。原文给的这一个症状，这就是小柴胡汤证四大症状的参悟。

下面我们看一下或然证，其实或然证里面七大或然证没有逃脱总论里面讲到的这些概念，第一个胸中烦而不呕，这和前面喜呕相比，它是不呕，那么我们就要参悟胸中了，首先胸有心有肺，另外非常重要的，胸中对应的是肺胸膺膈肋的阳明，因此一旦有甲胆逆上的热扰心神，以及无形的邪热上扰到肺胸膺膈肋这个部位，就会出现阳明失降，在这种情况下，因为不呕，又有了阳明的邪热，所以就去掉了半夏、人参这样温益的药，加了一枚瓜蒌实，宽胸清热，最后的目的是降阳明，这是第一个或然证。

第二个或然证是渴，在伤寒体系一说渴，对应的病机就是阳明热化伤津耗气，但是这个渴又没有达到石膏对治的邪热那么盛的程度，我们在临床对于这个渴，石膏的渴，知母渴，瓜蒌渴，还有天花粉，要这样去区分，这就是火候和程度的问题了。这处属于瓜蒌根对治的，那么也是去半夏，因为伤津耗气，加人参来益气津，瓜蒌根清热生津，这是第二个或然证。

第三个或然证就是腹中痛，如果有前面的厥阴风木之气下陷到土里面形成小柴胡汤证这一个源头，那么这个腹中痛是很容易理解的，下陷之后气向里阳明发展，对应的就是甲胆横逆中土，这个时候中气更虚了，因此就去掉了黄芩，在厥阴病篇第 333 条黄芩汤的除中，其实告诉我们这是一个所有的规律，只要中气不足，就要去掉它，加的是什么？因为向阳明方向发展的这个腹中痛和第 279 条的道理是一致的，加芍药来降甲胆。

第**47**讲

柴胡类方4：第96条2

上一讲讲了第96条，讲了小柴胡汤证的主症以及三个或然证，这三个或然证都是向阳明方向发生热化的病势。第四个或然证是胁下痞硬，痞硬这一个症状在伤寒体系，一个源于火邪，另外一个源于水邪逆上顶在那里，因此这个症状涉及两个邪。那么小柴胡汤它本来输转的就是心腹肠胃中结气，那就涉及胸腹腔还有很多小的这种缝隙，这就涉及三焦气化的问题。

因此小柴胡汤这个证一旦影响到了三焦气化，肯定是有水邪的，这样就导致在这一个或然证里面火与水相互凝结，局部气血运行不畅，那么形成了痞硬，对于这个痞硬仲景给的是牡蛎，也就是生蚝的壳，这个药广东人这边老百姓怎么理解它呢？就说它是坠火的，它不是大寒的药，但是它味道是咸的，它是补益的，但是它能够把这个火坠回来，坠到哪里？能够补元气的地方，所以很多人说吃生蚝能够壮阳，就是这个道理，这个药坠火的同时它也能够行水，这样就能散痞硬这个气结。

那么现在问题来了，要想让这个火回来，柴胡证还在，那关键就是火要回来必经土，这个土要益，但是又不能太憋得实了，我们叫作壅阻，那这个时候柴胡汤里面益土的4个药当中，只有大枣的膏汁类是最多的，我们前面沟通过，它的这种膏汁是干嘛？用来补液和津，就能够安中气，这样在这个或然证里面，就去掉了益中土4个药里面的大枣，留了甘草、生姜和人参，这是这一个或然证，这个或然证寒热都有。

那么接下来的三个或然证，其中两个就是典型的虚寒证了。为了理解这两个虚寒，这涉及少阳对应着的火，在《素问·五运行大论》里面就提出来，"风寒在下，燥热在上，湿在其中，火游行其间"，那么《素问·阴阳类论》提出了少阳为游部，其实听到这里大家都明白了，这个火能够到处走、游走，和我们前面讲的三焦这个概念是非常一致的，就是小的缝隙、大的腔隙包括一些溪谷、肉分、分肉之间，那么这里面出现了另外一个概念，除了三焦，还有个膜原，所以后世不是有柴胡达原饮嘛，其实就是针对这个概念。

这个概念与柴胡对治的心腹肠胃中结气的范畴是一致的，这样在少阳枢折之后除了热证，接下来仲景论述了寒化和虚化证，那么第一个是心下悸、小便不利，接下来是咳，我们把它放在一起来参悟，因为这涉及心肺，涉及三焦，上焦这里有个非常重要的气就是宗气，祖宗的宗，因此一旦少阳枢折了，少火生气之力到这里的力量不够，那么胸中的阳气就不足，这种情况下一定会有三焦气化不利的水气上来。

因此心下悸、小便不利就很容易理解了，水气凌心，因为这里阳不够，所以去掉了黄芩，普遍规律都是加茯苓的，我们在苓桂剂反复讲过，这里就不重复了，但死记住一个"安虚阳内扰之烦，理先天元气"。

另外一个，水饮来到上焦，除了心就是肺了，一旦水饮之邪犯肺，我们讲过小青龙汤，在柴胡证出现的话，这就把太阴的矛盾转到了手太阴肺，也就是由足太阴脾转到了手太阴肺，这一个水饮因为阳气的不够，偏寒，因此就去掉了人参和大枣。

而且肺主气、主一身之气，肾是主纳气的，小青龙汤也反复讲过，这个时候肺是需要开也需要降的，要让这个气回去，因此也去掉了补中土的另外一个药生姜，加的药按伤寒体系基本上是固定的干姜和五味子，当然我们这样去按照药物理解的话，就是温化寒饮和收敛肺气了。

那么这两个药再详细地看小青龙汤的参悟或者苓甘五味姜辛汤，听那一条就明白了，它只有一口气，是这一元气一散出现的以小柴胡汤证为主枢转寒热气结的同时，又出现了水饮凌心和水饮犯肺的时候，尤其在犯肺的这种情况下太阴的矛盾的转化，那么用药的变化是非常大的。

接下来一个或然证就是不渴，那一说不渴，小柴胡汤这个证的矛盾就是土中的太阴和阳明，不渴说明太阴己土之气不足，湿气就偏多了，外有微热，既然已经到了小柴胡汤证了，那么外有微热的这个表证一定是太阳风寒表虚证，这样相应的药就出来了，不渴也反映了它没有阳明白虎汤经热证的伤津耗气。

因此"不渴、外有微热"这两个症状由博返约去掉的是人参，加的是桂枝。小柴胡汤证少阳枢机的恢复还是靠它为主的，有表证就是加桂枝。这样就把小柴胡汤第 96 条主证和或然证都和大家进行了沟通。

第 **48** 讲

柴胡类方 5：柴胡、黄芩

前面讲了第 96 条的参悟，我们一定要有"一元气、六气为一气的变现"这样一个概念，有了这个概念然后论少阳阳明和厥阴，就是在这一气的框架下面散开的气的不同的运行方式，而且源于肝胆是发温之源，一旦有向阳明这个方向热化发展的情况，根据我们前面沟通的，最常见的药并不是直接上大黄，而是芍药。

因此我们把这一类发展都归为一种热化，但是你一定是在整个小柴胡汤证这个土木不调和的三个病机，以及它不足的本气，在这样一个大的病机前提下来谈它的变化，这样就容易理解，并不是说芍药就比黄芩要凉，不是这个意思，是根据病机的变化。

小柴胡汤这个枢怎么理解？其实就像生活当中，我们安装一个门，肯定要有一个门轴的，那么这个轴如果旋转得好，门开合都非常得自如，因此少阳为枢的这个枢可以理解成门中间这个枢它的旋转的这种功能。

如果它枢转得不好，那么这个门它也开得也不好，合得也不严封啊！医学上叫它枢机不利，就是这样从生活当中来理解它就更好一点。就是这个意思，包括前面讲的小柴胡汤，苦、默默、烦、喜这些本身就是寒热气结的表现，所以它这个方包括了寒热，包括了虚实，还有外里、上下、水火、升降，那或然证里面心肺、脾胃、肝胆、大肠、小肠、膀胱三焦，涉及这么多的内容，把整个《伤寒杂病论》里面的小柴胡汤放在一起参悟的话，我们就明白都可以有枢不利，三阴界面也可以有枢不利，枢机不利的时候就看向哪个方向发展了。

我们讲过厥阴病，它不利的时候直接转为了少阳病，那它也可以转为阳明，也可以转为太阳，因为厥阴阖之后就开太阳了，阖得不好，开的太阳也不好，也可以太阳从标从本，可以见太阳的寒，也可以标热，是最大的热化，这样就再一次提出来标本中和开阖枢是学习中医的基础知识，另外一定要由博返约约为一气，这一气就是指的是一阴一阳之谓道的这个道。

小柴胡汤里面最主要的药就是柴胡，《本经疏证》里面说它：仲冬根生白弱，仲春生苗、仲夏极茂、仲秋成实。刚好是孟仲季，也是中见，也就是我们刚刚提出那个概念中、枢，那么在《本草崇原》里面提到了，它的苗是非常香的，而且这个香从地出直上云霄，这就是柴胡这个药它能够从一脏五腑至阴土或大腹属于脾的这个太阴土，也就是心腹肠胃中结气，从最下面、打坐那个人的最下面一直到上面的心，转这个中、枢，这个斡旋好了其他都好了，但是它打开的首先第一个一定是寒热气结，这是柴胡这个药。

那么前面我们也讲过不能用柴胡的情况，首先元气不足的时候，阴和阳不足都不能用，它治的是寒热气结，是个实证，那么讲过能用时配了什么，一定有这个证，相应的给到本气就好了。元气下脱的时候就更不能用，这就涉及萌芽了，可不可以用，有这个证可以，我们和大家之前参悟过，比如可以合张锡纯的来复汤，可以合肾四味。虚火上炎、阴虚发热这都是虚证，那柴胡是忌用的，这个是一定要把握的。

那么中气不足要用可以，一定要给足中气，因此我在临床用升陷汤，升陷汤有柴胡，升柴桔，如果用人参，重患者直接用红参，我们现在是用50克，一定是重用，给人身周身补气，有了这个气再来挑就没问题，这是柴胡这个药。

因此它其实是阴阳同时对治的，这就像"凡十一脏取决于胆"，就是万事万物都是靠春天的升发的，只要有春天的这种升发，冰封的大地一旦苏醒之后，这种生机一出来就是指的胆的升发之性，反映的就是少阳的少火生气的状态。这样就把柴胡这个药在临床的应用以及需要注意的事项进行了沟通。

柴芩夏另外一个药那就是黄芩了，黄芩又叫腐肠，又叫空肠，这个药死记住一点，它治的是实火，就是从里到外都是热，所以它是苦寒之性的药，那么至于说它能够清热、燥湿、泻火、解毒、止血、安胎，都是要牢牢记住。在主要治疗的基础上，再来根据它的配伍搭配，黄芩本来就是中间枯，枯的这一个特性是往上走，泻肺火，泻肺火就可以解肌中的热，小柴胡汤可以治疗高热。

既然这样，黄芩就能够清上焦的这种痰热、热痰或者火痰，另外一个，黄芩治疗上焦的火证、火热证，涉及心包、三焦，这两个都是在十二经气图里面都是相火主之，这是需要记的，因为有一个病，肺动脉高压，它肯定是虚证，但是我在临床治疗的时候，局部一定有实热证的，那就是肺的实热，需要苦寒来泄这个热，你可以用黄芪来把这个中气顶起来，但是也一定需要黄芩这个药泄局部的实热。

黄芩有两种，一种是枯腐肠，另外一种细实，比较坚硬，这种可以泻大肠火，能够退阳，能够坚阴，所以有人把它总结为养阴退阳，也总结出"枯者善入肺，实者善入大肠"，有葛根黄芩黄连汤，干姜黄芩黄连人参汤，还有《金匮》治疗奔豚的方也有黄芩。那么这讲就把小柴胡汤里面最主要的两个药进行了讲解。

第**49**讲

柴胡类方 6：黄芩、半夏

这一讲我们接着讲《伤寒一元解》柴胡类方，上一讲讲了柴胡、黄芩，关于黄芩这个药，邹润安总结了《伤寒论》里面黄芩的使用："气分热结配柴胡，血分热结配芍药、湿热中阻配黄连。"另外我们一定要记住黄芩的使用，在《伤寒论》厥阴病篇第 333 条，提出了黄芩汤与除中，因此在疑难杂病，凡是遇到中气内匮、中焦虚寒，使用这个药一定要注意。

接下来讲柴芩夏里面的半夏，半夏这个名称在张志聪《本草崇原》里面有这样一句话："五月半夏生，盖当夏之半也，又名水玉。"这句话是什么意思？其实它反映的刚好是天地一气运行处于由阳转阴、阴阳交替之际，如果我们这样参悟的话，就能够明白半夏这个药最大的一个功效就是交通阴阳！

能够明白这一个作用，那么就能够明白《内经》治疗失眠的一个方——半夏秫米汤。半夏这个药在《本经疏证》里面有这样的描述："生于三阳开泰之后，成于一阴才姤之时。"如果阴不拒阳，"阳和气布"，阳能入阴，"阴和饮不停"，这说的也是阴阳的交通。

那么在小柴胡里面为什么要用半夏？我们要回到小柴胡汤证的病机，前面已经总结了土气不足的三条病机线路，小柴胡汤证对应的是太阳病了，夜尽出太阳是最大的阳，表达它是初之气厥阴风木之气，体现的是少阳的少火生气，小柴胡汤证对应的刚好是少阳升发之气掉下来了，升发得不好，这个气掉下来，因此本身土气不足，载不住这个木，掉下来不足的这个土气里面形成的寒热气结，那肯定就是用柴胡了。

　　不足的土气，土里面包括太阴和阳明，太阴之上湿气治之、阳明之上燥气治之，小柴胡汤针对这个不足的土气，里面出现了湿气和燥气同时过盛，这样就导致燥和湿胶结在一起，形成了一个非常坚硬的土中的气结，那么这个气结一般的药打不开（我们之前讲过猪苓汤的滑石分消湿热），这种气结能够打开就是用方中的生半夏。

　　那么生半夏怎么理解它？它外面有一层胶胶黏黏稠稠的这种东西，加上它的味道又是辛的，我们都知道辛能够开这个结，半夏由于它外面有这样的东西，再加上它的味辛，就能够入到阴的里面，那么一开结不就润了嘛，这种润不就能够治这种燥了嘛，这也是《内经》"辛以润之，致津液，通气也"的道理，一旦通气，腠理就打开了。

　　另外我们知道半夏它是燥性，燥性就能够通阳啊，通阳不就能够治湿了嘛，这就是说明半夏天生就能开燥湿搅在一起的气结，《本经疏证》把它总结为"禀此阴阳相间之德，滑燥悉具之能"，这不就是刚好对治小柴胡汤证里面燥湿形成的这么坚硬的气结吗？这个气结就是我这样用语言描述很难理解它像什么。就像自然界当中，北方有红胶泥，这种坚硬的胶泥，下雨那个雨水直接是流走的，渗不进去的，因此生半夏对治的就是像胶泥这样的土气里面的气结。

　　那么比如生活当中遇到这么坚硬的土，一般的工具也打不开，要用什么？要用挖土机，所以我在带徒和带学生的时候就说你真的没办法理解生半夏这种开气结的作用，燥湿同时对治，你就想坚硬的土只有挖土机能够进去，进到土里面，把这个土挖起来再打散，就是这样形象地去比喻来理解。

　　因此半夏就能够对治小柴胡汤证这种气结，同时因为小柴胡汤证另外一个胆胃不降，在我们人身上同主降的除了胆和胃还有一个肺，这样其实半夏是降肺和胃，我们临床用的是最多的。我在2004年治疗了一个阿婆的便秘，当时用的是四逆汤加半夏、人参，用的是生半夏，这个阿婆几十年的便秘就治愈了。还有我们常见的恶心、腹胀、呕吐、咳嗽、头晕，或者《金匮要略》提出来"病痰饮者，当以温药和之，小半夏汤主之"。当然我们还有大半夏汤。

　　这样就把小柴胡汤中非常重要的三个药解释了。半夏还可用于临床的一个疾病，就是刚刚讲到的这种胶泥样的气结，和临床肿瘤疾病，大家想一下是不是非常相似啊，尤其是头部的肿瘤，像胶质瘤，不管在哪一期这个药都用，因为这些人本身颅内高压、脑水肿就会引起呕吐，那么形成了（我们）在南方所说的这种顽痰、湿痰、死血或者死痰，就用能够开这种气结的药，即使他没有颅内高压、没有脑水肿、没有呕吐，也需要用到这个药，当然前提是凡病皆为本气自病。

小柴胡汤通过第 230 条"上焦得通，津液得下，胃气因和，身濈然汗出而解"，也能够让我们明白这个药是开上焦的，这就是整个小柴胡汤方药的解释。

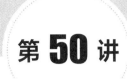

第50讲

柴胡类方7：第97条

这一讲我们接着讲《伤寒一元解》柴胡类方，前面详细地讲了第96条，总结了小柴胡汤证的病机线路以及它不足的本气较桂枝汤更加为甚。三条病机线路土中的寒热气结，气郁化火，严重化火成毒，接下来是胆胃不降。这也就是小柴胡汤组成，扶益不足的本气用参草姜枣，枢转寒热气结用柴胡、清解热毒用黄芩、降肺胆胃用半夏，就是这样理解，它是非常简单的。

但是小柴胡汤在临床应用范围之广，是源于它的病机涉及少阳，少阳不但是三阳的枢，更是三阴的枢，就是源于这一个，也是第96条我们分析的往来寒热这一个症状。

顺着第96条，仲景在第97条首先给出了4个字"血弱气尽"，这4个字其实还是第96条的病机，"凡病皆为本气自病"，小柴胡汤不足的本气在参草姜枣对应的中土，中土、中气、中焦本来就是化生气血的，已经用到了参草姜枣了，那么它的气血肯定是不足的，这是血弱气尽其中的一个理。

另外一个，师父李可老中医说过"营卫是人体抵御外邪的第一道防线"，太阴这个气血不足，在表的营卫气血肯定是不足的，那么腠理必然是疏松的，邪气肯定会进来了，这就是原文"腠理开邪气因入"，至于后面的"与正气相搏结于胁下"，与第96条一致，是缘于少阳行身之侧，只不过这里描述的是胁下。

接下来还是回到了刚刚讲的正邪分争——往来寒热，休作有时，默默不欲饮食。这里的往来寒热正邪分争怎么争？血弱气尽的正气、参草姜枣对应的中气，它尽管不足，但是它要发挥它的功能啊，那么中气的最大功能是什么？就是斡旋。它想斡旋，但是力量不够，那么邪又刚好是少阳升发之力不足掉下来的这一个寒热气结，以及已经出现了甲胆逆上化火的程度，这种情况下邪和正交争，一争又出现了一个点，是少阳为阴阳的枢。

另外一个，卫气出入和少阳是一样的，从阳热化，从阴寒化，这样就出现了第 97 条表达的"往来寒热，休作有时"，这种情况在临床，如果是表证恶寒发热，大多数情况下是同时出现的，我们只针对这个病机。

如果是在疑难杂病和一些重大疾病，我在临床遇到了患者，如果是先恶寒甚至是寒战，像广州夏天（气温）35℃，患者会冷到披一个毛毯，接下来短时间之内体温会升高到 42℃，就是高热了，那么这种情况也是厥阴的问题，也是土的问题，还是土木的关系。但是这个时候对于不足的土气参草姜枣已经是不够有力了，那么这种寒战病机在这时厥阴风木的疏泄等于是疏泄无度，患者支撑不了这种疏泄，所以他冷到 35℃ 都要加毛毯，这个时候已经疏泄到了气、元气没法固了。

因此我在临床遇到这种情况，用的是张锡纯来复汤当中的人参和山萸肉（重用），那么支撑这个木的不足的土除了人参，还有重剂黄芪，我的体会至少是 120 克，因为这个时候患者是高热，当然你要结合其他情况，你要判断这种药进去以后，这个土它能不能动得了，这是临床另外一种极致的情况，那么讲到了这点，拿出来和大家分享，但是机理是死的，涉及营卫的循行，涉及少阳为阴阳的枢。

至于默默不欲饮食，寒热都有，土木的不和，本身土就不够了、木再强再来克土，那肯定是不想吃东西。但是记住寒热都有。

难的是这一个或者有争议的"脏腑相连，其痛必下，邪高痛下，故使呕也"。脏腑相连没问题呀，肝胆脾胃肾膀胱，其痛必下，邪高痛下，立足一元解，那么这个邪高高在哪？邪为什么高呢？回到我们前面分析的小柴胡汤的病机，这个病机涉及人身主降的三个，肺、胆、胃同时不降，不降之后那么这个木气首先小柴胡汤证就是掉下来，接着横逆，再接着直升，因此这个邪高是指的木气的直升，它可以升到心腹肠胃中，可以升到心、上焦、肺（也不降），心肺这个上焦。

再一个，上焦别忘了包括三焦和心包，这就是邪高，是源于这个病机。痛下前面我们也讲过，小柴胡汤证土气这个部位一种是一脏五腑至阴土，另外一个是打坐那个人的大腹，属于脾的这个太阴土。这两个土都是在下的，相对在上焦的邪高，它都是在下的，因此邪高痛下，痛下肝脾不和，土木不和，胆胃不和。

"故使呕也"，胆胃之气不降肯定会呕的，这个时候仲景给的还是小柴胡汤主之，那就说明这个方枢转下陷土中之寒热气结，升散郁火，清解火毒，降肺胆胃，这不就是理少阳枢机小柴胡汤的功效嘛，至于后面说吃了小柴胡汤出现渴属阳明，这个在临床是非常常见的一条病机线路，而且在或然证里面已经给出了方法，去半夏加人参再加瓜蒌根。

第**51**讲

柴胡类方 8：第 98 条

　　这一讲我们接着讲《伤寒一元解》（之）柴胡类方。《伤寒论》第 98 条，第 98 条的内容是相对第 96、97 条而言，这一条我们看了之后知道它是小柴胡汤的禁忌证。

　　但是这一条里面的好多内容与第 96、97 条都是有关的，尤其我们在临床当中，因为小柴胡汤有但见一证便是，上两讲也讲过它的应用非常广泛，在临床同样一个症状，我们很容易把它辨证的界面搞错，因此还是要回到《伤寒一元解》的"凡病皆为本气自病"，同样一个症状六个界面都可以出现。那么作为一个临床医生，判断的关键就是患者的本气了，他不足的本气在哪个界面，你就在哪个界面打仗。

　　第 98 条刚好说明了这一点，原文一开始就给出了得病六七日，那么这个时间点或者这个时空肯定不可能在太阳和阳明了，起码是少阳和三阴的界面，脉迟浮弱，看到脉迟，按照六个界面的判断那就是三阴病了。

　　如果把浮弱放在一起，就非常像桂枝汤的脉浮缓，如果分开来理解，那么这个弱在三阴病，浮我们就要分析了，首先如果是中气不足、土不伏火，这个脉是可以浮的，就是迟和弱在三阴界面，那么同时又有一点浮的这种感觉，这个时候气虚生热是会的。

　　那么如果是元气不足，我们讲过水寒、水浅，这个阳都会飘出来的，因此三阴界面这个阳出来可以出现迟浮弱这样的脉。如果我们这样来分析，给出来的发病的日子和这种脉，那就不是简单的一个表或者简单的一个里了，它已经是一个表里兼具的这样一个病机了。

　　后面是恶风寒，恶风寒肯定是个表证了，但是包括第 97 条"血弱气尽腠理开"，里气不足表气肯定不足，所以这一个恶风寒尽管是表虚，在表，但是找它的源头，根据前面两个的分析，这个源头起码我们可以归到中气的不足了，又回到了"一部《伤寒论》一个河图尽之矣"，关乎土气、中焦、脾胃、中气。

接下来手足温，这个症状因为我们知道太阴病第278条"手足自温者，系在太阴"，当然前面是"伤寒，脉浮而缓"，也就是太阴病的时候可以出现手足自温，另外阳明病经腑热都可以手足自温，还有太阳的轻证并没有到手足冷，因此只是这一个症状，三阳和太阴都要考虑，由博返约这个手足温考虑最多的病机的判断还是判断在中气了，也就是说到这里为止，我们可以判断出这一条不足的本气在中气，在外可以有表虚证，在内可以生这种阴火，不管是气虚还是阴分的不够，我们都可以把它叫作内生阴火、手足温。

接下来给的是"医二三下之"，我们在学习《伤寒论》的时候会想到医生不会随便这样用下法，反推应该是在手足温这里，因为这一个判断为有阳明的热证，这个时候他不光是用一次下法，二三反映的是反复用下法，这一反复用下（法），一个是导致本已不足的里虚就更加虚了，但是如果说恶风寒，有表证也有邪，这样就导致了在表的邪气也会入里，这就是不当地用了下法导致了两个结果，这两个结果出现了什么？"不能食而胁下满痛，面目及身黄，颈项强，小便难"。

首先不能食，顺着我们前面分析的病机，就导致本已不足的中气更加内匮，东西已经纳不进去了。胁下满痛，因为少阳病本来就胸胁苦满嘛，但是我们按照前面这种分析，除了有少阳这个满痛的表达，已经有一部分因为中气的不足、升降的乖乱，那么已经有一点点大实证，向阳明方向发展的实证，不是单纯一个少阳枢机的问题了，我们在临床会遇到极多的这一类的患者。

面目及身黄这种情况下是非常顺的，就是顺着我们前面分析的病机，已经出现黄疸了，那么这个黄疸如果是单纯的太阴的寒、湿，那就是寒湿发黄了，但是胁下满痛结合这一个症状，它是有火，少阳之上火气治之，如果是向阳明方向发展，那么阳明阖不回来，燥热都在的，前面我们讲过这种黄（湿热）的形成，因此这个面目及身黄我们要考虑两个方面：一种是纯粹的寒湿，另外一种要考虑湿热。

颈项强、小便难：颈项强一个是因为有邪热，另外一个是津液的耗损，阳明津液的耗损都会导致颈项强。那小便难是水液代谢已经失常了。这个时候原文给出来的是与柴胡汤后必下重，这肯定是错了，但是为什么要给柴胡汤呢？

还是源于一个是胁下满痛，另外一个根据《金匮》"胁下满痛、身黄"，可以考虑用小柴胡汤，到目前为止为什么给了小柴胡汤"后必下重"，还是回到凡病皆为本气自病，从一开始我们就分析到了这些症状出现的关键是本气、中气不够，给了小柴胡汤，这样去枢转不光是伤中气，萌芽也会被它伤及，这个下重就是肝脾同主升，中气和萌芽都不能够升的时候就掉下来，掉下来后出现下重。

根据我们前面的分析，它不光是个虚证，局部是实证，除了气滞这一个阳明的实证，我们前面分析过它也有湿热的，因此到这里我们会分析到它的界面，中气涉及太阴阳明，另外一个厥阴这一块涉及的是元气，那已经伤到了少阴了。

"本渴饮水而呕者"和后面"食谷者哕"，其实饮水而呕根据前面、顺着这样的分析，这就非常符合水逆的五苓散证，因此这个患者到了这种情况下的损伤，已经伤到了元气了，食谷者哕，这就是后天胃气的耗损了，总的来说是一步一步，先是由于误下，接着给小柴胡汤，这样就由本气自病的中气的不足到后面伤及了元气，这就是第 98 条的分析。

第**52**讲

柴胡类方9：第99条、100条

这一讲我们接着讲《伤寒一元解》柴胡的类方，前面讲了第96、97、98条，尤其是第97条的"血弱气尽"4个字反映了小柴胡汤使用要点是不足的本气在中焦中土中气，第98条的禁忌证不但提出了要注意中气，还提出了要注意元气。

那么第99条它的症状给出的非常凝练，首先是"伤寒四五日"，按照《伤寒论》7日一个周期，四五日反映的是少阳和太阴两个界面的天数，在这样一个时空点，仲景给出的症状第一个是"身热恶风"。

其实在临床患者一说这个症状，我们第一个考虑到是温病，那就是首先考虑少阳，接着要考虑阳明。如果是"伤寒恶风"，那肯定是太阳表证。身热它不是发热，是通身都热，我们会想到第168条和169条的白虎加人参汤，它会出现时时恶风，背微恶寒，这样这个症状也要想到阳明这个界面，因此这一个症状脑袋里面会考虑太阳阳明和少阳。

接下来是颈项强，按照经脉的循行，颈两侧那肯定是少阳，后面是太阳，但是依据《内经》脖子这一块是属于缺盆系，必须要考虑阳明。这个症状我们现在见到的好多不是单纯一个表证了，一些大病、肿瘤患者出现淋巴结转移的时候，会出现这一类的症状，所以在那种情况下想让患者舒服，需要把这种少阳、阳明的伏邪透转出来，只有解压经气，使其能够较之前通畅，患者这个症状才能够缓解，因此这个症状同样是在三阳的三个界面。

"胁下满"毫无疑问了，胸胁苦满属少阳，在临床胁下这个部位的不舒服，病因除了我们都知道的肝气郁结，这种情志不畅，还有一个最容易忽略的，这个地方的气机不畅是源于精气不足，少阳没东西可枢转，它是枢，它要转，在这种情况下也会出现这个症状。这是拓展了一点点。

最后一个症状"手足温而渴者"，单独看这一个四末温可能认定是阳明了，但是我们知道小柴胡汤或然证里面就有渴，另外一个手足温这个症状在第 98 条也是有的，包括颈项强，那么这个"手足自温系在太阴"，出现了太阴和阳明两个界面都有问题的时候，这个症状也可以出现，这样第 99 条和第 98 条相比，它没有一二三下之和用小柴胡汤，没有误治，出现的这些症状在由博返约的太阳，阳明、少阳和太阴四个界面。那么在这种情况下，你一定会找一个东西，它能够同时对治，这就是阴阳之枢的少阳。

在《伤寒论》体系直接体现阴阳之枢，那就是阳明、少阳和太阴，这就是它的那类方柴桂姜，在这里面仲景直接给的是小柴胡汤主之。这一条就和第 98 条有最大的不同，前面是误治了，这一条没有，这就是第 99 条的参悟。

接下来是第 100 条，第 100 条是先讲的小建中汤，那么小建中汤我们在讲桂枝汤的类方的时候讲过，是在第 20 讲和第 21 讲，那个是顺着桂枝汤那条线展开讲的，第 100 条的原文是"伤寒，阳脉涩、阴脉弦"，对于伤寒这一个概念，那一说伤寒，我们前面有条文的"太阳病，或已发热，或未发热，必恶寒体痛呕逆"，但后面是"脉阴阳俱紧"，这里面"伤寒，阳脉涩，阴脉弦"，所以这个差别就在这里了。

阳脉也就是寸脉，它反映的上焦气血是不足的，这样它的运行是不畅，但是不足这气血会让我们想到第 97 条的血弱气尽，那就是在中土中焦脾胃了，因为它是化生气血的源头。但是在临床遇到这样的涩脉，除了要考虑不足的气血这个虚证，同时一定要考虑寒热两邪，比如厥阴病篇的当归四逆汤，那个血是被寒凝住的，当然原文给的是脉细，但临床我们经常会打到这种涩脉。

另外一个，太阳病篇第 177 条的炙甘草汤，原文给的是结代脉，但它重用一斤生地黄，血脉里面血是枯的，有郁热的，当然它血少也有血寒，这是打到这个脉时临床需要注意的。阴脉弦那对应而言那就是尺脉了，尺脉打到弦脉是属阴的，刚出道的临床医生一定要注意这个，反映的是下焦的寒，但它的源头是风木之气下陷，下陷之后出现弦脉，然后它又直升，这就对应到我们学到的肝风肝阳，因此你很容易把它理解成是一个阳脉，这需要注意。

由博返约出现了一个同样是土木不调的病机，但是它的中气根据这种脉是更加得不足，怎么来理解这个不足呢？它的火候和程度怎么样理解更恰当？我们在前面讲过不足的土气，这个土是软塌塌的，因此你要想让它成为沃土，你得先把它顶起来，这就叫建立中气，用的是小建中，这个名称给的也是小建中气，那么它的邪一个是乙木的下陷为寒。

另外一个，甲木下陷之后，陷到了营血分，就导致了血脉里面也有热，这种土木不调因为气憋在里面，就会出现腹中急痛，重在这个急了。没有力气支撑，这种邪会发生土木的不和，原文先与小建中汤，不是说小建中汤主之，吃了这个方子，有些患者可以好，那就不用管了，不差者小柴胡汤主之，我们是反推这个不差，在同样这个病机的前提下，你这样去建立这个土气却不好，那就说明这个气机不畅是需要去斡旋中枢，先把它打开，这就是少阳主枢、小柴胡汤主之的道理。

145

第53讲

柴胡类方 10：
第 101 条、229 条、230 条

这一讲我们接着讲《伤寒一元解》——柴胡类方，今天讲三条原文，第 101 条，229 条、230 条，尤其是第 101 条和 230 条有一个共性。

先看第 101 条"伤寒中风，有柴胡证，但见一证便是，不必悉具，凡柴胡汤病证而下之，若柴胡证不罢者，复与柴胡汤，必蒸蒸而振，却发热汗出而解"。其实这一条我们在总论里面已经把它的病机都讲了，但见一证这个证就是指的病机，也就是说无论伤寒还是中风，一旦这个病机变成了凡病皆为本气自病指的是中气土气的不足，土木不调形成了土中寒热气结、郁而化火甚者化火成毒、胆胃不降，有这三条病机线路对应的小柴胡汤。

当然我们在临床经常会用第 96 条的四大症状来卡这个病机，这个大家都非常熟悉，"寒热往来，胸胁苦满，默默不欲饮食，心烦喜呕"，但是通过前面这么多讲的沟通，一定记住这里面非常重要的一个点，是既有寒也有热，那么少阳这个枢机可以对治寒，也可以对治热，因此死记住它是阴阳的枢。

那么难理解的就是后面了，必蒸蒸而振，却复发热汗出而解，尽管用了下法，柴胡汤证还在，那么出现的蒸蒸而战，这就是我们前面沟通的，我和大家讲过一个病例，他会寒战的，那么最后对治的疾病的办法，原文给出的还是汗法，而且也说明复发热汗出，那就之前也有发热汗出，这句话对我们的临床帮助就很大，因此小柴胡汤对治疾病这一条给出的用的是

汗法，疏通的是腠理。再一次强调需要与少阳禁汗吐下，尤其是汗法，要分别清楚。

总的来说，但见一证便是，不必悉具，也就是基地提倡的 "用病机统万病，执万病之牛耳"，也是基地提出的 9 个字的原则 "有是气，有是证，用是药"。因此把《伤寒论》的解叫作《伤寒一元解》。

接下来看一下第 229 条，这一条仲景直接给出了这场仗，战场是在阳明界面，因此给的是阳明病，发潮热，大便溏，小便自可，胸胁满不去者，与小柴胡汤。上一条是复与，这是与小柴胡汤。其实这一条重在分辨大小柴胡汤。我们结合整部《伤寒论》里面柴胡的类方，一个偏重在阳明这个阳土的燥热实，比如大柴胡汤证有 "心下急，心中痞硬" 这样的症状；一个就偏重在参草姜枣对治的太阴这一个阴土的不足，一讲到这里就要想到第 97 条的血弱气尽。

阳明病发潮热，这肯定是阳明的腑实热，但是后面给的大便溏，那很清楚是属于太阴的虚，结合小便自可，由博返约这一条说明了中气并未虚到太阴病的虚寒程度，比如理中汤，阳明也未热至尿少的程度，在这种情况下，原文给出一个症状，胸胁满不去，这就说明这一条是兼有阳明、太阴、少阳三个界面的邪气，那当然是走捷径了，用少阳枢，因此给了与小柴胡汤。

接下来看一下第 230 条，战场还是在阳明界面，那就是阳明病，胁下硬满，不大便而呕，舌上白苔者，可与小柴胡汤，非常优美的是下面这句话："上焦得通，津液得下，胃气因和，身濈然汗出而解。" 大家看这一条，最后对治的办法还是汗出，也就是汗法。

其实这一条难理解的就是白苔，我们在临床看病的时候，遇到这样的舌苔，脑袋里面第一个会想到太阳寒水，第二个会想到太阴的湿邪，胁下硬满，不大便，这没有异议是阳明，呕和胁下这个部位又对应的是少阳。那么这一条其实与第 229 条是一样的，太阳、阳明、少阳、太阴，治疗一样是捷径，那就是和原文一致，与小柴胡汤，关于最后这一句话 "上焦得通，津液得下，胃气因和，身濈然汗出而解"，有的医家把它说成是阳明汗法取胜，这个阳明根据原文，它对应了同具土金合德的肺胃。

那么这样的语言我们在之前反复交流过，这一句话大家想一下，是不是与《内经》的一段话非常相似，就是《素问·四气调神大论》里面：

"天气清静光明者也，藏德不止，故不下也。天明则日月不明，邪害空窍，阳气者闭塞，地气者冒明，云雾不精则上应白露不下。"那么这一条恢复的刚好是云雾精则上应白露得下，这样就告诉我们学习伤寒需要学习《内经》，《内经》的知识可以帮助我们理解伤寒的条文。

那么最后这句话也表达了第一上焦肺胸膺膈肋阳明主阖主降功能的恢复，第二表达了肺为水之上源，第三表达了肺胃同属阳明同主降，阳明一阖坎水自足。因此元气增强后太阳和太阴它们两个都是主开的这个功能必增强，那么气血化生就有源了，营卫就自和了，腠理自然就疏通了，这个邪气它会由里至表、最终原文给出的还是汗法而解。那么不足的这个本气呢？中土胃降脾升，中气就恢复了斡旋的功能，那么原文当中的胁下硬满不大便而呕，这一个局部实证，这个气机就自然而然就解了。

第54讲

柴胡类方 11：第 231 条、232 条

　　这一讲我们接着讲《伤寒一元解》——柴胡类方，今天顺着上一讲把第 231 条和大家进行沟通，原文直接给的这场仗在阳明界面打，但是已经给了是阳明的中风，那么这一条我个人认为我们单纯用阳明界面中风风热之邪导致的气机郁滞来理解，后面的症状比较难（理解）。

　　还是回到气的一元论，这一气一散就是六气，而且人本来来到世界就是秉了天地阴阳五行之气而生，我们身体里面就是这六气，这样如果说阳明中风，脉弦浮大，如果理解为弦是少阳、浮是太阳、大是阳明可不可以？也可以。但是我们结合后面短气，那么阳明界面这个短气就要考虑壮火食气，这样把阳明中风"脉和短气"放在一起，由博返约，结合我们前面分析过，弦脉是属于阴脉，那么这个弦脉反映的是土气不足、土失载木的风木的直升了。

　　这个时候浮大脉除了考虑太阳、阳明，或者阳明中风的邪热，一定要注意，在临床遇到这一类脉要注意元气的耗散，就是它已经在把元气往外疏泄太过了，在临床这种患者非常之多。

　　"腹都满，胁下及心痛，久按之，气不通，鼻干，不得汗。"

　　整个腹部都满，那么这个腹还是回到我们前面总论里面提到的，用一脏五腑至阴土来参悟，这里面整个气机是堵的，但是如果有其他五腑，尤其是三焦和膀胱，那么对于后面的症状黄疸、小便难就容易参悟了。

　　胁下没有疑义，肯定是在少阳。那么这一条是胁下及心痛，单独来说心在上焦，我们都知道心胃同病，那么也就是说胁下及心痛这个胆胃之气逆上，《内经》有一句话是"二阳之病发心脾"，这也能够解释胁下及心

痛，但是这个时候既然影响到了心，脑袋里面这个上焦一定要记住，心肺同居上焦，你要想到会不会影响肺，因为我们前面讲过肺、胆、胃是同主降的，有没有影响呢？

影响的是在后面一条第 232 条，"不尿、腹满、哕"，这就是整个气机都堵死了，形成了关格大证。还有这个肺，我们知道它既是水之上源，而且肺主一身之气，如果这个邪里面的都解了，那么到了这个肺，对应的太阳表只剩下表，其实第 232 条也给了脉，但浮无余证，是麻黄汤，因此这样我们就能够串起来这一条，它所表达的六合之内的气机是怎么变化的。

那么至于后面出现的黄疸，有些医家认为（第 232 条）麻黄汤给的是不对的，因为前面（第 231 条）是黄疸，但是我在讲麻黄汤类方的时候，和大家讲过基地有 "5 个麻黄汤"，有这么一个方，它的参悟的重点就是麻黄这个药它是宣通全身的腠理，也就是我们人身无处不腠理，当然三焦膀胱者，腠理毫毛其应，这也是非常直接的，那能不能治黄疸？那么基地的成云水医生也就是明医堂的明 3，他就用 5 个麻黄汤治疗了一例急性黄疸的患者，很快治愈，那就这一条我们临床得到了验证，我们认为这一条是对的。

久按之，气不通，按照我们的生活常识，如果是个大实证，是不喜按的，如果是个大虚证，久按是喜按的，而且会舒服的，但是这个久按则气不通，那就说明了除了虚也有实，因此这个症状反映了虚实都有，由博返约结合前面的分析，那么这个症状中土气虚而气滞，这就涉及中土脾胃了，脾不升胃不降，同时也要想到肺胃同主降，那就脾不升、肺胃都不降导致的气虚而气滞，当然你能够把肺胆胃拿来，因为后面有黄疸，拿过来一起理解就更好。

接下来我们要参悟鼻干，一说鼻干我们都知道是阳明热、阳明的证，但是它后面不得汗，可能又觉得是太阳表闭了，这就说明如果是阳明的经热证，它是有汗的，那么鼻干不得汗，这个鼻干的阳明证就推到了入最里面的阳明，排除了阳明的经热证，那就说明目前这个不得汗可以有太阳表，但是由博返约，目前不在太阳表，也不是阳明的经热证，那么就把这个邪入里的这一个阳明界面推到了第 184 条对应的阳明，阳明居中主土也，这就回到了这样一个阳明。

前面腹满我们推到了至阴土，那么这一条这样来理解，后面的症状就很容易参悟了，再把"不得汗，嗜卧、一身及目悉黄，小便难、有潮热、时时哕"这几个症状放在一起，第一个判断全部进到里面了，嗜卧这一个症我们都有体会，它可虚可实，有潮热就是阳明腑实热进到里面了，时时哕，胆胃气郁在那里，逆上不降，但是没有给出真正阳明腑实热的大便干硬啊，那我们反推，阳明界面的邪一定会影响到太阴，因此这一个黄疸和小便不利就容易理解了。

由博返约总结一下，这个无汗是属于中土壅阻的气机进一步郁而化热，太阴的湿和阳明的燥形成了湿热实证，陷到了第 184 条阳明或者是基地总结的在里在内在深的阳明土，既然陷到了最里这个阳明土，那腠理肯定是不通的，这种情况下阳明右降肯定是受阻的，那么阳明的特点是多气多血，这个邪就会深入到阳明的血分，形成瘀热在里的黄疸，水道自然是不通的，这样我们就能够把这些症状用一个机理来解决了。

这里需要注意的就是"时时哕"这个症状，一旦出现这个症状，除了大实证，一定要注意这个时候三阴本气有没有耗损，耗损了多少。到了危重病的时候，就是后天胃气的败呀，那么会不会出现呢？再下一条第232 条给出了我们前面讲过的"不尿，腹满，哕，不治"。

这样就把第 231 条和第 232 条一起讲，因为它是从第 229 条一直顺下来的，后面的耳前后肿刺之小差，耳前后阳明和少阳的经脉都过的，因为阳明之脉出大迎，循颊车，上耳前，过客主人，那么手足少阳经都是从耳后入耳中出走耳前，用这种刺法能够使局部的郁热减轻、散一部分，但是其实对全局的这种作用并不大，所以原文给了小差。

那么因为我们已经明白了这一条的阳明对应的是第 184 条在里在内在深这个阳明，因此这个阳明是属里的，那么相对而言这个少阳就是属表的，这就是后面的外不解，病过十日脉续浮者，从那个里再出来叫续浮与小柴胡汤，这样这一条它涉及最主要的阳明、少阳、太阴，但是也有太阳，在第 232 条"脉但浮，无余证者，与麻黄汤"不就是一个验证吗？

第 **55** 讲

柴胡类方 12:
第 144 条、143 条、145 条

这一讲我们接着讲《伤寒一元解》——柴胡类方,今天讲一个临床非常有帮助的,仲景把它叫作热入血室。这一个热入血室在《伤寒》《金匮》各有三条,几乎是一样的,我们首先看一下第 144 条,这一条是小柴胡汤主之,原文是"妇人中风,七八日,续得寒热,发作有时,经水适断者,此为热入血室,其血必结,故使如疟状,发作有时,小柴胡汤主之"。

这一条前后文其实互相是参照的,首先我们能明白这个人来了月经,中风,续得寒热,就是说中风是有寒热的,七八日这个时间,六日就转了一圈,那到了七八日对应的就是阳明和少阳,这个时候出现什么呢?寒热发作有时,根据我们前面讲的总论以及那么多条文,那就卡在了少阳,就会想到小柴胡汤了。

这个妇人出现什么呢?接下来月经停了,这种情况重点把它叫作"热入血室,其血必结",因为热进到血室血结了,但是后面给了"故使如疟状,发作有时"。这就说明尽管血结,但是它的症状还是少阳枢折,所以用的药还是前面反复说的小柴胡汤,直接就是主之。

这一条在临床多不多见?非常多见,轻的患者不需要用活血药,这个结了的血只需要解决形成血结的源头,就是那个热,那就是少阳的热了,也就是小柴胡汤证对应的病机,只是仲景把它叫作热入血室,这是第一点,不需要用活血药。

在临床常见的是什么？中学生这些小女孩来了月经照常洗头，到一定的时候来着来着，然后月经突然之间就不来了，她也不懂，也不管，那如果是有点不舒服，确实就是寒热往来这样，类感冒的症状，吃一点小柴胡颗粒冲剂也就好了。这是临床也常见到的，如果反复这样，那用的也是小柴胡汤。还有些人如果是第144条这个证，完全进到了身体里面形成了伏邪，那么就会出现每逢经期发病，这个时候就是用小柴胡汤，但是时间久了一定会变化的。

还有一类人，就是人流药流后的这些妇女，这个时候身体的抵抗力是弱的，即使中风，她也自己不一定能知道，有点寒和热她也不一定觉得这是病了，那么定期去复查，医生就会说子宫复旧不良，宫内有积血，这也是临床常见的。

我治的一个患者是人流之后来了两次月经，宫内的积血都不消，那么前面大家都会想到，都是用的小柴胡加活血祛瘀的这些药，我看这样都不行，就想到这个人结住血，她是个虚人，用的是引火汤合的小柴胡，所以她就已经变化了。这个时候再活血不管用，这个血是因为热进去之后又变成了水浅不养龙的热和血搅在一起，解决那个热的源头，再把前面小柴胡汤这个热入解决了，积血就消失了。这是第144条对我们临床的帮助和常见的一些现象。

接下来是第143条，这一条原文是"妇人中风发热恶寒"，这就直接给了症状了，表证，这个时候来月经了，经水时来，得之七八日，还是这一个时间点，对应的界面是一样的，那她出现什么症状？热除而脉迟身凉，看到这句话我们会想到什么？汗出热退脉静身凉，因此脉迟就告诉我们这个妇人里气不足，表的证已经陷进去了，接下来仲景给的是"胸胁下满如结胸状，谵语者"，结论是一样的，热入血室，胸胁下满又告诉我们少阳的界面，但后面多了如结胸状，为什么呢？这是源于中医学对血室的认识。

第一个就是肝主藏血、主疏泄，这个我们都会想到了，它对气血的调节。另外一个就是冲脉，冲为血海，冲脉是十二经脉之海，它其中一条的循行就是夹脐上行，至胸中而散，因此既然热到这个血室，那么第143条就给出了与冲脉相关的如结胸状，但是已经告诉我们排除了结胸，这就说明第143条表达的病机是邪热很盛，界面是少阳和阳明。

仲景给的方法是"刺期门，随其实而泄之"，这就要参悟一下期门，所有带门的都是出入之门户，期门是肝经的募穴，它的位置刚好在前正中线、侧正中线的中间位置，也就是说既不阴也不阳，非常类同少阳为阴阳之枢，又是肝经最上面的一个穴，那么下面的章门穴没有物质向外传送的，它处于一种虚空的状态，也就是期门这个穴位命名就是它承担着收集气血到这里的一个任务，所以叫作期门。

它又是一个交会穴，哪些交呢？太阴、厥阴和阴维穴的交会穴，但现在它是一个热证，那就对应了相表里的阳明和少阳，这和前面的症状完全符合，前一条用小柴胡汤，这一条是刺期门。

下面一条是第 145 条，第 145 条它是不吃药，也不需要刺法。原文是"妇人伤寒发热"，这也把表证给了，经水适来，这个时候来了月经，也就是经期，那出现了什么？"昼日明了，暮则谵语，如见鬼状"，结论一样，此为热入血室，但是处理的方法是"无犯胃气及上中二焦，必自愈"。这一条首先看暮则谵语，这就是属阳的卫气与血室中的邪热发生了同气相求，因为入夜的时候阳气是属于收敛的状态，那卫气行于阳二十五度，行于阴二十五度，这个时候同气相求，就加重了血室中本已有的邪热，因此扰神谵语这是这一条的关键点。

这种情况非常轻，因为昼日明了，就提示我们尽管有谵语对应的是阳明界面的热，但是不能用承气法，为什么？因为仲景说不能伤胃气，这也是前面第 144 条用小柴胡汤的道理，由小柴胡汤的病机所致，就马上要想到小柴胡汤的病机不足的本气是什么。

因此这一条就给出了方法，尽管有不能用下法伤胃气，也不能用汗法，因为它有伤寒发热，汗法一个是劫中焦，尤其是劫胃中的津液，另外上焦的津液，所以它让你无犯胃气及上中二焦，但是这一条无形当中也说明了不用刺法，也不需要吃小柴胡汤，必自愈。这就是《伤寒论》三条热入血室和大家的沟通。

第**56**讲

柴胡类方 13：第 148 条、266 条

这一讲我们接着讲《伤寒一元解》——柴胡类方，今天讲第 148 条，最后再讲一下第 266 条，因为这两条有一个共性，都有"脉沉紧，与小柴胡汤"，比较复杂的是第 148 条。

原文首先给出"伤寒五六日"，在这一个时间点邪向里传，三阳界面首先考虑少阳，三阴界面那就是少阴、厥阴了，头汗出，微恶寒，那我们首先考虑一个是阳明，一个是太阳，再看后面的症状手足冷、心下满、口不欲食、脉细，把这几个症状结合脉放在一起，临床遇到这种患者，第一个考虑他是有三阴病，但是中间它给了一个大便硬，再结合前面有头汗出，那么这两个症状我们会考虑到是阳明的邪热，那么就要返回来再考虑了，心下满，口不欲食，它不是说不能食或不食，是不欲，与小柴胡汤证的默默不欲饮食很相似。

心下满，胸胁苦满，再结合第 146 条，他是心下支结，也有微恶寒，第 147 条提出了微结，有头汗出，不是心下满，是胸胁满，那我们就要再一次判断这个病机，考虑到这里面有少阳这个经气郁热、经气不达的病机。那么大便硬、头汗出肯定有阳明的邪热的。

这样分析，仲景后面给出来的条文把这一个叫作"阳微结，必有表，复有里也"。那么这个表就是太阳、里就是阳明，因为在"辨脉法第一"里面它给了一个"阳结"的定义，首先"脉浮数"，接下来是"能食"（第 148 条是口不欲食），然后是"不大便者，此谓实，名曰阳结"，这一条阳结就是二阳合明重在阳明了，这也是第 148 条最后"设不了了者，得屎而解"，强调的也是一个阳明。

那么这一条包括脉细以及后面的脉沉，亦在里也就是说沉细脉，如果是表邪陷到里，这个气机郁结在那里，可以出现沉细脉的，以及后面仲景是用排除法，但是提出了脉沉紧——邪气首先一定是陷进去，陷进去郁结的实证可以出现沉紧脉，那么这一个"脉沉紧，可与小柴胡汤"就是第266 条的内容了。

因此不管后面"假令纯阴结"这些内容，卡死的是半在里半在外的少阳柴胡证。

那么后面第一个提出了"汗出微，阳微"，假令纯阴结把这三个放在这里，这就是有争议的，有的医家提出汗出微、阳微结，这样就是和前面是通的，又与后面这个纯阴结形成了一个对照，就是这样理解也可以，因为病机是一样的。

另外一个，这里面的"大便硬，头汗出"，强调的邪热以及后面"不了了之，得屎而解"还是以阳明为主，因此这个"汗出为阳微"可以参悟为阳明的邪热，它不是很盛，如果阳明邪热盛，就不只是头汗出，这个火会迫津液外出肌表或者肌肤的，因此这两种参悟我个人认为，如果你能够明白这个病机，都没问题，排除法：纯阴结不得复有外证，悉入在里。脉虽沉紧，不得为少阴病，所以然者，阴不得有汗，今头汗出，故知非少阴也。这是排除法。

那么现在我们在临床常见的一个是手足冷，除了三阴、阴寒盛可以出现，一定不能忘了少阴界面阳郁不达的四逆散证也可以，还有厥阴病由于厥热胜复的特征，热深厥深也可以，这是对临床帮助最大的。

另外"头汗出"这一个症状在《伤寒论》里面有 10 条，《金匮》痉湿喝里面湿病有 2 条，妇人病有 2 条头汗出。头汗出，阳明邪热就是阳微，不是很甚，它循经上越到头可以表现，但是如果是少阴（之前我们和大家沟通过）就是少阴病阳微、亡的时候，部分患者会出现头汗出，这就是此处的手足冷、头汗出。

另外一个是大便硬，大便硬在少阴界面我们之前也沟通过，如果水寒龙火飞，这个火飞到了肠道，表现为离位的相火，这个火耗损津液会出现大便硬，这种情况下大便硬的第一个源头是离位的相火，离位相火的源头就是少阴的阳微、寒邪盛。所以这里面一个一个分析，每一个症状都要用心去参悟才行。

那么后面"可与小柴胡汤，设不了了者，得屎而解"，我们前面已经讲过了第 230 条，小柴胡汤本身就有"上焦得通，津液得下，胃气因和，身濈然汗出而解"，它可以津液得下和这个胃气，因此我在临床的体会是如果小柴胡汤这个药能解决了，只是留一点点余热的话，是不需要再治疗的。

假如除了小柴胡汤这种力，还差那么一点点，那这个时候就靠医者的判断了。因为这里面已经有三阴相应的症状了，这个时候我们可以借助另外一条路，那就是肺这个辛金，用一两味药把这个金气下压的力加强，就可以避免后面这一个了。

当然有的医家认为有小柴胡加芒硝汤，这就靠我们临证遇到的那个患者具体的情况而定了。所以比较麻烦的是第 148 条。

那么第 266 条重点就是这一个"沉紧脉与小柴胡汤了"，按照第 148 条的参悟邪气陷进来，这种郁结、气机的郁结可以出现，另外一个小柴胡汤不足的本气已经是中气了，那么它可以（形成）这个不足的土气里面的寒热气结、它是个实证，这样就能够解释这一条了。

第**57**讲

柴胡类方 14：第 266 条、146 条

这一讲我们接着讲《伤寒一元解》——柴胡类方。

上一讲讲了第 266 条最后的脉以及小柴胡汤，不知道大家有没有想过，为什么这一条给出了未经吐下直接转入少阳呢？回归到《伤寒一元解》，"凡病皆为本气自病，一部《伤寒论》一个河图尽之矣，河图运行以土为中心论"，这就说明患这一条疾病的人，他先天禀赋不足的土气刚好对应了小柴胡当中参草姜枣对治的土气。

前面也讲过日出一刹那，太阳、厥阴、少阳这三个概念是重叠的，三个内涵是同时存在的，这也就是小柴胡汤首见于太阳病篇的道理了，也就是说患这条证的这些人日出后很快出现了因这样不足的本气，这个土无法支撑东方，我们叫作甲乙木——厥阴风木升发之气。

小柴胡汤证指的就是少阳少火生气之力不够了，不够之后就掉下来了，下陷到不足的土中便是第 266 条的原文："本太阳病不解，转入少阳者，胁下硬满，干呕不能食。"顶得很实，"往来寒热"这就是寒热气结，"尚未吐下"本气自病，"脉沉紧者与小柴胡汤"。

接下来我们就讲小柴胡的类方，柴胡类方非常简单，和太阳在一起的有柴胡桂枝汤，和阳明在一起的有两条，一条是小柴胡加芒硝，一条是大柴胡汤，这个都是我们临床打仗经常用的方，稍微复杂一点的是柴胡加龙骨牡蛎汤，还有一个非常有意思的太阳、阳明、少阳和太阴 4 个界面同时存在的柴胡桂枝干姜汤。

我们看一下第 146 条的原文，"伤寒六七日"，转了一圈了，"发热微恶寒，肢节烦疼"，这是典型的太阳表证，"微呕，心下支结"是典

型的少阳证，外证未去者柴胡桂枝汤主之，后世把这一条叫作太阳少阳合病，既有太阳风寒表虚桂枝汤对应的气的下陷，又有刚刚讲的第266条少阳升发不利掉下来的气，那么不足的本气依然是土气，这就是这一条。

那么这一条关键是理解太阳表是桂枝汤证，根据日数以及"肢节烦疼"，我们会考虑桂枝汤，但是再参照太阴病篇第274条，"太阴中风，四肢烦疼，脉阳微阴涩而长者为欲愈"，以及第275条"太阴病脉浮者，可发汗，宜桂枝汤"，这样就定为桂枝汤和小柴胡汤的合方。

那么这一条我在临床用得最多的治疗发热，一种情况是反复的高热，这一类患者曾经用过汗法，不管是自己盖被子出汗、饮水，还是服用退热药，特点是汗后体温可以退至正常，也可以降一部分，但是很快又出现了高热。

在这种情况下，等到我们遇到患者的时候，他已经是无汗的了，浑身都热，很多人伴有头痛，但是就是因为前面那个过程，桂枝汤证已经掉到了这个患者的身体里面形成了伏邪。

这种情况下，当我们判断出有少阳枢机不利的小柴胡汤证的时候，那么就是柴胡桂枝汤，因为反复高热，通身都热、头痛，需要加合厥阴和阳明的两个药，我一般用石膏120克、乌梅30克。

因为反复出汗伤津，根据大便的情况，可以加用冰糖或者冰糖和白砂糖，冰糖和乌梅的量是各30克，也就是《圆运动的古中医学》里面的乌梅冰糖水。其实讲到这里大家都知道这已经是温病了，但是它的源头有桂枝汤证，这里面需要注意的是我们在用冰糖和白砂糖的时候，一定要反复问患者平素大便的情况，如果容易干，就两个一起用，如果容易拉肚子，加冰糖，注意，因为白砂糖它有滑肠的作用。

另外一种情况是初期的感冒、头痛、发热，人比较疲劳，但是像小柴胡汤证我们都知道舌苔是白的，这些患者他是有黄腻苔，或者是黄白浊腻苔，一部分人中间是黄厚腻苔，那么大便会像糖泥一样的，大便黏滞不爽，这个时候就是柴胡桂枝汤，加葛根用的是四两——60克。

柴胡桂枝汤还有需要注意的一点，它不是像和解剂那样的煮法：去渣再煎。因此这个方就重在表了，也就是它的战场是表，那么这一条提出了外证未解，这个外证按照《伤寒论》的排序，太阳、阳明、少阳，太阳为表，少阳就为里。

　　一种参悟我们可以理解为太阳表没解，另外一种我们刚刚分析的第266条和之前分析的桂枝汤，它们不足的本气都在土，发生的病机都在起步的厥阴风木东方这一个气，只不过是两条病机线路，同时因为这个土不载木而掉下来，因此这个外证未解，也可以把这两个用《伤寒一元解》理解为都在太阳。

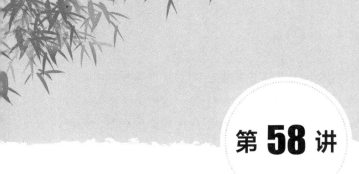

第**58**讲

柴胡类方 15：第 147 条

　　这一讲我们接着讲《伤寒一元解》——柴胡类方，今天讲第 147 条，这一条就是我们反复强调的少阳既是三阳的枢也是三阴的枢，它是阴阳之枢最典型的代表条文。看下第 147 条的原文："伤寒五六日，已发汗而复下之，胸胁满微结，小便不利，渴而不呕，但头汗出，往来寒热心烦者，此为未解也，柴胡桂枝干姜汤主之。"

　　那么伤寒五六日，按照这一条后面的症状，我们考虑最多的六个界面中是里面的少阳，当然结合第 148 条也要考虑三阴这个界面，不管是少阳还是三阴、后面既用了汗法又用了下法，都是错误的治法。但是没有医生会乱用，这也反过来说明这一条肯定是有太阳和阳明两个界面的症状的。

　　那么这样治疗之后，那重点就是这一条的邪和正发生了什么。既汗又下，有太阳表，一定是太阳风寒表虚证对应的桂枝汤了，这个我们前面反复沟通过。至于是整个方陷进去还是方里面的桂枝和芍药，要结合后面的病机，比如第 172 条的黄芩汤。

　　仲景本来就给了太阳少阳合病，但是很多人认为这个方里面没有太阳的影子，按照《伤寒一元解》，东方甲乙木甲胆不降逆上所用的芍药甘草汤不就是太阳病了的方药吗？因此就看我们怎么去参悟了。

　　那么本气呢，少阳、支撑少阳（五六日胸胁满包括微结、往来寒热、心烦对应的就是小柴胡汤），支撑它的就是参枣姜草，在这个前提下既汗又下，那就说明这四个药对治土气进一步的受损，那么不足的这个土考虑的肯定是太阴，这是一种参悟。

　　另外一个按照《伤寒论》的排序，少阳之后就是太阴，它的排序依据的就是本气越来越少，因此我们首先考虑也是太阴。这样就能够推出太阴的虚化寒化，也就是中阳的不足，这一条给的干姜，这也是干姜与炙甘草搭配温中阳的道理，那么生姜、大枣、人参就不存在相应的病机，因此这一条去掉了这三个。

那么这个不足的本气除了太阴还有阳明，依据标本中、开阖枢，这个时候太阴已经虚寒了，阳明从中发生了同样的本气不足，但是阳明之上燥气治之，它的本位本气的邪是存在的，这也是这一条"渴、但头汗出"给出这样一个阳明界面相应的症状以及给出了瓜蒌根、天花粉的道理了。所以这一条对临床帮助非常大。

那么胸胁满微结、往来寒热心烦是典型的少阳证，但是我们不能忘了小便不利，一个少阳柴胡证或然证里面有另外一个，我们反复强调少阳枢机不利，一定会与元气之别使、三焦水火之道路和水道出焉这些功能密切相关，所以小便不利也应该放在少阳这里。

那么阳明界面"渴、但头汗出"这一个邪热也会热迫膀胱影响小便，更何况阳明病篇我们会想到另外一条："若脉浮发热，渴欲饮水，小便不利者，猪苓汤主之。"因此在临床遇到这一类患者的时候脑袋要这样想。

那么针对太阳风寒表虚证的桂枝汤，桂枝本来就有温阳化饮的作用，太阳病篇的五苓散，太阴已经出现了干姜、炙甘草对治中阳不足了，水液的气化功能必受影响，"中气不足溲便为之变"，因此这一个症状，这一条里面的小便不利会让我们想到 4 个界面。

另外对这个微结的参悟，针对这一条我个人认为有三种参悟方法。第一种它反映的就是三阳都存在微结，当然因为和胸胁满微结放在一起，少阳微结是毫无疑问的，我们再结合第 148 条"渴、但头汗出"，这一个阳明的微结也是存在的。当然有人认为第 147 条是少阳微结，第 148 条是阳明微结，这样可不可以？也可以。关键是你遇到那个患者，一定要把这些概念在脑袋里面快速地转。

那么具体到这一条，第 147 条有两个药，一个是牡蛎对治的阳气郁结出现的邪热凝滞了气血津液，影响到了少阳的枢机，那么这个药在这一条还有一个"头汗出和心烦"，我们在临床遇到更多的是，一旦这两个症状同时出现，头汗出一定要想到浮阳上越也会出现，这也就是第 148 条仲景反复强调少阴的道理了。

　　再一个，牡蛎这个药结合这一条的方，没有大枣与小柴胡汤或然证里面的胁下痞硬（那就说明）是同一个道理，用牡蛎去大枣，这样我们前后针对小柴胡汤土中那 4 个药前后这样分析，它是照应的。还有无呕这一条，临床治呕，一个生姜、一个半夏，是我们常用的药，那么这一条无呕也就是小柴胡汤里面的药去掉了半夏、生姜的另一个佐证了。

　　另外渴，渴就是用瓜蒌根，我们说天花粉，在伤寒体系一旦渴，它的普遍规律用瓜蒌根去半夏，这样我们前后互相佐证，这一条柴胡、黄芩治疗少阳主证的药是没变的，本气不足的这个土变成了干姜和炙甘草，去掉了小柴胡汤里面的半夏、生姜、人参、大枣。

　　因为这一条相对而言，少阳和阳明这个邪热在上，它伤损的津液并不是很盛，而且中土已经变成了干姜和炙甘草，这也是去掉了之前小柴胡汤中的人参、生姜和大枣，也就是说补的和这种温散的，没有这种气了。这就是这一条。

　　另外一个对于瓜蒌和牡蛎这两个药它是水热并治的，因为在《金匮》有瓜蒌牡蛎散，治疗百合病渴不解者，这就是这一条它涉及太阳、阳明、少阳、太阴四个界面，刚好是按照《伤寒论》本气越来越少排序出现，因为对临床的帮助很大，所以这一条的参悟非常重要。

第 **59** 讲

柴胡类方 16：大柴胡汤
（第 103 条、136 条、165 条）

这一讲我们接着讲《伤寒一元解》——柴胡类方，今天讲大柴胡汤，这个方在《伤寒论》有三条、《金匮》有一条，其实这个方如果我们理解了前面讲的小柴胡以及少阳的内涵，对于大柴胡而言就理解起来非常容易了，而且我们在临床也很清晰，它就是一个少阳、阳明两解的方。

先看一下第 103 条："太阳病，过经十余日，反二三下之，后四五日，柴胡证仍在者，先与小柴胡汤。呕不止，心下急，郁郁微烦者，为未解也，与大柴胡汤，下之则愈。"

那么这一条经过了这么多天，仲景直接给了反二三下之，说明是误治，但同时也说明它是有阳明界面的症状的，再经过四五日柴胡证仍在，那就说明之前也有，这种情况下在临床我们需要考虑什么？

第一，这个太阳病是没了，那么太阳的气经过这样的反复下，有没有陷到里面？陷到里面是原有的气还是发生了变化？是需要考虑的。

另外一个，反复下一定要考虑中气，因此在这种情况下，如果说柴胡证仍在，而且阳明也没解，那我们肯定是先用小柴胡汤，原文是先与小柴胡汤，之后"呕不止，心下急，郁郁微烦者"，之后出现了既有太阳又有阳明的症状，所以关键就是这三个症状了。

其实大柴胡汤的方重点就在第 103 条的参悟了，尤其是呕不止、心下急，那么这个呕和心下急都是急重症，非常急，那首先要解决呕，止呕，当然少阳喜呕，那么阳明邪热这种邪热盛会导致胃气不降，但是这一条从原文这样给，从太阳病来，而且是如此的剧烈呕吐，一定要想到太阳寒水之气。

不停地呕其中一条病机线路还是来源于太阳的寒水之气；心下急，这么急迫的一个症状，我们前面沟通过是太阳病了，其中一条病机线路就是甲胆不降，心下急横逆过来，因此这一条心下急除了有阳明的邪热（当然我们现在反过来解，很清晰大黄、枳实），一定有形成邪热的源头，那个源头是病了的太阳，这也是大柴胡汤由小柴胡汤本来就有三两的生姜又加了二两的道理。

解决阳明的里热用大黄、枳实都很容易理解，但是还有三两芍药的道理，这一条我个人觉得难点是在这里。先与小柴胡汤还有个目的，我们前面沟通过第 230 条，上焦得通，津液得下，胃气因和，身濈然汗出而解，小柴胡汤本来是解阴阳的枢，它完全可以解决一部分阳明病的，这也是这一条先与小柴胡汤的道理。

因为这一条已经形成了阳明的里热实证，因此人参和炙甘草不对应这样的病机，那么关键就是生姜了，止呕我们知道小半夏汤生姜、半夏的搭配，另外一个是生姜和大枣的搭配，我们会想到第 97 条的血弱气尽，因为少阳证还在，这样生姜和大枣就可以呵护中气，那就保证了后天营卫气血的化生。

还有一个，是生姜和大黄的搭配，一升一降就可以升散降泄，一温一寒，生姜这个药的使用就有助于大柴胡汤两解少阳和阳明，那么能不能解决太阳？其实我们临床常用柴胡和生姜，两个药都能够到达表太阳，所以大柴胡汤重用生姜五两，会有起码是 4 个方面的作用。这是需要临床考虑的，包括十枣汤、葶苈大枣泻肺汤，都是用大枣的，在前面我们讲大枣的时候已经和大家沟通过了，关键是临床对病机的把握。

接下来是第 136 条："伤寒十余日，热结在里，复往来寒热者，与大柴胡汤。"这一条就非常简单了，先告诉你病在阳明，接着有少阳典型的症状，所以两解就清，这是没有疑议的，这一条与大柴胡汤。

第 165 条是唯一的一条"大柴胡汤主之"，伤寒发热，汗出不解，凡是伤寒发热汗出不解的，我们首先要想到少阳和阳明，心中痞硬，它不是心下，那我们首先会考虑到心腹肠胃中这个结气，那就是在少阳，呕吐而下利因为少阳不解了。

那么这种吐利既见于少阳，一定也会见于阳明。呕吐容易理解，在前面第 103 条，关键是下利，这个时候的下利是湿热加火的，所以出现的这种大便是臭秽、排解不畅、肛门灼热，甚至矢气都是臭和热的，这就是大柴胡汤证的下利，它不是像大承气汤证那么严重的程度，但是病机有一部分是一致的。

因此有人把大柴胡汤中的大黄和枳实看作是大承气汤的一半，病机一样，那么大黄、枳实照用。《金匮》是"按之心下满痛者，此为实也，当下之，宜大柴胡汤"，与第 103 条下之则愈一样，那么《金匮》这一条临床更常见的宿食宿便对应阳明以及少阳枢折了之后，憋在那里郁结的气结。

把这 4 条大柴胡汤整合起来，我们临床常用来治什么？首先伤寒发热这一条，常常用来治吃了很多又受了凉，出现了高热，这个时候汗出不退的，一旦我们判断出来，它已经发展成少阳、阳明两个证，那就用大柴胡汤，这个是临床常用的。

另外一个，大柴胡汤在临床用得最多的，除了胆囊炎这一块的急性发作，这些年我治得最多的是带状疱疹患者，大柴胡汤对治的位置是比较重的前后中线之间，疱液很快就浑浊了，一看到这种首选大柴胡汤，这是快速截断的方法，尤其是老年人遗留带状疱疹神经痛。

还有治疗一些肝癌晚期患者，局部大实证出现高热，既需要清解阳明憋住的实热，也需要靠少阳的枢，但同时这一类人到最后局部实证而三阴本气不够的时候，就会出现厥阴和阳明失阖，邪热阖不回来，这种情况下再合用石膏和乌梅。

急性胰腺炎我治了一个小儿，他是一个白血病小儿，腹痛，没有高热，是低热，但是指标高，这个时候找到我，因为他是这样一个病，有没有大柴胡汤证的病机？是有的，但是他已经用不了柴胡，我用的是升降散，前面就是扶益三阴本气的，基本上赤芍、炙甘草、苓芍这样开结，加上大黄、蝉蜕，很快就腹痛消失，然后发热消退、指标下降。那么今天我们就把大柴胡汤和大家进行了讲解。

第 **60** 讲

柴胡类方 17：第 104 条、107 条

　　这一讲我们接着讲《伤寒一元解》——柴胡类方，今天讲最后两条——第104条和107条。明白了前面讲的内容，尤其是大柴胡汤和柴桂姜，那么这两条是容易理解的。

　　先看第104条："伤寒十三日不解，胸胁满而呕，日晡所发潮热，已而微利，此本柴胡证，下之以不得利，今反利者，知医以丸药下之，此非其治也。"这是一段。"潮热者，实也，先宜服小柴胡汤以解外，后以柴胡加芒硝汤主之。"

　　一说主之，这肯定是主要病机了，就是这个病机了，那么这一条十三日不解，是哪个界面？胸胁满而呕是少阳界面、日晡发潮热是阳明界面，所以这是一个典型的少阳阳明合病证，原文"此本柴胡证，下之以不得利"，指的就是我们前面讲过的大柴胡汤证。

　　那么现在出现了微利，为什么出现了？原文告知前医误用了下法，最后又出现什么呢？既没有给出太阴界面的症状，也没有给出阳明界面大承气汤证的实热满胀。

　　那么在这种情况下，既有少阳证，"潮热者实也"，也有阳明证，再加上微利，我们能够反推出来这个微利还是属于阳明实热证的症状。那么就明白它的病机重在燥结在中、水液旁流，也就是阳明之上燥气治之的燥，结在那里导致相当于热结旁流的轻证，这也就是后面原文给出了用小柴胡汤加一味芒硝的道理。

　　只用芒硝去这种积滞、下这种燥结从而止这一类的下利，那么是先用小柴胡汤，这一条先用了小柴胡汤，在先用小柴胡汤之前用过下法，因此

后面留下来的少阳和阳明合病，这个证相对而言是轻的，阳明的这种病机我们已经分析出来了，少阳小柴胡汤前面已经用过了，那就说明已经枢转了一部分了，这也就是这一条小柴胡汤只用了原方三分之一量的道理。

那么至于先服小柴胡汤以解外，我们前面也沟通过，相对少阳和阳明而言，在这一条少阳代表的是表，阳明的里不是像《伤寒论》那种排序的，因为和《伤寒论》排序是不一致的，这个时候阳明这个里反映的就是第 184 条的阳明、也是河图的阳明，也是这个一元解六个界面就有一个最里的界面，是对应的这一个阳明，所以这一条重点是这样的参悟。

方药很简单，那么临床我们用这个方治什么呢？经常用来治不完全肠梗阻，另外芒硝这个药，我们会用张锡纯的硝菔通结汤，我在 2019 年去河南讲课，中医科病房收了一个急腹症患者，当时就用五斤白萝卜加 120 克芒硝，把急腹症治好了，后面一检查确诊是结肠癌。

下面看第 107 条："伤寒八九日，下之，胸满烦惊，小便不利，谵语，一身尽重，不可转侧者，柴胡加龙骨牡蛎汤主之。"这一条是八九日下之，那就肯定有阳明证的，往往八九日是刚转完了一圈，这个时候普遍我们在看病时一这样说就会想到太阳证没了，但是用了下法，往往在太阳界面这个气就陷进去了，那么考虑最多的就是少阳和阳明了。

后面的症状是"胸满烦惊、小便不利，谵语，一身尽重，不可转侧"，总的来说就是少阳和阳明的合病，但是根据少阳中风两耳无所闻，目赤，胸中满而烦者，这一条病机的重点也就是主要矛盾是在少阳的，那么如果是太阳病又用了下法，那毫无疑问是桂枝汤证了。

进到了阳明界面，这一条给出来的最典型的就是谵语，那我们在临床首先考虑的药就是大黄了，看看这个烦惊，烦惊除了热还涉及我们前面也沟通过的一类患者，涉及元气失于镇守，烦还涉及水气，这一条主要矛盾在少阳，那么对治少阳这一个邪，用的是"益土载木"法，因此关键就是土气，这个土里面已经出现了大黄对治的阳明实热的病机，那么小柴胡汤对治少阳证益土的这 4 个药就没有了温益温散的炙甘草和生姜对治的病机了。

因为谵语这一个阳明证会出现壮火食气、耗津、伤液，因此那四个药里面的人参和大枣是用的。烦惊刚刚我们讲过水气，这一条本来就有小便不利，后面还有个一身尽重，那我们一定会考虑到水邪的，这样由博返约第一个考虑用的药就是茯苓了，考虑到这种阳气的浮越，在这个方用的是龙牡，这两个药一阳一阴，镇潜浮阳、交通心肾、收敛元气，这也是师父李可老中医破格救心汤用它们的道理。

这个方里面还有个药现在我们很少用：铅丹。我在临床用这个方治疗过一个重度的银屑病患者，用过铅丹，临床有一点点体会。在这一条它发挥的作用是坠痰、定惊、安神，那么这一条小便不利参照柴桂姜的分析，就是你脑袋里面一定要转，这些界面和它是相关的。

比较复杂一点是这一条里面的一身尽重，首先我们会想到既然有水有湿，就要想到气化不利，气化不利又是八九日下之，会考虑到太阳界面的桂枝，它去化这个饮邪。

第二个方面，要考虑到阳明壮火食气，就像第 397 条的虚羸少气。

第三个方面，这些年这一类患者多，就是邪火非常盛的风温，这一个病一得，身体是会累的。

第四个方面，伤寒本来就是一身疼痛的，一旦发生热化邪热耗损津液，血液运行不利，患者往往会出现沉滞而重。

最后一个方面，相对而言难一点，就是有这么一类人，他的元气没法振奋，但是风寒是从太阳表进去，进去之后发生了阳明的热化，那么在少阳就直接火化成毒，元气没法振奋，因为元气是在少阴界面呀，这个风寒可以进去，但是它也可以热化，因此这一类病机就非常难。那么如果是这个病机，出现一身尽重，它的临床表现是迈一步都很累。我们针对这一类人这一类病机出现的高热，明医堂有个方是独处藏奸方。

那么整个第 107 条柴胡加龙骨牡蛎汤，我们都知道这个方可以治疗一些精神类的疾病，我是整合了这个方三阳界面的几个方，就是柴胡类方以小柴胡汤为主，有一个三阳大方治疗精神类的疾病，临床效果还可以。

第**61**讲

泻心类方1：第149条、131条、150条、151条

从这一讲开始讲泻心类方，首先半夏泻心汤见于第149条，这一条是顺着前面的妇人中风、热入血室、刺期门、小柴胡汤以及柴胡桂枝汤、柴桂姜、阳微结这样的一个规律来论述的，因此第149条的前面论述的依然是少阳为阴阳之枢的小柴胡汤证。

原文是这样的："伤寒五六日，呕而发热者，柴胡汤证具，而以他药下之，柴胡证仍在者，复与柴胡汤。此虽已下之，不为逆，必蒸蒸而振，却发热汗出而解。"这是一段，这一段是"有是气，有是证，用是药"。后面"必蒸蒸而振，却发热汗出而解"可以参照第101条的讲解。

接下来是："若心下满而硬痛者，此为结胸也，大陷胸汤主之。但满而不痛者，此为痞，柴胡不中与之，宜半夏泻心汤。"与前面的小柴胡汤一样，同样是这样一个前提，用了下法，前面一种转归就是还是用小柴胡，后面给了一种是结胸，一种是痞，为什么刚好给了这两个性质相反的病？是源于少阳为阴阳之枢，阳入就成了结胸，阴入就成了痞证。

另外一个，这一条既然是柴胡不中与之，那我们在临床就要学习小柴胡汤与半夏泻心汤的不同了，但是前提这一条给的是少阳病误下，这是一致的。

小柴胡汤证和半夏泻心汤证相同的大的病机就都是寒热虚实夹杂了，那么小柴胡汤我们前面沟通过，它枢转的是心腹肠胃中的结气，作用的靶位是在一脏五腑至阴土，或者是大腹属于脾的太阴。半夏泻心汤对治的是

以膈为中线分上下六合的寒热虚实证，作用的靶点是在膈，为什么形成了这一个痞证，重在治膈呢？

我们有十二消息卦的知识的话，地天泰，天地是否，正常也有这样一个卦象，这个卦下加了个病字旁，就是指的这里的气：天气应该下降交于地，地气应该上升交于天，这一个它病了。因此痞证的形成重点是天地之气不相交，对应的阴阳不能交通。为什么？再回到痞证的成因，误下寒邪入，寒邪为什么入？

凡病皆为本气自病，这就说明这一类人的中气是虚寒的，同气相求，入进来之后不是寒不动了，前面我们讲柴桂姜的时候讲过，痞证就导致了太阴的湿邪和阳明燥邪两个都是多的，然后这两个气形成了搅在一起的气结，这个气结由于阳明的不降，就顶上去，逆上顶在膈，因此首先要打通在膈的燥湿搅在一起的气结。

这就是我们之前讲的，就像挖土机作用的药，只有半夏了，因此半夏它能够挖开燥湿胶结的土气，就能够交通膈上下的阴阳，这样就能够对治膈上的热和膈下的寒，所以痞从这个字的形成和相应的卦象、天地运行的规律，相对而言就容易理解了。

我们看一下相关的条文，首先看一下第 131 条："病发于阳，而反下之，热入因作结胸；病发于阴，而反下之，因作痞也。"和前面讲的道理是一样的，是从不同的角度（阐释）。这一条发于阳写了个热入，那么发于阴没有热入，我们再结合第 7 条："病有发热恶寒者，发于阳也，无热恶寒者，发于阴也。"那就说明结胸有热入，那么痞证它也有热入，但是只不过入进去的这个热少而寒多，无热恶寒嘛。

再结合第 151 条："脉浮而紧，而复下之，紧反入里，则作痞，按之自濡，但气痞耳。"这是典型的太阳伤寒邪气因下之而内陷。

结合第 150 条："太阳少阳并病，而反下之，成结胸。"这一条就说明了不只是第 149 条少阳误下成结胸，太阳少阳并病也可以，那么我在临床的体会是三阳都可以，都可以因为误下形成结胸。

我们看一下相应的原文，第 36 条是太阳阳明合病，喘而胸满者不可下，宜麻黄汤，以及我们非常熟悉的葛根汤、葛根加半夏汤、《金匮》温疟的白虎加桂枝汤，还有第 179 条桂枝加大黄汤也可以这样去参悟，第 48 条的二阳并病，那么太阳少阳合病的第 146 条的柴胡桂枝汤以及第 172

条的黄芩汤，还有我们刚刚讲的第 150 条少阳阳明（合病），非常熟悉的大柴胡汤、柴胡加芒硝汤以及柴胡加龙骨牡蛎汤，三阳合病有第 219 条。

那么病发于阴呢，首先肯定用下法，就排除了三阴病，那么这个发于阴就是我们前面沟通的，是与结胸相比较而言，痞证陷进去后热少寒多。这就是我们从第 149 条以及其他原文当中学到的知识对临床的帮助。

另外，这个痞是一种无形的气结，所以在临床要学会排除，首先它是一种虚，然后是指的无形的气结，不是有形的痰和血，因为病理产物有痰、饮、水、湿、瘀、积、滞，它是排除了这些，今天我们讲了泻心汤的第一个类方——半夏泻心汤。

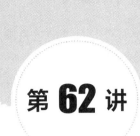

第62讲

泻心类方2：半夏泻心汤

这一讲我们接着讲《伤寒一元解》——泻心汤类方。上一讲大概讲了结胸和泻心，总的来说泻心汤证对应十二消息卦否卦，复、临、泰、大壮、夬、乾、姤、遁、否、观、剥、坤的否卦，病机是气机运行失常了，土中其实已经有阳气降进去了，所以一旦这里不通，必然是寒热夹杂，所以我们能够明白痞证尽管是发于阴而反下之寒入，但是它一定是寒热错杂证。

病发于阴而反下之，常规我们肯定是排除了纯粹的三阴病，根据第149条原文，少阳为阴阳之枢，柴胡不中与之、寒入，反映了痞证不足的本气重在土中的太阴虚寒，中气一旦虚弱、失于斡旋，尽管以太阴虚寒为主，但是由于失于斡旋，太阴阳明升降失常，必然也会导致寒热互结。

但是在这种条件下，土中太阴阳明升降乖乱除了最典型的半夏泻心汤证，卡在脾太阴己土阳虚，干姜、炙甘草对治，以及胃阳明戊土气液津不足，参枣草对治外，还有规律变化的特点依然在土中，这样就形成了我们熟悉的三个泻心汤证，除了半夏泻心汤证，还有非常出名的生姜泻心汤证和甘草泻心汤证。

那么这种规律的变化，一种是胃中不和以胃中寒水之气为主、脾阳虚为辅的生姜泻心汤证，这个时候重用生姜四两、干姜减为一两；另外一种就是以误下损及了太阴阳明共同的土气，原文是"胃中虚，客气上逆"，这样就变成了要益土，我们在前面沟通过益土首选甘草的道理，所以甘草泻心汤重用甘草四两。至于是炙甘草还是生甘草、有无人参，我们具体到条文再细讲。

那么半夏泻心汤证对应到人身是以膈为中线分上下的这一个痞，这一种痞证的阴阳升降的失常在人身上对应的就是脾胃这一个中枢、中土了，它反映出来的不降之气由胃影响到了胆、肺、心、心包和三焦，这样就导致阳明不降的邪热，心胃同病，会熏蒸于上。那么上焦对应的这个火，也就是南方，这是心所主，这是一个实火，因此泻心汤证心胃同病，是这个火证，这也是命名为泻心的道理。

首先要打开壅阻在膈中线的气结，上一讲我们已经讲过了，之前讲半夏这个药的时候也讲过了，打开壅阻的太阴阳明的气结，这是半夏的功效。膈上邪热源于胃，涉及刚刚讲的胆、肺、心、心包、三焦，这个邪是火，也包括一部分湿热，因此对治上焦的邪火及一部分湿热，这两个都是实邪，用的是芩连、黄芩、黄连，黄芩为主，因为这个方来源于小柴胡汤。那么对于膈下脾的寒、阳气不够，就是用干姜和炙甘草，又有阳明胃这个热导致的土中的气津液的不足，用人参、大枣、炙甘草。

因此这个方小柴胡汤中柴胡的靶点已经不存在了。我在临床的体会，半夏泻心汤证是由小柴胡汤证至阴土，它升散土中寒热气结，是一个纵轴，转为了半夏对治的膈中线这一个横轴痞塞不通、上下不能交泰，对应的膈上热和膈下寒这样一个证，因此半夏泻心汤半夏为君。当然我们总结它的功效：散结除痞。那么半夏又是止呕的一个药，降逆止呕，但是一定要知道它为什么能达到这样一个作用，需要看前面讲的，半夏这个挖土机，为什么能像挖土机起到这样个作用，看那一讲就好了。

从小柴胡汤来说，半夏泻心汤和它的不同，就是黄连与干姜是变化的药了。土中已经出现了中阳脾阳的虚寒，因此干姜代替了生姜，重在温中散寒，是指的阳虚；心胃形成的湿热火，用黄连代替了柴胡，其实是没有柴胡对治的气机或者气结了。

火前面我们沟通过，集中在心、肺、心包、三焦，从小柴胡汤证而言，源于甲胆的不降逆上，这个就是黄芩对治的少阳火了，因此黄芩守三两没动，黄连用的是一两，那么这两个药就是苦寒来泄热开痞，那么干姜、半夏是辛温的，因此这四个药辛开苦降。后世把半夏泻心汤总结为益气和胃或者和胃温脾、散结除痞、调其寒热。

我个人认为的关键是经常用这些方治疗胃肠道的疾病，要理解它怎么来的，发生了什么样的病机变化，这个是关键。因此，我们重点学习的半夏泻心汤和大家讲了，那么下一讲再讲生姜泻心汤和甘草泻心汤，尤其是甘草泻心汤争议比较大。

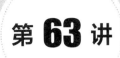

第63讲

泻心类方3：第157条、159条

这一讲我们接着讲《伤寒一元解》——泻心类方，前面讲了半夏泻心汤、讲了痞，通过十二消息卦否卦，这个气机运行失常了，加了个病字旁就形成了我们现在讨论的痞证，因此痞证一定是寒热错杂的，而且（这个）天气已经降了一部分，所以治疗痞证，降天气下来是很重要的，这也是此方用泻心这个名泻胃心火的道理，以及涉及上面的肺、心包、三焦。

那我们就明白凡是符合痞证的，可以不用考虑，因为它的病机特点就是芩连并用，当然关键点还是要回到前两讲讲的。至于后世对于痞证有认为干姜、黄连是一组非常经典的对药，有认为半夏、黄连是一种非常经典的对药，那就看大家在临床各自的体会了。

接下来我们讲第157条生姜泻心汤，原文："伤寒，汗出解之后，胃中不和，心下痞硬，干噫食臭，胁下有水气，腹中雷鸣下利者，生姜泻心汤主之。"那么这一条其实在临床我们遇到患者，表证好了之后一说胃中不和，我们想到最多的是这个人中气不足，重在胃气不降而逆上，这个时候肯定是寒热都有的，因此后面仲景直接给了，这就是痞证了。

那么寒热都有源于伤寒的，这个时候胃气的不降，我们就要考虑来源于太阳的寒水之气了，后面的干噫食臭，干噫这一个症状我在临床体会多是以火证为主，"诸逆冲上，皆属于火""诸呕吐酸，暴注下迫，皆属于热"，那么食臭在临床往往是先是虚寒，接着就有湿热火了，所以寒热都有。

后面仲景给了胁下有水气，就验证了我们前面的分析，这一条重在寒水之气导致胃中不和、胃气的逆上这一个痞，它有自己的一个特征。腹中雷鸣，相信大家都有体会，上吐下泻的时候有风、有寒、有湿、水，这几个气相互搏结，胃气不降，脾气不升，会出现腹中雷鸣，甘草泻心汤也有。

这个时候的下利，既有风寒湿，也有湿热火，因此生姜泻心汤证和甘草泻心汤证在临床经常容易搞混，但是一旦我们明白是痞证，一定是寒热错杂，既不能用下法，也不能用温法、补法，这是第 157 条。因此它就重用了生姜四两，那么干姜就减为了一两，这一条益不足的本气的药，已经是人参、炙甘草、干姜、生姜、大枣同用了。这个凡病皆为本气自病，是我们需要学习的，也是临床最受用的。

有些人经常会问干姜、生姜、高良姜可以一起用吗？根据临床的病机用就可以了，没有一定的。

接下来讲第 158 条，这一条给的表证是"伤寒中风"，医反下之，日数十行，谷不化，腹中雷鸣，心下痞硬而满。这个痞证的症状和生姜泻心汤证相同的是腹中雷鸣，生姜泻心汤证是心下痞硬，这个是痞硬而满，因此这个满我们很多都觉得气堵在那里了，但是是一个虚证，干呕心烦不得安，这是一个火证、热证。

医见心下痞，谓病不尽，复下之，其痞益甚，后面仲景给了结论，此非结热，也就是排除了单纯的阳明腑实热证。但以胃中虚，客气上逆，故使硬也，甘草泻心汤主之。那么这一条医者没有理由反复下，而且患者已经日数十行，还下就说明这一条一定有相应的阳明腑实热的。

这就是前面我们沟通的形成痞证的原因，因为这个下利有风寒湿，也有湿热火，关键是判断本气了，这一条能够反映出来本气的症状，一个是谷不化，另外一个仲景给的是胃中虚，这就说明本来是表证，反用了下法，导致下利，这一个本已不足的中气更加不足。

胃中虚，客气上逆，我在临床体会，客气更多指的是火邪，那么我们马上就会卡死这个火哪里来的。本气在土、土不伏火，因此这一条用的是甘草泻心汤，突出了中土的药，也突出了它的病机的重点。

这一条难的是什么呢？大家的争论，至于说治疗白塞病、反复口腔溃疡，这些大家都有体会，我就不讲了。关键是凡病皆为本气自病，这个本气，不管怎么乱，我们卡死的就是这一个土气、中气，已经有客气上逆，我们分析出来是邪火，那么坐镇中州的土气的恢复是最主要的，就是痞证的那些寒热错杂、清浊乖乱、升降失常我们不重点讲，这个时候土既要能伏火，同时干呕、心烦不得安，风木也已经上扰了，形成了风火上扰的热证了，因此需要伏火、载木，这就是这个方重用甘草的道理。

有争议的是因为上面有邪热，第一种观点，炙甘草改为生甘草，在《金匮要略·百合狐惑阴阳毒病脉证治第三》里面的这个方用的是四两的生甘草；第二种观点，认为还是用炙甘草，但是不用人参；第三种观点，认为既然是三个泻心汤，那么这个泻心汤是漏了人参，应该有人参；第四种观点，直接用生甘草和人参。

我在临床对不足的这个本气土气，这四种情况都遇到过，因此我个人认为关键就是不管遇到哪类患者，要灵活变通，需要我们明白的是这种寒热错杂，因为胃这一个阳明逆上，它燥化、热化、火化，但是这是其中一种邪气，不足的这个本气它可以从中从太阴虚化、寒化，这是这一条的难点。

甘草泻心汤证临床容易出错的这一条是误下，我在临床遇到一个小孩，相当于第 159 条，他是误用了补法。小孩反复拉肚子、恶心、不怎么吃饭、舌苔是黄腻的，没精神，他妈妈就给他吃了参苓白术散，因为拉得很厉害，肚子原来不怎么痛，吃了之后反而就更加痛，拉得更多了。这种情况下找到我，我给了三个药：鸡蛋花、白芍、大腹皮。鸡蛋花是岭南的一种中草药，吃了一剂药，把这种气结打开就好了。

我治的这个病例非常符合第 159 条的情况，它是伤寒服汤药下利不止，心下痞硬，也是给了泻心汤的，复以他药下之，利不止，我们一直分析，分析脾阳不足，因此这一条就是以理中与之，给了"利益甚"。

我治的这个患者是用参苓白术散，理中者，理中焦，此利在下焦，赤石脂禹余粮汤主之。复不止者，当利其小便。其实这一条尽管理中汤不对证，但是出现的这个利在下焦，是因为中土摄不住水分，所以它的矛盾或者本气还是在中土，这样仲景给了赤石脂禹余粮汤，那么第 157 条到 159 条这三条共同的病机都是本已不足的中气更加受损，只是三者各有相应的主要矛盾，因此给了三个方。

那么第 159 条要依据《内经》"大肠是主津所生病者、小肠是主液所生病者"，那么要考虑到这一个，摄不住这种情况下就用兜摄的方法。

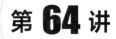

第64讲

泻心类方4：
第154条、155条、152条

这一讲我们接着讲《伤寒一元解》——泻心类方，今天先讲火痞，前面把三个泻心汤、寒热错杂型（有些人把它叫作痰气痞）和大家进行了沟通。

其实接下来讲的火痞还有水痞，我们返回来想这些痞证的形成，没有离开《伤寒一元解》提到的巨阳、风、寒、水相互组合出现的误下后形成痞证的证型，包括后面的白虎汤、麻杏甘石汤、大柴胡汤、黄芩汤、黄连汤，它是一个系列，所以我们能够明白仲景这一本论著论述的是天地的规律。

规律如此，把普遍规律放在了《伤寒杂病论》里面。因此我们学习就是学这些规律变化，那就靠每个人的参悟和临床的经验体会了。

先看下第154条："心下痞，按之濡，其脉关上浮者，大黄黄连泻心汤主之。"首先这一条已经告诉我们这是一个痞证，关键是这个脉，关上浮，而且是一个无形的气痞，反映的是邪热盛于上焦。我们都知道痞证的成因，它中气是不足的，但是上面的邪热如此得盛，这种情况下仲景给了一个非常巧妙的办法，就是用麻沸汤先来浸，之后绞去滓，分温再服。

这个方里有没有黄芩？我个人认为要看临床病情情况。我在和澳洲的弟子治疗新冠奥密克戎感染时，用的是大黄、黄连、黄芩，还加了金银花。这4个药是等量的，病情控制得非常快，喉咙的那种剧痛很快就能够控制住，把那种势控制住，之后再换煮的汤剂。

那么第 155 条其实是顺着第 154 条，这样一个"心下痞，而复恶寒汗出者"，大家看这一个恶寒汗出，这就说明了在表的阳气不足，但同时又出现了浮阳在外，这种情况下想同时解决，用的是附子泻心汤，这个附子泻心汤就已经有黄芩了。

那么第 155 条病机刚好是相反的，在上邪热很盛，但是在里阳虚，在外有浮阳，那这种情况下，仲景又给出了另外一个巧妙的方药的煮服法，首先是前面三黄还是用麻沸汤来浸之，后绞去滓，附子是要别煮，另外煮取这个汁，然后再把它们合在一起，分温再服。

这里面难的就是第 155 条的方法，前面三黄用这种方法，包括第 154 条我记得当初我去山西看我师父的时候，就讲到这个方，他就说了一句："那是但取其气。"也就是取这种苦寒药，取这种气，气薄它就能够泄热，那附子药煮了之后，取它的醇厚的药力，这样合在一起既能够祛上焦的热，又能够治里面的寒，既能够泄热消痞又能够扶阳固表，寒热并用各自发挥相应的功效，就没有任何影响。

另外一个，第 154 条大黄黄连泻心汤，如果这样的药用麻沸汤来浸泡之后，短时间我在临床用得急的话，就一分钟，然后这样来当茶水喝，尤其小儿的那种急性结膜炎，或者一起来发现口腔溃疡，就一分钟，可以当水喝，这种用药方法也避免了伤中，我们结合第 155 条，还避免了拔阳根，一个是中气、一个是元气，这种方法其实和痞证的形成是本气自病，和这个本气是相关的，仲景已经把相关的先后天两本都已经考虑到了，这是两个火痞。

那么水痞五苓散证我们不讲了，在讲五苓散的时候非常详细地讲过，反正记住五苓散所治的病，它一定涉及三焦元气之别使的这个功效。

看一下第 152 条："太阳中风，下利呕逆，表解者，乃可攻之。其人漐漐汗出，发作有时，头痛，心下痞硬满，引胁下痛，干呕短气，汗出不恶寒者，此表解里未和也。十枣汤主之。"如果是汗出不恶寒，那已经是有阳明界面的病机线路了。

这一条首先关系到我们怎么学《伤寒论》，一个原则，一定是先表后里，表解之后才能够攻里水。十枣汤是一个峻下逐水的方，前面"太阳中风，下利呕逆"，这个表证类同于葛根加半夏汤，原文的"其人漐漐汗出，发作有时，汗出不恶寒，头痛"，我们结合前面下利、呕逆，就可以判断出来这个邪一定是和水邪密切相关的。

因此一旦这个水邪进到里面结聚，这就涉及第一个概念，肺，它是主表的，另外一个，肺是主气、主降的，它是又属太阴又属阳明，这就是这一条我们刚刚讲过的，它已经有一部分进入到阳明界面了。憋实了之后腠理不通，局部是一个大实证。那么后面"心下痞硬满，引胁下痛"，其实我们现在用这个方治的更多的就是胸腹水了。

那么"干呕短气"，因为这个证是肺胃都不降，一种是这两个气不降，另外一个是大实有羸状。有这样的实邪，它的正气是不足的，那么为什么用大枣呢？理由还是邪正是一家，和痞证的关系还是与中土有关，那么水饮这样盛，相对应的证就是液津这一块一定是不足的，但是一定要选一个和痞证相关、与中气相关的药。

那含汁膏多，能够补这种不足的液津，一定要保护胃气、益中气，那这样肯定是选大枣，比如我们常用的苓桂枣甘汤，还有葶苈大枣泻肺汤，都是用大枣，这个道理是一样的。

那么十枣汤证它没有形成胃家实的内盛的邪热，因此不用硝黄，这就是用大戟、甘遂、芫花，我们背的方歌，这一条还有一个特殊的服药方法，是利用平旦，我们在临床也是这样的。治疗一些肾结石，我师父的通淋散也是采用这个办法，平旦服药，就是源于这个时辰，它对应的是寅时人气生，而且是肺经当令，也就是肺这个经脉在这个时候它是值班的，那么利用这个时辰吃药，祛邪的力量大，而且人的生机也容易恢复。

十枣汤峻下逐水药除了配大枣护胃气、护中气，还有后面服药的方法，得快下利后，糜粥自养，突出的同样是我们反复交代的后天胃气的重要性。

第**65**讲

泻心类方 5：第 161 条、173 条

这一讲我们接着讲《伤寒一元解》——泻心类方，先讲一下第 161 条原文："伤寒发汗，若吐若下，解后心下痞硬，噫气不除者，旋覆代赭汤主之。"医家概括为胃虚痰阻气逆证，我们回到《伤寒一元解》，这一条是痞证里面的一种证型，也就是以膈为中线，膈上气逆证是主要矛盾。

汗下吐三法都用了，这样治疗之后伤寒已解，但是出现了中气的受损，这是《伤寒一元解》的"凡病皆为本气自病"的一贯思维，只不过这一条非常突出地体现在胃气的虚弱、胃阳明失于阖降、虚气上逆，出现了心下痞硬、噫气不除。

方中重用生姜五两，与生姜泻心汤道理一样，回到伤寒太阳、寒、水、风、寒水之气，只不过与生姜泻心汤相比，没有邪热也没有食滞，所以它是有噫气而没有食臭，临床我们遇到这种患者，除噫气、降逆气是关键，除了半夏、生姜，这是大家都熟悉的，重用的就是方名旋覆花还有代赭石，旋覆花在这个方中具有下气除水之功，所以重用了三两。

反而我们认为重坠力很强的代赭石用量很轻，道理还是回到本气，也就是中气的不足，代赭石这个药同时能够对治气有余的火邪，这一点对临床的帮助非常大。

那么既然是痞证，益中气的人参、大枣、炙甘草在这一条也是有的。结合《金匮》肝着用旋覆花汤，那么这一条除了重在和胃降逆。大家有没有想过噫气不除，这样的气上逆除了胃气不降，东方左边厥阴风木升发一定是有问题的，那么这个胃气不降顶在上面，说明肺也不降，必有关系，因此这个方兼有疏肝利肺降气之功。

源于这样的参悟，在临床我们使用旋覆代赭汤范围就会更广一些。用的也是和解剂的煎煮法，去滓再煎，与半夏泻心汤、生姜泻心汤、甘草泻心汤、大小柴胡汤、柴桂姜煮服法是一样的，这样的煎煮法能够起到最大的调和作用。

下面说一下对临床的帮助，前面提到了治疗肝着的旋覆花汤，我在临床用小剂量治疗蚕丛小道这一类的络病，比如带状疱疹遗留的神经痛非常顽固，就相当于小巷里面憋住的那种气血，要把这种气血疏通，也就是我们现代的络病学说了，我用的是小剂量的旋覆花配瓜蒌，根据大便用瓜蒌或者瓜蒌皮，这是一组药，另外柴牛一组，还有枳壳和桔梗一组，这两组药来源于血府逐瘀汤，就是这三组药。

这三组药的作用就相当于卯榫结构，非常得稳，但是它的升降开阖刚好对应这种陷在小的络道里面的气血的瘀堵。

代赭石，利用它的降逆降火，主要是对治一些重症的肝硬化、肝癌，那么这一类患者常常伴有食道胃底静脉的曲张，那我们知道它的发展趋势，因此遇到这类患者，一定要提前用药，截断消化道出血这一个病势，机理就是气有余便是火、降气就能够降火，一旦火降，我们就能够预防出血，必要的时候配伍枇杷叶，这是旋覆代赭汤。

下面看一下第173条，这一条的原文非常得凝练："伤寒，胸中有热，胃中有邪气，腹中痛，欲呕吐者，黄连汤主之。"那么这一条是大的痞证范围，其中有两种参悟方法，不管是从半夏泻心汤参悟，还是小柴胡汤参悟，它的病机和用药都是在痞证范围内的。那么膈上依然是热，但是膈下这一条给出了典型的中下焦寒热虚实夹杂，一看原文就是这样一个病机特点，同时涉及厥阴下陷的寒。

这个方的配伍有两种参悟。一种就是立足半夏泻心汤换了一个药，去掉了黄芩，加了桂枝，依照第333条之理，进一步说明这个本气——中气的不足了。半夏泻心汤扶益中气的药有人参、大枣、炙甘草和干姜，具体的机理我们已经分析过了。

那么回到这一条"胃中有邪气，腹中痛，欲呕吐"，这三句话放在这里，我们在临床体会，首先这个中下焦是以邪气实为主，因此黄连加量，人参减量。另外一种观点，黄连汤可以理解为小柴胡汤的变通，黄连易黄芩、桂枝易柴胡、干姜易生姜、人参减为二两。这一条我们临床用了很多，我简单地分析一下。

首先一看这么简单的几句话，转出的病机是上中下三焦都有问题。这一条必须立足整体来参悟，来源于伤寒痞证上热是肯定的，那么中焦胃中有邪气，后面的欲呕吐必然是寒热虚实都有的，加一个腹中痛，这就涉及下焦了，由表证而来。

第一个我们脑袋转的就是虚寒证厥阴风木掉下来了，第二土虚、土不载木，木气掉下来不是说不动了，它会继续动的，横逆为实在这一条普遍规律为湿、热、火。它不像第 279 条整个桂枝汤陷进去之后就是一个方向的变化，这一个相对复杂一点。胸中之热，前面分析已经没有用黄芩的病机了，那么我们就要考虑能够通达三焦、通彻三焦之热的药，非黄连莫属，也就是说原文中的"胸中有热，胃中有邪气，腹中痛，欲呕吐"，这些都是黄连的主治范畴，这也是这个方命名为黄连汤的道理。

那么自然打通膈上下、降逆止呕的，那肯定是半夏了，伤寒这个表厥阴下陷的气，就是桂枝了，中下焦的寒热，我们前面分析过，非常经典的一组药，干姜、黄连的搭配，如果这样分析人参、大枣、炙甘草益中土，这个方也有。同样是一个辛开苦降法，这一条调寒热，是非常典型的安胃肠，到这一讲为止，痞证的泻心汤类方全部讲完了，至于大柴胡汤和桂枝人参汤，我们在柴胡类方和桂枝类方都已经讲过了，就不在这里重复了。

第**66**讲

栀子类方 1：总论

从这一讲开始讲栀子豉汤的类方，在太阳病篇有第 76 到 81 条，阳明病篇有第 221 条、228 条，厥阴病篇有第 375 条，劳复瘥有第 393 条，立足《伤寒一元解》"凡病皆为本气自病"，首先要明白栀子豉汤的类方不足的本气是什么。

我们先看一下第 76 条，其中提到了"若少气者，用栀子甘草豉汤"，那么这一条反推出来栀子豉汤证不足的本气——土气、中气，没有到了用炙甘草的程度。第 80 条："伤寒，医以丸药大下之，身热不去，微烦者，栀子干姜汤主之。"这是进一步说明了栀子豉汤证没有到干姜对治的中阳不足的程度。

再看第 81 条："凡用栀子汤，病人旧微溏者，不可与服之。"第 80 条给了方，第 81 条告诉你禁用的证候，凡是中阳不足、中焦虚寒，栀子豉汤是禁用的，那么这个不足的本气没有出现中焦虚寒，那是什么？看一下第 221 条原文里面描述的："若下之，则胃中空虚，客气动膈，心中懊憹，舌上胎者，栀子豉汤主之。"

这一条给出了不足的土气——中气，体现在了胃中空虚，也就是胃气虚，胃气虚了之后发生了什么？因为胃属阳明，阳明又主阖，因为虚，这些功能失常，就导致胃中有邪热郁结，郁结在那里不是不动，它要往上冲，阳明逆上，这就是客气动膈，同气相求我们就推出来一定是邪热进来了，进来之后上扰胸膈，典型的症状是心中懊憹，这和第 76 条是一致的。

那么还有相同的描述，就见于第 77 条："发汗，若下之，而烦热，胸中窒者，栀子豉汤主之。"以及第 78 条："伤寒五六日，大下之后，身热不去，心中结痛者，未欲解也，栀子豉汤主之。"这样我们通过这些条文明白了不足的本气、胃气虚，那么这种邪热最直观理解的是热扰胸膈，但是它的源头是胃阳明不降、胃中的郁热，胃中郁热的形成是因胃中空虚，这厘清了这一条不足的本气和邪气的性质界面。

看一下第79条："伤寒下后，心烦，腹满，卧起不安者，栀子厚朴汤主之。"那么前面讲过了，第80条是栀子干姜汤，向太阴方向发展的一个条文，那么第79条是典型的向胃肠阳明发展的一个条文。接下来我们要提一下第134条，因为这一条由于第221条相同的"胃中空虚、客气动膈、心中懊恼"，但它是结胸，因此有短气躁烦，后面直接给"阳气内陷，心下因硬"。这也告诉我们结胸是有形的实热，那么栀子豉汤治的是无形的胸膈阳明实热。

看一下第228条："阳明病，下之，其外有热，手足温，不结胸，心中懊恼，饥不能食，但头汗出者，栀子豉汤主之。"这一条和第134条是一种对照法，那个是结胸，这个告诉你不结胸，因此这一条的"栀子豉汤主之"反推能够明白有无形的邪热，"但头汗出"卡死了阳明界面的。

再看一下有心中懊恼的第199条，阳明病，这就告诉你了这个界面是这样一个病，那么战况是什么样？"无汗，小便不利，心中懊恼者，身必发黄"，这是胃家的实热。还有第261条"伤寒，身黄发热，栀子柏皮汤主之"，这一条用栀子，它是从茵陈蒿汤而来，加了黄柏、炙甘草，就说明出现了中气的不足，因此这一条也可以归为栀子的类方，但是它是不一样的一个发展，不一样的发展一个是太阴，一个还是阳明。

再看一下第238条："阳明病，下之，心中懊恼而烦。"先懊恼再烦，"胃中有燥屎者，可攻，腹微满，初头硬，后必溏，不可攻之。若有燥屎者，宜大承气汤。"同样有心中懊恼，这就让我们合参第76条给出来的这些症状，一旦出现烦、心中懊恼，是有阳明的邪热，但是它既可以向太阴方向发展，也可以向阳明方向发展，尤其是第238条"大便初头硬，后必溏"，这是典型的太阴界面的证，所以这个必须死记，在临床遇到这样的患者，马上就判断出来在太阴界面。

再看一下厥阴病篇的第375条："下利后更烦，按之心下濡者，为虚烦也。"第76条提出了"虚烦，宜栀子豉汤"，更烦前面就有烦，那么如果说热扰胸膈在上，那么心下濡卡死了病机就是在阳明胃，因此这一条是我们前面分析的一个验证了，阳明的这种邪热停留，栀子豉汤证停留在上面的胸膈，相对而言下面的胃中都是有郁热。

看一下劳复瘥："大病瘥后，劳复者，枳实栀子汤主之，若有宿食者，加大黄，如博棋子大五六枚，服之则愈。"既然是这么肯定的服之愈，这一条尽管是大病瘥后，我们都知道胃气还没有恢复，如果是劳复出现的是向阳明方向的发展，还可以结合《金匮要略·黄疸病脉证并治第十五》里面的两条，一个是栀子大黄汤，这个是栀子、豆豉、大黄、枳实，这是向阳明发展方向发展。

另外一个是大黄硝石汤，这已经告诉你阳明了，那么里面配的药有栀子和黄柏，前面我们讲过 261 条的栀子柏皮汤，这样把伤寒和《金匮》这些条文由博返约，让我们明白了前面总结出来的不足的本气和这种邪热以及邪热所在的界面、它所对应的部位，这样的一个类方之后的发展方向也给提出来了，这就是栀子豉汤的类方的一个总论，下一讲我们再把具体的条文和大家沟通。

第**67**讲

栀子类方2：栀子豉汤（第76条）

这一讲我们接着讲《伤寒一元解》——栀子豉汤的类方，相对而言这些类方都比较简单。重点讲一下第76条，原文是这样的："发汗后，水药不得入口，为逆，若更发汗，必吐下不止。发汗吐下后，虚烦不得眠；若剧者，必反复颠倒，心中懊憹，栀子豉汤主之。若少气者，栀子甘草豉汤主之。若呕者，栀子生姜豉汤主之。"

这一条其实分为三段。首先是"发汗后，水药不得入口，为逆"，指的就是前面条文的五苓散证误用了汗法，原文把它叫作逆。

接下来一段，我们知道伤寒大汗本来就是伤阳，五苓散证这一类人反复发汗后，本已不足的中气失于斡旋，就会出现胃气不降的吐和水湿下趋的利，这是第二段。

接下来论述的是栀子豉汤，汗吐下后出现了上一讲讲的胃中空虚，也就是胃气虚了，除了热，必有不降的浊阴随之逆上，这就涉及中气虚了以后、在中焦清阳浊阴升降的乖乱，这是最关键的因素。

针对栀子豉汤的病机规律，上一讲讲了胃中的邪热上扰胸膈，但是浊阴不降会随着这种邪热上逆，这样我们就明白栀子豉汤热扰胸膈证，它其实是含有阴阳搏结的气结在里面的，这也就是用栀子豉汤的道理了。在这种情况下，既没有了可汗的表证，也没有了可下的里证，这一个郁热或者郁火就停留在了胸膈，因此这个时候我们只能在胸中打这一仗了。

关键是这个类方对应的邪的特点，首先它病位是在上，在上"高者越之"，那么这种火郁既需要"火当清之"，又需要"郁当发之"，而且它有这种浊阴，必然就夹有"败浊之气"，因此分消这种邪气既需要宣、也需要泻，这就出现了具有涌泄之力、除热化腐、宣发上焦的栀子豉汤证治法。

这一条还有一个虚烦，我个人认为可以从以下三个方面参悟。首先指出了形成烦的源头，栀子豉汤证的条文都是误用了下法，当然像这一条汗吐下都有了，临床有直接得这个证的人，他的体质禀赋的特点是胃气不够强，因此说明了烦的源头是胃气虚。第二个虚烦，这个证它是一种无形的邪热。第三个就是一种对比法的参悟：上一讲我们讲过，一种是与胃家实的腹胀硬满导致的烦相比较，另外一种是与结胸水饮痰结导致的烦。与这两种实烦进行对比，这一点对临床病机的判断帮助就很大了。

下面根据"反复颠倒"这一个身体的异常，要延伸一点烦与躁的区分。普遍规律烦指的是心烦，属阳，是个阳证；躁是指的身躁，属阴证。因此在临床一旦出现躁无宁时，常常是属于三阴的死证，这一条轻的就是烦了，重呢，它反映的是这一种郁火壅结得非常甚，也就是原文"反复颠倒，心中懊恼"。《医宗金鉴》提出："身为热动而不安谓之躁，心为热扰而不宁谓之烦。"

这两个症状的区分对临床的帮助很大，尤其是在区分阴阳，刚好没有完全形成典型证候的时候，能判断单纯的三阴和单纯的三阳这种情况下，患者出现这样的症状，你就要多考虑了。

那么栀子这个药我们都知道，首先它是红色的，色红入心，苦寒之性能降，也是因为味苦性寒，所以它的秉性就是严肃，能够引上焦心肺的烦热屈曲下行，也就是它有清肃之性，针对这一条，在上郁蒸之阳须清肃下行，因此栀子这个药它可以"解烦愠"，是解烦愠的一个药，能够泻热除烦。这个方先煎，就是取其性质和缓。

豆豉，我们都知道它是黑豆加工而成，那么在《长沙药解》的解释，我觉得对我们帮助比较大，黄元御认为香豉味苦甘、微寒，具"调和中气，泄湿行郁，扫除败浊之功"，就是我们刚刚讲逆上的浊阴有这种败浊之气，轻浮上升、扫浊郁而开凝塞，涌腐败而清宫城，荡腐物而清胸膈。那么在方中它是后下，后下就是取其清扬散热、宣导阴浊之功。这两个药配伍的这个方清中有宣，宣中有降，刚好是能够清宣胸膈郁热来治虚烦和心中懊恼的一个方。

至于说栀子豉汤条后面有得吐的反应，有的医家认为是不对的，那么我的临床只出现过一例，是一例重度的焦虑抑郁，但是因为整个人所有的症状都缓解了，人比较平静，心情有舒畅的感觉了，吐后精神明显好转，吃喝拉撒睡各方面都有改善。其他人用这个方都没有出现过。

我们知道，栀子豉汤并不是一个涌吐剂，为什么临床会出现这种吐呢？我个人在临床体会，就是这种郁结愠蒸在胸膈的无形邪热、邪火一旦打开，长期堵塞的气机一通，那么憋着的这种秽、浊、郁、腐气会外出，加之根本的原因，还是这一类人中气虚。如果他的胃气相对而言够强的话，邪去正安呐。

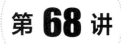

第 68 讲

栀子类方 3: 第 76 条、77 条、79 条、80 条、393 条

这一讲我们接着讲《伤寒一元解》——栀子豉汤的类方或者栀子剂。上讲已经总结出来了栀子豉汤不足的本气是胃气虚，那么既有郁热，又有败浊之气上扰胸膈。仲景又总结了在这个基础上病机发展的几种规律，原文第一种是向"气不足"的方向发展。

给出了少气这一个症状，那我们就要考虑了，既然是从栀子豉汤来的，那么这个少气就得考虑栀子豉汤证的邪与正。它的邪是火，正气不足也就是不足的本气是胃气虚，而这个胃气虚对应了阳明阳土，就是我们的思维又回到"一部《伤寒论》，一个河图尽之矣，河图运行以土为中心论"。

那么这个胃首先对应了六个界面中的阳明，它是一个阳土，这种情况下要解决少气这个虚证，那我们就要对治刚刚分析出来的火和土这两个要素，一提到这两个要素，我们就想到了一个捷径，增强土的力量和伏火。

那现在的问题来了，如何增强这个不足的本气呢？这就要考虑阳明标本中的规律，它是从中的，因此益土必须截断"阳明从中"向太阴方向的发展。这样我们就知道仲景为什么用炙甘草了，既能够增强按照《伤寒论》的排序阳明这一个第二道防线的防御功能，同时又截断了疾病向太阴方向的发展，这是规律。因为到了第 80 条和 81 条仲景就提出来了，就已经是要注意太阴了。这是第一种情况。

那么还是在这个基础上，第二种病机规律是气上逆，我们还是回到不足的本气——胃气虚，那胃属阳明，开阖枢它是主阖，也就是它是主降的。那么胃又属于戊土，戊癸合化为火。我们之前强调胃气不降，一旦阳土火力不够，这个证又是从太阳病来的，那么这里面火力不够，就要注意寒水之气的停留，如果再发展，那就是水饮的停留了。前面我们讲苓桂剂，讲过苓桂姜甘汤，道理是一样的，那么在这种情况下，既要降胃气，又要对治寒水之气，这就是加生姜的道理，这就是原文"呕者"用栀子生姜豉汤。

那么第77条和78条，接下来论述的与前面讲的栀子豉汤证的病机是一致的，只不过给了不同的症状"烦热、胸中窒、身热不去、心中结痛"，我们就不再赘述了。这就说明栀子豉汤证上一讲已经讲过了它处于一个什么状态。它既不可以用汗法治这个表，也不可以用下法治那个里，就是处于这样一种状态，既有不足的本气，又有郁热的内扰。

接下来是第79条，原文给的是："伤寒下后，心烦，腹满，卧起不安者，栀子厚朴汤主之。"一看除了烦，热出现了，已经到了卧起不安，就说明我们通常都知道的"胃不和则卧不安"这一个阳明的实证了，因此这一条是既有上烦，又有下满，而且这个满已经在向阳明实证的气滞发展，这就是除了除满的厚朴、又加了枳实导滞的道理，这就是第79条。

第79条突出的也是治烦。那么讲到气滞，就是停留，它会积成一种实证，对气滞的这一个证，栀子豉汤还有一个方，就是劳复瘥的枳实栀子豉汤。因此我们在临床的时候，凡是虚人不是单纯的虚，如果按照虚去补益了，虚人最容易气滞，也是最容易气虚生热的，加上阳明又多气多血，因此这种滞轻的那就用厚朴，像厚朴半夏生姜甘草人参汤，重的它一定会继续发展。

我们前面和大家沟通过，《伤寒论》里面里证的概念，其中第184条这个阳明，是所有六个界面都会陷到"居中主土，无所复传"这个里的，因此一旦滞住了气，是个实证，用的就是枳实，而且阳明界面堵住了，枳朴这两个药常常同时使用，如我们熟悉的大小承气（汤）。

至于枳实栀子豉汤，因为是劳复，那么胃是水谷之海、六腑之大源呐，属阳明主阖、主降，就是这些概念在脑袋里面，要调用的时候哗一下就出来，这是个恒定不变的规律。顺便讲了枳实栀子豉汤，用枳实是劳复，一旦是有宿食，直接用了大黄，所以学栀子豉汤类方一定要拓展这种

191

思维，这是第 79 条，拓展了劳复瘥的一条。

接下来第 80 条，这就给出了患者患了伤寒之后，医以丸药大下，突出的是大下，症状身热不去、微烦，用栀子干姜汤，这就是我们讲的这个气，一样是内陷，第 79 条向阳明的实证方向发展，第 80 条是向内陷、向太阴方向发展，没有给太阴的症状，只是给了大下。

再一个，这个热和烦，烦用的是微烦，身热是加了个不去，这就是上热下寒这种情况，胶结在一起，热在下，寒下到太阴界面，不会热得很盛，需要大家在临床明白的是，一旦是少阴界面的下寒，热会很盛，因为那叫浮阳了。这就是符合我们讲的阳明，如果说它从中是太阴，直接损伤了中阳，也是在太阴，这就是仲景给出了 4 个普遍病机规律的原文。

那么学这个类方还需要学习栀子厚朴汤，它是有枳实的，用的是四枚，那么在《金匮》"酒黄疸，心中懊㶁或热痛，栀子大黄汤主之"的这个栀子大黄汤，枳实是五枚。刚刚讲的枳实栀子豉汤枳实是三枚，这就有一个程度和火候的不同了。

栀子厚朴汤有枳实有栀子，用的是栀子冠名的，但是它没有淡豆豉，栀子大黄汤用栀子冠名，里面有淡豆豉，但是它的煮法是四药同煎，这就让我们要学习的是栀子大黄汤。它有栀子豉汤的病机，但又不是完全相同，而且以阳明里实热证为主了，这也是这个方既治烦又治黄的道理，同时也是四药同煎的道理。尽管是以栀子命名，这个我们一定要搞清楚，临床我们会遇到的这种病机会有很多，不一定用这个方，但病机是一样的。

另外就是枳实栀子豉汤用枳实冠名，但是它的病机与栀子豉汤是一致的，劳复也就是瘥后劳复加的是枳实，有宿食或者说理解食复直接用的是大黄，尽管这样，为什么用枳实冠名，它的病机又与栀子豉汤证一样吗？就是源于这一条突出来的是瘥后劳复、本气胃气虚是一致的，所以用枳实冠名，它的淡豆豉是后下的。那么到今天为止，重要的栀子剂或者栀子豉汤这种类方就全部讲完了，其他的条文相对简单，我们就不再沟通了。

第**69**讲

结胸证 1：总论 1

从今天开始讲结胸证，结胸证不是个大的类方，我们都知道有大陷胸汤丸、小陷胸汤和三物白散，但是前面讲栀子豉汤类方的时候，通过第134条我们知道栀子豉汤的类方和结胸证有共同的病机，因此把结胸证放在了栀子豉汤类方后面和大家进行沟通。

那么结胸呢，顾名思义邪气结于胸中的病证，根据原文，是因为太阳病、太少并病误下，也就是都误用了下法，在表的这种邪气结于胸中，有两种病机规律，一种是水热互结的热实结胸；一种是寒邪与痰水互结的寒实结胸。

热实结胸主要症状有两类，一类是胸胁部有触痛、头项强硬、发热有汗、脉寸浮关沉；一类是从心下至少腹硬满而痛，拒按，大便秘结，口舌干燥而渴，午后稍有潮热，脉沉紧；寒实结胸典型的症状有胸膈脘腹硬满疼痛，但它是一个实证，却没有热象，用的是三物白散。

我们回归到《伤寒一元解》"凡病皆为本气自病"，尽管结胸证它是一个实证，那么怎么来参悟这一个不足的本气呢？先看一下第150条："太阳少阳并病，而反下之，成结胸，心下硬，下利不止，水浆不下，其人心烦。"

那么关键是后面这三个症状，这一条是一个典型的在上邪盛在下虚的危重症。首先我们肯定的是这一条出现的结胸是不能用下法的，但是仲景没有给出方，那我们反推仲景给出这一条说明形成结胸邪实、不足的本气，首先我们要考虑的是后天胃气，更严重的那就要考虑元气了。

再看一下第134条，我们在前面已经沟通过了，这一条的原文有

"膈内拒痛，胃中空虚，客气动膈，短气躁烦，心中懊恼，阳气内陷，心下因硬，则为结胸，大陷胸汤主之"。这就是非常明确的提出了：胃中空虚反映的胃气虚反映形成大陷胸汤这一个结胸证的不足的本气。

再看一下第 132 条和第 133 条："结胸证，其脉浮大者，不可下，下之则死。""结胸证悉具，烦躁者亦死。"那么我们反推，这两条所能够反映的不足的本气是什么？看一下陈士铎是怎么说的："言不可下，见下之必死也。夫结胸加烦躁此胃气将绝也，胃气欲绝，即不能生津液而养心，故为死证。虽然津液之竭，非五脏自绝，乃因结胸之故耳，是必攻其中坚。"

陈士铎提出来的同样是胃气将绝，如果这样我们把前面由博返约一个共同的形成结胸证不足的这个本气，那么就卡在了后天胃气这个中气这里了。

接下来我们再通过太阳病误下涉及结胸证的这个水邪，必然与一个是中焦脾胃中气，还有既然水邪停留在胸中，胸居上焦，另外一个气叫作祖宗的宗气，还有既对应太阳又对应太阴和阳明三个界面，同时具有通调水道、敷布一身之气的一个脏，也在上焦的胸中，那么这就是肺脏，肺为水之上源。

通过前面这些交流的知识点，我们就能够明白大实证的这个结胸证，它不足的本气与中间的中气，还有祖宗的这个宗气以及肺气这三个要素的虚相关。

那么邪呢？热实结胸我们根据原文 131 到 140 条以及第 150 条，一种是太阳病误下，再结合"病发于阳而反下之，热入乃成结胸"，以及前面讲的"阳气内陷乃成结胸"，那么这里的阳指的就是太阳从标热化的邪，因此我们就可以推断出热实结胸病机的规律，是太阳从标热化之邪与太阳寒水之气中的水气这两个要素同时内陷于胸，形成了水热互结。

那么寒实结胸刚好是太阳寒水之气中的寒与水同时内陷胸中，形成了寒痰水饮凝结的实证，它没有热证，所以把它叫作寒实结胸。

这样分析结胸证的成因没有逃出我们讲的太阳病四个要素的范畴。

结胸证的参悟还需要明白一点：为什么有的人会得结胸？这就要考虑结胸证这一类人群的体质禀赋，关键是胸中内壅的这种水饮和痰湿，依据前面分析结胸证的病机，那么就说明患这个证的这些人先天禀赋胸中大气就偏弱，也就是祖宗的宗气，肺气虚表现为失于敷布、不能够通调水道，就导致胸中出现了《内经》所说的"云雾不精，上应白露不下"，在结胸证表现出的水痰之邪，这就是这一类患者素有内壅之水邪和痰湿，在这种情况下才能够发生同气相求。

肺胸阳明不降发生热化，形成的是水热气结的热实结胸，如果没有热证，那就是寒实结胸。今天讲的是结胸证的一个总论。

第 **70** 讲

结胸证2：总论2

这一讲我们接着讲《伤寒一元解》——结胸证。顺着上一讲的内容继续和大家沟通。先看一下大结胸，大结胸证虽然是大实热证，但是上一讲我们沟通过形成这个证必有其不足的本气，涉及胃气、宗气以及一个脏——肺，病位主要是在胸膈，但严重的会下及少腹。病机发生的是阳明热化的大实证。

依据不足的本气和病位，大陷胸汤、大陷胸丸的阳明实热证我们首先要考虑的是胃肺阳明，接着就要考虑肺胸膺膈肋阳明，也就是说大结胸涉及的阳明界面包含这两个范畴的内涵，而且这一个里实热证的里对应的是第184条的"阳明居中主土、万无所归，无所复传"的阳明里，也是《伤寒论》里面论及里的其中一个最里的界面。这个在前面我们也有沟通过。

那么对于这一种邪热壅阻的大实证，用下法是必然的，根据所参悟到的不足的本气，大陷胸汤原文有"得快利，止后服"，而大陷胸丸这个证相对大陷胸汤证而言，程度较轻、病势较缓、病位较高，同样是结胸，它的症状是胸膈胀痛、拒按、喘息不得卧，所以用的是丸药，汤者荡也、丸者缓也，而且大陷胸丸又加白蜜、加水煮服，取下为效，因此这两个方服用遵循的是同样的道理：祛邪而不伤正。这是医生治病需要把握的一个准则，那么在这里根据原文，我们也和大家进行了沟通。

另外大陷胸汤需要与大承气汤进行对比学习，大陷胸汤证最关键的一个要素就是胸中有水邪，两个方都用芒硝与大黄，这就说明大陷胸汤里面关键就是甘遂末这个药了。这个药能使内陷的阳邪和胸中的水邪同时从胸膈间分消，这样硝黄才能发挥下夺之功，如果不用甘遂，那么是属于承气法，就不是陷胸汤了，这个在临床需要分清，也是我们学习的重点。

大陷胸汤证是纯里实热证，临床没有正虚的症状，治法属于霹雳手段，曹颖甫老先生有这样一段话："太阳之传阳明也，上湿而下燥，燥热上熏，上膈津液悉化粘痰，承气汤能除下燥，不能去上膈之痰，故有按之不硬之结胸，惟大陷胸汤为能彻上下而除之。"这是老人家的观点。

在临床我没有用过甘遂，那么学习大陷胸汤丸对临床的帮助重在病机的参悟，也就是要明白结胸证不足的本气涉及几个方面，邪气的性质是什么，有几种邪气的胶结，部位在哪里，尤其是在对治胸膈部位的病证时，学习大陷胸汤丸的病机我们就有用武之地了。

比如临床常见的肺癌，它们有共同的病机，那就是六气与有形的痰饮瘀血凝结成了癌肿巢穴，部分患者已经出现了胸腔积液，一旦我们分析出患者身上其中一条病机线路与形成结胸证是一样的，比如在表的阳邪内入，肺胸膺膈胃阳明不降。

那么我们在治这些患者的时候，首先扶益不足的本气时，一方面利用"邪之入路即是邪之出路"，趁势托透！我在临床上总结出了几个药组，比如说麻黄石膏，很多时候整合大小青龙麻膏味（五味子）三个药，还有蝉蜕大黄，这个是杨栗山先生升降散里面的两个药，柴胡僵蚕。当然即使是六个药，也可以三个三个组合，比如麻黄、石膏、柴胡，那一看就明白是治在太阳阳明少阳，麻黄、石膏、大黄，治在太阳和阳明的经腑热。

对于服用靶向（药物）治疗的部分患者会出现皮疹，那就可以麻黄、石膏、蝉蜕三个药合用。另外借用肺对应太阳，那么就会涉及一个概念，我们之前沟通过的腠理，这类患者又涉及痰饮水湿之邪，这个时候我们会想到能够减轻癌肿巢穴内的张力或者压力、减少患者痛苦的另外一个方法，就是提壶揭盖法，在临床哪怕是用最常用最普通的，比如杏仁、桔梗、紫菀、款冬花，疗效也是不一样的，当然在伤寒体系，涉及在表腠理、水邪，那麻黄是首选之药，对于体质弱的可以用葱白代替。

最后一点我们学习结胸证，要参照张锡纯氏荡胸汤的内容："伤寒下早成结胸，至温病未经下者，亦成结胸。至疫病自口鼻传入，遇素有痰饮者，其疹疠之气，与上焦痰饮，互相胶漆，亦成结胸。《伤寒论》陷胸汤、丸三方，皆可随证之轻重高下借用。特是大陷胸汤、丸中皆有甘遂，世俗医者，恒望而生畏。至小陷胸汤，性虽平和，又有吴又可瘟疫忌用黄连之说存于胸中，遂亦不肯轻用。愚不得已，将治结胸诸成方变通汇萃之，于大陷胸汤中取用芒硝，于小陷胸汤中取用蒌实，又于治心下痞硬之旋覆代赭石汤中取用赭石，而复加苏子以为下行之向导，可以代大陷胸汤、丸。少服之，亦可代小陷胸汤。"

第71讲

结胸证3：荡胸汤
（第131条、133条）

这一讲我们接着讲《伤寒一元解》——结胸证，顺着上一讲再看一下张锡纯氏自拟的荡胸汤，是以瓜蒌二两、代赭石末二两、苏子六钱、芒硝四钱，用来治胸膈痰饮与外邪凝结，上塞咽喉，下滞胃口，呼吸不利，满闷短气，饮水不能下行，转而上吐者，虽未用甘遂、大黄，同样可使痰热消于无形。

接下来我们讲一下结胸证的条文，先看一下第131条："病发于阳，而反下之，热入因作结胸；病发于阴，而反下之，因作痞也。所以成结胸者，以下之太早故也。结胸者，项亦强，如柔痉状，下之则和，宜大陷胸丸。"

这个方里面除了硝黄、甘遂，有葶苈、杏仁、蜂蜜，前面我们也讲过这个丸药加蜜煮服，而且也是取下为效，目的是祛邪而不伤正。这一条首先告诉了我们结胸与痞都源于太阳表证误下，那么为什么会向寒热两个方向发展？回归到《伤寒一元解》"凡病皆为本气自病"，就与本气的不同相关了。

前面两讲已经进行了总结，结胸证不足的本气有胃气、宗气和肺气这三个要素。这三个要素在大的范围都可以归为阳明，今天我们立足"一部《伤寒论》，一个河图尽之矣"，那么这个不足的本气就在中土阳明，也就是阳明阳土。

接下来看病发于阳，之前我们已经沟通过，《伤寒论》本来就有"发热恶寒者，发于阳也"，这样一种情况误下之后，阳入形成的结胸是一个大实热证，也就是说患者的本气——阳明土气不足，但是燥热邪气过盛。

那么结胸证如果这样来分析，必有阳明失降，这也就是大陷胸汤和大陷胸丸都有芒硝和大黄两个药的道理。那么这两个药刚好有泻下阳明燥热的功效。水邪前面已经讲过，这里我们再一次强调一下太阳、表、腠理、水、肺，这五个要素是临床常见的病机规律之一，大家想一下结胸里面的水，肺气是郁闭的，腠理是不通的，水无出路，憋在胸里面。我个人认为这是理解所有结胸证条文的关键，包括后面第 141 条提出的寒实结胸，以及五苓散证里面涉及的水邪，道理是一样的。

这一条将结胸与痞放在一起论述，那么结胸明白了，反过来病发于阴的痞，不足的本气是什么？自然而然我们就能够明白是太阴己土之气的不足了。仲景这是一种对照法，那么痞证我们非常详细地在前面和大家沟通过了。

接下来看"结胸者，项亦强，如柔痉状"，尽管说是柔痉，其实是针对大陷胸丸这一个局部阳明大实证，既然有阳明大实热证，津液必然耗损，津液耗损，邪火就更加直升，但是它没有影响全身，只是如柔痉之项强，所以用的是丸药缓下。

大陷胸丸中葶苈子需要和大家沟通一下，这个药我们都知道它泻肺（葶苈大枣泻肺汤），泻的是什么地方的水？包括肺胸膺腔隙与缝隙里面的水，就是既包括大的腔隙，也包括小的缝隙，杏仁是伸胸肺血络中郁滞之气或者壅遏之气，那么硝黄大家很清晰了，泻水热燥结之实，甘遂泻水。

接下来看一下第 132 条和 133 条，第 132 条："结胸证，其脉浮大者，不可下，下之则死。"第 133 条："结胸证悉具，烦躁者亦死。"那么结胸的脉，寸脉浮，关脉沉，这一条我个人在临床的体会虽然是属于结胸，但是这个脉浮大就说明主要矛盾不是结胸里实热证，而是阳明经热证，这是其中一种情况。

另外一种情况，在疑难杂病中，疾病在向水热实证结胸逐步发展的过程中，如果出现脉浮大，这就属于格阳于外，是属于浮阳。这两种情况都不可以用下法，尤其是出现了浮阳在外，一用下法首先败中气，再严重者，那就把人的阳根拔了，这就是原文所说的"下之则死"。

那么第 133 条结胸证悉具：在外有状如柔痉，在里有膈内剧痛。在这种情况下再出现烦躁，首先说明的是里实热邪炽盛，但是同时也反映了第一个是胃气将绝，第二个是元气散乱，因此原文"烦躁者亦死"。那么今天我们就把这些条文逐症分析、由博返约和大家进行了沟通。

第**72**讲

结胸证 4：第 134 条、136 ~138 条

这一讲我们接着讲《伤寒一元解》——结胸证。今天把相关重要的条文和大家进行沟通，先看一下第 134 条："太阳病，脉浮而动数，浮则为风，数则为热，动则为痛。数则为虚，头痛发热，微盗汗出，而反恶寒者，表未解也。医反下之，动数变迟，膈内拒痛，胃中空虚，客气动膈，短气躁烦，心中懊侬，阳气内陷，心下因硬，则为结胸，大陷胸汤主之。若不结胸，但头汗出，余处无汗，剂颈而还，小便不利，身必发黄。"

这一条前面我们也和大家沟通过，比较长，重点看一下逐症分析和由博返约，这一条提到了脉，首先我们根据《伤寒论》第 4 条："伤寒一日，太阳受之，脉若静者，为不传；颇欲吐，若躁烦，脉数急者，为传也。"

那么这里提到了脉浮而动数，就已经表达出了有传经的趋势了，后面提出了"微盗汗出"，结合前面的症状和脉象，说明已经在向阳明方向发展了，因此反映的是里有热，立足四季五方一元气，证属于阳明界面，但源头是东方的甲胆不降。

这一条我们可以这样理解，头痛、发热、恶寒这三个症状放在一起，那肯定是一个表证，但是头痛、发热、盗汗就不是表证了。原文恶寒，前面用了一个反恶寒，这就说明了尽管有里热，但是表还未解，如果这样我们反推："数者为虚。"指的是在里的阳明，已经表达的是实。那么相对而言，这个虚对应的就是太阳界面是虚的。

就是在这样一个前提下，原文的描述是"医反下之"，又用了一个反。我们都说过了，没有一个医生会随便用下法，一定是有可下的症状，

也就是我们前面分析的阳明已经有实象了、实证了，这个时候用了下法，会导致什么呢？

一种情况，太阳界面的阳邪以及本应该用汗法而解的寒水之气一起内陷胸膈、气机不畅，原文的表达是"脉动数变迟，膈内拒痛"；另外一种情况，这种误下一定会损伤中气，对于这一个证，那么阳明失降逆上是必然的，失降的阳明在这一条涉及胃、膈、胸、肺 4 个阳明。最终出现的就是我们要学习的热与水互结于胸形成的大陷胸汤证。原文用的是"大陷胸汤主之"。

另外一个，我们要学习"短气"这一个症状的表达，普遍来说，一说短气，我们会觉得是虚，但是对于大陷胸汤证，这里反映的是邪实导致的，看似虚象，就是这一类的看似虚象的症状，在疑难杂病当中非常之多，因此我们临证的时候一定要抓主要矛盾和矛盾的主要方面，也就是说这一条的短气它就是热与水的互结的实证。

后面提出了躁烦，那这一个症状肯定是属于热了，烦是心烦，躁是身体不安。我们在讲栀子豉汤类方的时候讲过，但是这一条的症状与第 133 条"烦躁者死"，也就是"结胸证悉具，烦躁者死"是完全不一样的，这个躁烦是结胸证本来就有的一个症状，这也是在临床需要注意的一点。

这一条还提出了不结胸，那么会出现什么？就是身必发黄的黄疸，给的症状是"但头汗出，余处无汗，剂颈而还，小便不利"，那么它的病机就不是热和水的互结，而是热与湿的互结，热和湿这两个气一纠缠，就像生活当中的油滴入面中，没办法分开一样，因此会出现热不得宣发外散，导致阳明不降循经上越：但头汗出、剂颈而还、余处无汗；湿又被热所牵扯，也不得泄，因此会出现小便不利。这样湿热二邪一定会相互熏蒸，出现身必发黄，这一个发黄与瘀热在里致黄是同一个道理。

第 135 条非常简单，我们就不分析了。

看一下第 136 条："伤寒十余日，热结在里，复往来寒热者，与大柴胡汤。但结胸，无大热者，此为水结在胸胁也。但头微汗出者，大陷胸汤主之。"前面非常地简单提示我们学习结胸证要同时学习大柴胡汤。

既然有热结在里的阳明实热证，一旦出现往来寒热，反映的就是少阳枢机的不利，因此这是非常典型的阳明和少阳两个界面同时存在的一个证，那么自然而然是用的大柴胡汤双解。为什么提到大柴胡汤呢？我们已经学习过的柴胡类方里面第 156 条的大柴胡汤，它是有心中痞硬；而 103 条是有心下急。

　　这一条突出了与第 134 条发黄的头汗出的症状，我们都知道如果邪气全部进入到阳明界面，形成阳明经实热证的话，这个汗出是全身的。那么这一条水结胸胁的"但头"，而且加了个形容词"微"汗出，它的机理是热在水中被郁遏住了、不能够向外透越，因此仅能够在最能反映阳明之气的头部表现为小汗，属于大结胸证，与前面的"但头汗出、余处无汗，剂颈而还"导致的黄疸是完全不同的机理。

　　这一点在临床一定要注意。那么后面的无大热指的就是外无大热，用水结在胸胁这样的语言，其实说的同样是水热互结于胸的结胸证，只不过是更突出了结胸证这个水邪而已，因此也是大陷胸汤主之。

　　那么第 137 条的大陷胸汤我们非常熟悉了，也就是对应了西医学一部分的急腹症，看一下："太阳病，重发汗而复下之，不大便五六日，舌上燥而渴，日晡所小有潮热，从心下至少腹硬满而痛不可近者，大陷胸汤主之。"这一条前面通过汗、下，又给出了不大便和舌上燥而渴，就说明表证已经全部入里，形成了胃肠的燥热大实证。

　　这一条理解的重点是"日晡所小有潮热"，就像上一条分析的头的微汗出，那就说明它不是大潮热，同样是存在阳明邪热，但是它不是大承气汤。因此仲景前一条提出了大柴胡汤做对比，这一条其实是与大承气汤做对比。两个方的对比，我们在前面已经沟通过了，这里就不再赘述了。

　　再看一下第 138 条："小结胸病，正在心下，按之则痛，脉浮滑者，小陷胸汤主之。"看到这里我们会想到病名有大小、方有大小，那么证必然有轻重，有大小青龙、大小柴胡、大小建中，现在有大小陷胸。

　　水热气结是结胸证的特点，既然叫小陷胸，指的是太阳表内陷胸阳明，水饮因为阳明的邪热而被凝结为痰，所以用的是开胸清热涤痰的小陷胸汤，也就是我们俗称的连半蒌，而且先煮瓜蒌，目的或者旨在打开胸阳明。瓜蒌这个药有泻火润肺、下气坠痰的作用，结合《金匮》治胸痹的瓜蒌三方，说明瓜蒌具有推荡开痹之功，是治疗胸痹的圣药。

　　重点的条文就沟通这么多，到此为止结胸证相关的内容就讲完了。

第**73**讲

蓄血证1：总论1

从这一讲开始讲蓄血证。下焦蓄血证在整个《伤寒杂病论》里面有抵当汤、抵当丸、下瘀血汤、桃核承气汤几个方证，当然如果把桂枝茯苓丸也算进来，它是最轻的一个证了。

对于参悟蓄血证的病机和方药，我个人认为是非常有帮助的，我们先学习一下历代两位医家的观点。首先学一下柯琴的观点：善忘者，血不荣，智不明也。此皆瘀血之微兆，非至峻之剂，不足以抵其巢穴，而当此重任，故立抵当汤。蛭，虫之善饮血者，而利于水；虻，虫之喜吮血者，而猛于陆，并举水陆之善取血者以攻之，同气相求，更佐桃仁之苦甘推陈致新，大黄苦寒荡涤邪热，此名抵当也。

下面看一下王子接的观点：抵当者，至当也。蓄血者，至阴之属，真气运行而不入者也，故草木不能独治其邪，务必以灵幼嗜血之虫为向导。飞者走阳路、潜者走阴路，引领桃仁攻血，大黄下热，破无情之血结，诚为至当不易之方，毋惧乎药之险也。

其实这两个医家的观点也就是第125条给出的"血证谛也"。

比较有争议的就是蓄血证的部位，我个人认为应该是下焦少腹，为什么呢？我们先看一下蓄血证与蓄水证最大的区别，就是一个症状：小便利。这就说明蓄血证中膀胱这个州都之官的水液气化功能是正常的，但是结合第106条桃核承气汤的原文："太阳病不解，热结膀胱，其人如狂。"以及第124条抵当汤的原文："以太阳随经，瘀热在里故也。"还有《金匮》抵当汤治疗的是"妇人经水不利下，亦治男子膀胱满急有瘀血者"。这样由博返约就说明这个部位不只是膀胱，而是包括胞室、膀胱的下焦少腹部位。

下面我们归纳一下下焦蓄血证的主要症状：少腹硬满拒按、轻的少腹满，小便自利，大便色黑易解，发狂或如狂，喜忘、脉沉结，产妇腹痛，经水不利下等，这是主要的。

下面我们看一下这三个方证的病机、症状、治法。

首先看一下抵当汤证，这个证是主下焦瘀血的重症，因此它的病机是邪热与瘀血搏结，见于太阳病篇的第 124、第 125 两条，阳明病篇的第 237、第 257 两条，也见于《金匮要略·妇人杂病脉证并治第二十二》的第 14 条，因为瘀结又深又重，除了少腹硬满、大便硬、色黑反易解，抵当汤证还兼有精神异常的发狂、如狂、喜忘，还有发热、消谷善饥、妇人经水不利下、男子膀胱满急有瘀血，因此这个证是属于一个急证。

在太阳病篇原文都有表证，但是治疗上，虽然有表证，采取的都是先攻其里，因此这个方是一个逐瘀峻下之剂，服后当下血，也就是第 124 条原文就给出来了"下血乃愈"。

再看一下抵当丸，相比较而言热邪虽盛，但是没有精神症状，小腹满而不硬，因此这个证不可不攻，又不可峻攻，仲景改汤为丸，也就是"汤者荡也，丸者缓也"，用丸药来缓治，而且两个虫类一样都减汤方 1/3，制成四丸，吃的时候服一丸，也就是原量的 1/4，服后晬时当下血。

下面我们看一下下瘀血汤，它见于《金匮要略·妇人产后病脉证治第二十一》的第 6 条，下瘀血汤证是非常典型的，干血著于脐下，血之干燥凝滞，少腹瘀痛而有硬块，因此它是加蜂蜜为丸，破血下瘀之中兼有润燥缓急之功，而且用的是酒煎顿服，是"补下治下制以急"，也就是说去疾唯恐不尽也，这就是这三个方各自的特点。

也就是说这三个方我们在学习的时候首先知道看到的是瘀，但是不能忽略形成下焦瘀血证的另外一个因素，这个因素就是阳明，那么怎么理解这个阳明呢？

首先要对应到《伤寒论》第 184 条"居中主土也，万物所归，无所复传"的这个阳明，也就是说是属于六个界面最里的这一个阳明；第二个方面涉及阳明，阳明主阖功能失常，在蓄血证里面直接表现为火热之邪；第三个方面都已经看到了瘀了，必然涉及阳明多气多血。因此这三个方中因为阳明失阖、邪热壅阻于气血分，耗损液津、血涸血枯，最终形成了瘀热互结下焦的蓄血证。

在治疗方面，首先我们知道除了活血祛瘀的虫类药，根据前面分析阳明的内涵，必用禀将军之性、有斩关夺门之功的大黄，以及润燥活血的桃仁，这两个药大黄和桃仁是抵当汤丸以及下瘀血汤共用的两个药。第二个方面，这三个方既体现了《素问·阴阳应象大论第五》的"血实宜决之"，也体现了《灵枢·逆顺肥瘦第三十八》的"临深决水，不用功力而水可竭也，循掘决冲，而经可通也"对应的攻通导下法。

第 74 讲

蓄血证2：总论2

这一讲我们接着讲《伤寒一元解》——蓄血证，顺着上一讲的内容，抵当汤、抵当丸、下瘀血汤这三个方都可以理解为是由第106条热结膀胱、少腹急结、其人如狂的桃核承气汤加减而成，这四个方桃仁和大黄是共有的，都具有破血下瘀之功，都可以治疗瘀热互结于下焦的蓄血证。四个方都用攻消两法。区别是热大于瘀的是用桃核承气汤，瘀大于热的是用抵当汤，相对属于缓剂、瘀热都轻的、少腹满而不硬的是用抵当丸，没有用虻虫、水蛭而用土鳖虫的是用下瘀血汤。

对于桃核承气汤证，它的瘀是刚刚形成，轻而浅，泻热用的是调胃承气汤，后面加的药是桃仁和桂枝，是一个逐瘀缓剂，服后不一定下血，但是前面三个方都是服后下血。

蓄血证四个方治的都是实热证。立足《伤寒一元解》"凡病皆为本气自病"，这四个方不足的本气又是什么呢？尽管属于急证的攻消两法，但是我们在临床往往会合方使用，在这种情况下，明白这四个方不足的本气就非常关键了。

抵当汤丸证不足的本气，根据第一讲的分析是居中主土最里的阳明的本气不足，体现在其本体液津血不足为主。下瘀血汤不足的本气根据原文，给了一类人群是产妇，这一类人群的共性：产后是胞宫气血空虚、冲任肝肾不足。下瘀血汤炼蜜合丸、再用酒煮，目的除了对治实证，重在保护这一个本气，那么下瘀血汤为什么要用大黄呢？是因为冲任隶属于阳明。桃核承气汤有桂枝，必然会涉及土虚、土失载木，硝黄草泄热也重在和胃，因此这个方不足的本气是在太阴阳明之中土。

　　下面我们重点学习一下"下瘀血汤"，它的形成按照原文是由第 5 条的基础上发展而来，因此我们首先要明白阳明多气多血。一旦在阳明这个界面出现了虚，往往因为阳明主阖功能失常、不降逆上，在虚的部位反而会形成壅堵的实证。

　　第 5 条"产后腹痛、烦满不得卧"是属于气滞血热血瘀的实证，用的是枳实芍药散，虽然方药很简单，却具有导滞行气、和营清热养血的功效。一旦出现了阳明邪火炽盛、凝结气血为干血著于脐下，这个时候不但邪火盛，而且其本体液津血必然受损，因此这个时候的腹痛既有不通则痛，又有不荣则痛，已经不再是前面较轻浅的气滞血行不畅的枳实芍药散证了，因为瘀热结重。

　　根据前面的分析，第一个要考虑润燥，接下来荡涤破结，这三个方法正好是下瘀血汤的特点。其实这个方我们在临床用得最多的是妇科的子宫肌瘤，还有内科的慢性肝硬化等。

　　去年我接诊了一位女性患者，30 多岁，她有多年右附件巨大囊肿、盆腔积液、子宫多发肌瘤的情况，这个患者因为附件囊肿已经做了两次手术，但是在她身上是术后复发，而且一次比一次重。就诊的时候这个巨大的囊肿是 14cm×11cm，当时考虑了很久，用的是下瘀血汤合薏苡附子败酱散的汤剂，经过半年左右的调治，巨大的囊肿缩小了一半。我们在临床治疗妇科的子宫内膜异位症、盆腔瘀血综合征这一类疾病，常常是需要将抵当汤和下瘀血汤合用的，没有虻虫用水蛭、土鳖虫。

　　我个人的临床体会，这一类患者一个固定的搭配，就是可以不辨证而合用海茜汤。另外一个相对固定的是如果判断出脂膜、分肉、膜原内深伏火矜邪毒，那么就可以合用"柴胡、僵蚕"这一组对药。其实这一类人是属于虚人，我在临床的体会总结为两类，一类是气虚，一类是肾气肾精的不足。

　　那么对于气虚，常常合用人参、炙甘草，炙甘草的合用是源于栀子甘草豉汤的启发，因为这类人局部也是一个火证，既然用了人参，又有瘀，那么自然会用到人参、五灵脂这一组对药，这样就既可以益气，又可以推动瘀血，也就是益气化瘀；对于肾气肾精不足，选用的是师父李可老中医专辑里面肾四味当中的一味菟丝子，这个药因为有辛味，就能够达肺，具有开的作用，前面我们也讲过对于产妇、人流药流后的妇女，感冒了是可以用这个药来扶正的。那么这一讲再加第一讲等于是蓄血证的总论。

第 **75** 讲

蓄血证 3:
第 106 条、124 条、125 条

这一讲我们接着讲《伤寒一元解》——蓄血证，前面两讲讲的是总论，这一讲开始讲条文。蓄血证有一个非常重要的与之对应的区别，就是和蓄水证的区别。我们来学习一下太阳经邪热不解，随经入腑，有蓄水和蓄血两证，少腹硬是共有的症状，两者的鉴别点重在蓄水证有小便不利、没有神志症状，蓄血证小便是通利的，但是有神志症状，这个对临床的帮助很大。

首先看一下第 106 条："太阳病不解，热结膀胱，其人如狂，血自下，下者愈。其外不解者，尚未可攻，当先解其外；外解已，但少腹急结者，乃可攻之，宜桃核承气汤。"它的服法是"日三服，当微利"，这就是我们上一讲讲到的，这个证不一定会下血。

那么这一条的参悟是这样的，首先太阳病不解，邪热随经入腑，这就是原文的热结膀胱，出现了影响神志的其人如狂，就说明这个邪已经进入到了阳明界面，形成了阳明腑实热，为什么形成？是源于"膀胱者，州都之官，津液藏焉"，也就是说局部阳明实热的形成，是由于津液被邪热耗损，这个方证与前面的第 105 条调胃承气汤的胃实热的程度是一样的，用的是调胃承气汤。

如何形成热结膀胱呢？源头根据原文，依然是太阳表日出初之气——厥阴风木之气的下陷，因此这个方里面用二两的桂枝来启陷，血分的瘀用的是桃仁，这个药甘平，《本经》是这样说的："主瘀血、血闭癥邪气。"

那么这个药我们还是需要讲一下，桃的外面是有一层绒毛的，我们把它叫作肤毛，那么它的仁自然而然也会助其肤毛，仁主疏瘀、入血分，并且能够通气，因此这个桃仁自然而然也就会主疏肤腠之血，凡是有血闭而成瘕有邪气者，一定会用到桃仁。

我们前面讲的抵当汤丸、下瘀血汤，现在讲的桃核承气汤，还有桂枝茯苓丸、鳖甲煎丸、大黄䗪虫丸，都用这个药的道理，桃核承气汤我在临床体会，有一组对药就是桃桂黄，桃仁、桂枝、大黄，可以用治许多疑难杂病，对治的病机总结出来是：厥阴下陷、气郁血瘀而成的阳明实火。

下面看一下抵当汤的原文，第 124 条："太阳病六七日，表证仍在，脉微而沉，反不结胸，其人发狂者，以热在下焦，少腹当硬满，小便自利者，下血乃愈。所以然者，以太阳随经，瘀热在里故也。抵当汤主之。"这一条首先告知水血两道阳明证的判断方法，区分在上的结胸证和在下的蓄血证，结胸证我们前面已经和大家沟通了。因此把蓄血证放在结胸证之后讲。

仲景在这一条给出了二者的区别和关联，这一点需要我们用心参悟，对临床辨证帮助很大。原文"表证仍在，脉微而沉，发狂，少腹硬满，小便自利"，这些症状由博返约，就排除了在上之结胸，那么反推就判断为下焦的蓄血证了。

"太阳随经，瘀热在里"是指邪热随经入了太阳膀胱腑，从而形成的是下焦少腹瘀热在里的蓄血证。我们在第一讲就讲到这个部位了，这个蓄血证也就是下面第 125 条原文提到的"血证谛也，抵当汤主之"，因此这一条是"下血乃愈"。蓄血证当中影响精神、神志是源于瘀热之毒上冲脑窍，尽管瘀热是在下，但是因为阳明主阖功能失常，它不降反而逆上，这样就导致了相应的精神、神志症状，发狂、如狂、善忘，都是抵当汤主之。

接下来看另一条抵当汤的原文，是第 125 条："太阳病，身黄，脉沉结，少腹硬，小便不利者，为无血也；小便自利，其人如狂者，血证谛也，抵当汤主之。"一部分病机和第 124 条是重复的，首先这一条的重点就是一开始讲的，太阳经邪热不解形成的蓄水与蓄血两证。

这一条提到了发黄，发黄我们都知道是由湿引起，在临床多见两种证型，湿热发黄与寒湿发黄，但是原文没有说是哪一种，那我们会根据临床，多见的有两种参悟法，依据结胸有寒实结胸和热实结胸，那么这一条的发黄按照症状和脉，也是属实的，那自然也有寒湿发黄和湿热发黄两种转向，如果是理解为同一个病机源头，不管是蓄水还是蓄血，共性病机是阳明邪热。

这一条原文"血证谛也，抵当汤主之"，那么反推前文提到的身黄，应当是湿热发黄，在临床我们会遇到一个问题，在这里蓄水和蓄血是分开论述的，但是我们常常会遇到既有蓄水又有蓄血证的患者，如果病机简单，把方药一合方就解决了。

但是在 2016 年我就遇到了一位男性患者，治了几诊，最后判断他的病机应该是对应到了《伤寒论》的蓄水和蓄血两证，但是这个患者既有阳明腑实热，又有元阳不足，在这种情况下的蓄水和蓄血证，刚开始几诊疗效就是一点点好，总是不满意，最后治愈的方用的是五苓散合了桃仁、大黄还有潜阳丹，就是这样一个方药才治愈了这个患者。

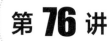

第**76**讲

蓄血证4：
第126条、237条、257条

这一讲是蓄血证的第四讲，也是最后一讲。

接着上一讲，今天讲抵当丸。

原文第126条：伤寒有热，少腹满，应小便不利，今反利者，为有血也，当下之，不可余药，宜抵当丸。

抵当丸方

水蛭二十个（熬），虻虫二十个（去翅足，熬），桃仁二十五个（去皮尖），大黄三两。

上四味，捣为四丸，以水一升，煮一丸，取七合服之，晬时当下血，若不下者更服。

这一条我们前面也讲过，是接着第125条，说明了水血两道、蓄水蓄血的区分，二者都有下焦少腹满，重点的一个区别症状就是小便利与不利了。抵当丸，丸者缓也，原文"晬时当下血"是指一天的时间，但是"连药渣服"，它的作用力会比汤剂更持久。

下面学一下"宜抵当汤"在阳明病篇的两条原文。

第237条：阳明证，其人喜忘者，必有蓄血。所以然者，本有久瘀血，故令喜忘。屎虽硬，大便反易，其色必黑者，宜抵当汤下之。

抵当汤

水蛭三十个（熬），虻虫三十个（去翅足，熬），桃仁二十个（去皮尖），大黄三两（酒洗）。

　　上四味，以水五升，煮取三升，去滓，温服一升。不下，更服。

　　这一条我们重在学习阳明证"喜忘"，它属于一个实证。是因为阳明主降，又具有多气多血的特征，脑为髓海，邪热一旦深入血分形成蓄血，必然会随着阳明的燥热之气逆上，这样影响脑窍而出现喜忘。

　　当人老了之后，我们都知道很容易忘事，因此一定要与抵当汤证区分。人年老后出现喜忘，是属于虚证，但是它也关乎阳明，它的病机是源于阳明本体不足，而导致主阖功能下降，"阳明阖坎水足"，既然这个功能下降，那么自然而然，年龄使然，导致元气化生的能力也下降。

　　这一条原文还给出了形成蓄血"喜忘"的原因，就是"本有久瘀血"，什么道理呢？就是我们经常反复强调的四个字"同气相求"。

　　另外学这一条，"久瘀血"和我们在临床常遇到的宿便，很多时候机理是一样的。也就是说只要这个人气弱了，推动力就会下降，那么血液运行就会缓慢，这个时候一定有瘀，只是程度不同而已。

　　因此我们学习这一条，在临床须注意：阳明不降有邪热，与水血两道密切相关。还有一点，在临床凡是遇到浊瘀燥热绞在一起形成实邪，一定要采用速去的办法，那关键就是阳明了，只要阳明能阖回去，也就是阳明得降、神魂自清。原文给的是"宜"，这就说明证有轻重，关键是医者在临证的斟酌和判断了。

　　下面看一下第 257 条。

　　原文：病人无表里证，发热七八日，虽脉浮数者，可下之。假令已下，脉数不解，合热则消谷善饥，至六七日不大便者，有瘀血，宜抵当汤。

　　这一条首先没有典型的太阳表、阳明里实证。用"发热七八日""脉浮数"，表达出的是邪热深陷于阳明胃并熏蒸于外。这个阳明就是第 184 条阳明的内涵了，因此可用下法。如果已经用了下法，脉数不解，依阳明多气多血的特征，气分热解而血分热未解，这就是原文"合热"，这个合热就是指的胃火与瘀热。胃火盛，消谷善饥，等到六七日还不大便，这个时候就形成了浊瘀燥热内结，治疗宜速下，宜抵当汤，与第 237 条的表达方式是一致的。

　　接下来我们顺着前面的第 126 条来讲一下它下面的一条，第 127 条。

这一条是讲水道异常的，突出的症状就是小便的异常，但是它不涉及血道。

第127条原文：太阳病，小便利者，以饮水多，必心下悸；小便少者，必苦里急也。

这条的参悟要学习《内经》的"饮入于胃，游溢精气，上输于脾。脾气散精，上归于肺"。太阳病小便利、心下悸，原文归因为饮水多，那首先就要考虑胃阳不足。胃中阳气不够，水饮无法蒸化而上凌于心。小便少说明太阳膀胱气化不利，出现了局部气机郁滞不畅，这就是原文的"苦里急"。

在临床一定要注意水液代谢运行失常有最常见的五个要素：①元阳，因为它是气化之根，或者依据《内经》的原文"肾为胃之关"；②三焦，因为它是负责"水道出焉"，但是一定要切记，它是水火的道路；③腠理气孔，因为腠理能够反映三焦通会元真是否畅通，以及津液是否充足；④肺，因为它主通调水道，朝百脉；⑤脾，因为脾主运化水湿。其实"气血水脉络"五道就是一道，因为我们只有一气的概念。

我们讲了结胸、蓄血、蓄水，和大家拓展三个方，有时间可以多看一下。第一个方是春泽汤，见于元代危亦林《世医得效方》，是五苓散加人参，还有其他医家的春泽汤，大家有空自己去学一下；另一个是荡胞煎，徐大椿《医略六书》里面的一个方，主治"九年断产脉实者"，因此它针对的也是瘀热内结，但是不足的本气是天癸、冲任、气血，因此出现了天癸不通；第三个是荡胸汤，是张锡纯《医学衷中参西录》里面的一个方，主治的是寒温结胸。

到这里为止蓄血证的四讲就全部讲完了。

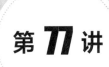

第 **77** 讲

黄疸 1：总论

这一讲开始讲黄疸。先讲总论，尽管在《伤寒论》里面黄疸的条文很少，最主要是有三个方：茵陈蒿汤、栀子柏皮汤、麻黄连翘赤小豆汤。《金匮要略》的不讲。形成黄疸非常关键的一个因素是湿。刚刚讲的三个方里面，其中有两个提到了"瘀热在里"。

我们来分析一下：有瘀必涉及血分，有热又涉及血分，就可以推断出瘀热在里的里是阳明界面。但是同一个"瘀热在里"，第236条茵陈蒿汤和第262条麻黄连翘赤小豆汤大的病机一样：阳明发黄。但是具体的病机线路是不同的。

还有我们之前讲蓄血证，第124条也有四个字：瘀热在里。也关乎阳明，但是仲景给的是抵当汤。这就又回到我们反复强调的，同样是一个词：阳明，但它的内涵是不同的。

在发黄的这三个方当中，也体现了从至表的太阳毛皮到第184条最里的阳明，一气散为六气的病机变化规律。

这三个方的症状很少，反映湿热二邪胶结形成瘀热和郁热发黄非常典型的两个症状：一个是无汗，它反映的是热不得外越；一个是小便不利，它反映的是湿不得下泄。也就是这两个邪没有出路，在《伤寒论》中见于第199条和第236条。

第199条：阳明病，无汗，小便不利，心中懊憹者，身必发黄。

第236条：阳明病，发热汗出者，此为热越，不能发黄也。但头汗出，身无汗，剂颈而还，小便不利，渴饮水浆者，此为瘀热在里，身必发黄，茵陈蒿汤主之。

茵陈蒿汤

茵陈蒿六两，栀子十四枚（擘），大黄二两（去皮）。

上三味，以水一斗二升，先煮茵陈，减六升，内二味，煮取三升，去滓，分三服。小便当利，尿如皂荚汁状，色正赤，一宿腹减，黄从小便去也。

因此我们学习的重点是湿邪，本位本气太阴我就不讲了。湿热二邪的形成我们之前也沟通过，今天再复习一下，是源于中土之太阴阳明土气，首先是本气的不足，本位本气太阴和阳明对应的湿和燥这两个气出现了同时的过盛，这样就在中土形成湿热二邪，犹如油滴入面中，难解难分。

茵陈蒿汤证陷到了第 184 条最里的阳明，在这种情况下由于阳明多气多血，出现了湿热郁滞土中，形成既影响气分也影响血分的湿热证。这个湿热不是不动，它会熏蒸于身，这是导致发黄的根本原因。因此黄疸也是《伤寒论》无数个病机里面其中的一个病机规律。

针对湿热发黄，用的是清泻两法，用这样的方法来分消湿热，这是一个大的治法。除了我们熟悉的茵陈蒿汤、栀子柏皮汤两个方外，仲景在阳明病篇最后第 262 条给出了另一个"瘀热在里，身必黄"的麻黄连翘赤小豆汤。

既然是发黄，那么麻黄连翘赤小豆汤也涉及湿热，但更为重要的是这个方涉及湿热的源头，这个源头关乎肺太阴太阳阳明。这两个要素是第262 条发黄的关键。其实在临床，黄疸除了麻黄连翘赤小豆汤这个病机之外，即使是以茵陈为主对治的黄疸，也不可能是像茵陈蒿汤这样单一，也会兼有其他的病机线路。

我们下面重点讲一下麻黄连翘赤小豆汤、茵陈五苓散、茵陈术附汤对治的黄疸是怎么形成的。水湿之邪是关键。首先回到《伤寒一元解》太阳寒水之气对应的界面。第一个是保家卫国的太阳表，一旦这个表毛皮腠理闭塞，必然会形成水邪。

那么形成水邪会出现两个方面的影响：第一个影响的是肺太阳太阴阳明；另一个影响的就是太阳病大的土载木治法中的土。在这种情况下发黄病机规律除了表闭，里面同样是湿热发黄，这个时候用的是清散泻法，这个就是麻黄连翘赤小豆汤所治疗的瘀热在里。其实我们想一下，《金匮》越婢汤证、越婢加术汤证里面的水湿就是这样来的。

另外一个，这个太阳寒水之气对应的就是我们每个人的阳根之所、生生之源，也叫少阴坎卦元气，也叫终之气，就是这个阳回家了——终之气太阳寒水之气。在这个地方也会分两种情况。

一种情况是元气之别使三焦，它负责水道，出现了异常，形成水湿之邪，比如仲景会告诉我们于寒湿中求之，在临床用五苓散，如果在这个基础上又出现了湿热，则是茵陈五苓散。另外一个就是这个元气自身原动力不足，导致了水湿形成，釜底火是釜中火的根，既有湿热也有寒湿，则是茵陈术附汤。

儿科有一个病：婴儿胆汁淤积症。我在 2004 年治疗了一个湖北的小孩，2009 年治愈了一例广州的，这两个小孩基础方都是茵陈术附汤。对于小儿先天禀赋，关系到大哉乾元、天、元阳、原动力，因此以这个方为基础，这两个小孩都治愈了。在 2018 年广州这个小孩还专门写了一幅字来到南方医院送给我，见了一面。

不管是参悟黄疸、蓄血证，还是结胸、麻桂剂，都是运用"《伤寒一元解》，一部《伤寒论》，一个河图尽之矣，河图（五行）运行以土为中心论"，在临床治疗常见病、多发病、疑难杂病、急危重症，这是必须遵循的一个法则，尤其是对建立中医思维非常重要。

下面总结一下这三个方：

（1）热大于湿，栀子柏皮汤，它不足的本气是在中土的太阴阳明，两个都有，所以用的是炙甘草。这个方的配伍法度符合栀子甘草豉汤、封髓丹，也就是这样配伍，用炙甘草是有理有据，不是说临床体会了，用炙甘草比用人参好，一定要先明理。

（2）湿热并重的就是茵陈蒿汤，这个大家都知道，这种情况下邪实为主，清热解毒，利湿退黄。

（3）麻黄连翘赤小豆汤，这个方的理解关键是邪之入路就是邪之出路，表里同治，但是病机线路不一样，在本书里面的第 28 讲详细讲过了，这里不再赘述。

2016 年我治疗了一例药物性肝损害患者，这个患者有黄疸和发热，分析之后判断出他有表邪内陷的病机线路，除了用清热利湿的方法，因为患者病了很久，本气不足，对治内陷的表邪我用了五虎汤，也就是师父李可老中医说的可以把五虎汤理解为麻黄汤的轻剂，这个患者方药取效之后，一直是守方逐日减半量这样治愈的。这个病例详见我的专辑《中气与临床》一书。

第78讲

黄疸 2:
第 236 条、260 条、261 条

这一讲我们接着讲《伤寒一元解》——黄疸。今天重点讲原文的参悟。首先看一下茵陈蒿汤。通过上一讲已经清晰茵陈蒿汤证主战场在第 184 对应的最里的阳明界面。原文见于第 236 条和第 260 条。

第 236 条：阳明病，发热汗出者，此为热越，不能发黄也。但头汗出，身无汗，剂颈而还，小便不利，渴饮水浆者，此为瘀热在里，身必发黄，茵陈蒿汤主之。

茵陈蒿汤方

茵陈蒿六两，栀子十四枚（擘），大黄二两（去皮）。

上三味，以水一斗二升，先煮茵陈，减六升，内二味，煮取三升，去滓，分三服。小便当利，尿如皂荚汁状，色正赤，一宿腹减，黄从小便去也。

第 260 条：伤寒七八日，身黄如橘子色，小便不利，腹微满者，茵陈蒿汤主之。

那我们把两条原文放在一起参悟。首先能够明白病机，明白病机第一个需要知道，界面已经是确定的，有什么邪呢？湿热、郁热、瘀热，可以从这三个方面来参悟。气血分都已受损，邪又集中在最里的阳明界面，这种情况下必用大黄，在临床不管什么病，如果有这样的病机，就是大黄使用的指征。

茵陈蒿汤我们在临床经常使用，也知道这个方常见的临床症状：身目发黄，黄色鲜明。也就是我们说的阳黄，大便秘结，需要提的是有这个

症，但是有一小部分人的大便不是干硬的，而是稀溏，但有一个症状，是排解非常不畅顺，便完之后还想解，但没有大便，这也是阳明腑实热证其中的一个临床表现。

小便黄赤而短少，那么全身可以有发热，还会出现口渴，心烦，腹部胀满，不想吃饭，那严重的恶心欲呕，汗出不彻或原文的头部汗出，舌郁红或者郁暗红，苔黄厚或者是黄厚腻或者是黄浊腻，严重的黄厚浊腻，脉象弦数或者滑数，这一类患者的脉是很实的。

下面重点学习一下第236条原文的参悟。

阳明病法多汗，那么这一条仲景给出了一个概念，"阳明病，发热汗出者，此为热越"，如果是出现这样的临床表现，是不能"发黄"的。我们都知道茵陈蒿汤证湿热发黄，有湿有热，如果有发热汗出，这就说明湿和热是分离的。那么下面给了一组症状，"但头汗出，身无汗，剂颈而还，小便不利，渴饮水浆者"，仲景已经总结了，告诉你此为瘀热在里，身必发黄，那么这些症状放在一起由博返约，说明湿热和郁热内陷土中，阳明阖不回来。

这里参悟这一个病机首先需要明白，阳明是二阳阖明，对应南方离卦位，这样就明白这个症状，离卦位戴九履一的"戴九"，这种情况下土中的湿热郁热会向上熏蒸于诸阳之会的头部，因此它的临床表现是"但头汗出，身无汗，剂颈而还"。

那么这一种阳明实热，既然是瘀热在里，一定会影响气血水三道的运行，这就是原文有"小便不利，渴饮水浆"。因为阳明的特点是多气多血，在这样的病机情况下，这种邪热一定会熏灼血分，导致血液运行不畅，这就对应了原文的"瘀热在里"。另外一个方面，这种湿热在土中一定会熏蒸于周身，这就是原文的"身必发黄"。

这个方的君药是茵陈蒿，并且是先煮。因为茵陈蒿苦泄下降，最善清解土中的湿热，是治疗黄疸的要药，但是临床体会，这个药一些患者吃了会恶心，因此中气虚的人用这个药时需要把握。臣药栀子清热降火凉血，它是"屈曲下行"，通利三焦，可以助茵陈引湿热从小便而去，这个药在栀子豉汤类方详细讲过了。

佐以大黄，气血分都有，因此可以泄热逐瘀，通利大便，导气血分的热从大便而下，但是临床，因为重在恢复阳明主阖功能，因此一部分患者表现是湿热从小便而下。在《伤寒论》的排序里面，第236条之后是第

237 条的下瘀血汤, 也就是说书中的排序自有道理。之前我们也反复沟通过阳明邪热与水血两道的密切关系。

下面讲一下第 261 条, 这条首先要清晰界面: 阳明与太阴。

第 261 条: 伤寒身黄发热, 栀子柏皮汤主之。

栀子柏皮汤方

肥栀子十五个 (擘), 甘草一两 (炙), 黄柏二两。

上三味, 以水四升, 煮取一升半, 去滓, 分温再服。

这一条与茵陈蒿汤相比, 最大的一个特点是中气虚明显, 但是病机是热大于湿。发黄身热就说明已经进入阳明界面, 但是原文没有给像第 260 条的 "身黄如橘子色, 小便不利, 腹微满", 这就说明栀子柏皮汤证没有向阳明腑实热证的方向发展, 那就不是茵陈蒿汤证。

原文提到了 "伤寒", 在这一条重在推出了它的病机是土虚, 土中有什么呢? 湿热与火邪。根据临床体会以及方药我们来分析, 出现这一条发黄的群体是属于先天禀赋中气不足、但又容易上火的这一类的人, 因此这个病机, 土虚、土不伏火会出现离位的相火, 这就是黄柏对治的。

阳明失降是湿热发黄共同的病机, 因此栀子柏皮汤证土里面有邪火、有湿热, 不但伤及气分也影响到血分, 发黄的机理与茵陈蒿汤是一致的, 一样是湿热熏蒸于身, 但是病机线路不同。这个方对于虚人用的药是炙甘草, 与栀子甘草豉汤和封髓丹用炙甘草是一个道理。

那么这个方栀子就不讲了, 重在讲黄柏。清解湿热有二妙、三妙、四妙, 另外一个非常重要的作用叫靖相火。需要拓展一点点, 针对离位的相火, 用黄柏有封髓丹、滋肾通关丸、乌梅丸, 这三个方里面用黄柏与第 261 条遵循的是同一个理。

靖相火这个功效怎么理解呢? 就如同用小股部队平定叛乱这样的功效, 因此这个药可以益肾所生的髓 (主骨生髓的髓的不足)。我们平常理解黄柏苦寒坚阴、清热燥湿, 但是一定要记住这个药对治的病机, 是土虚、土中有湿热、相火、伤及了肾阴、髓的化生不足。

这一讲就把黄疸两讲的内容进行了交流!

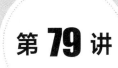

第79讲

承气类方1：总论1

从这一讲开始讲承气类方。由于这一个类方涉及一个大的概念，叫阳明，而这两个字的内涵又非常得广泛，因此我们先讲承气类方的总论，重点讲理论依据，也就是它们是怎么来的，为什么要用"承气"这两个字，以及病机规律和用药，至于用药呢，临床医生都非常熟悉。

首先，立足"一部《伤寒论》一个河图尽之矣"，河图五行运行的规律其中有"地四生金，天九成之"，而这种金的变革之性，我们都知道它本身就有推陈出新的作用，四个黑点、九个白点对应到西方这一和合一气的圆运动，反映的是金气寒冷而内聚。我们讲的承气汤正是用这种凉降之法，让失阖失降的阳明燥热火气向下向内向里进行阖降，所以名为承气。

这里一定要明白，向下向内向里是同时的，不是分步进行的，这涉及中医学是一个时空观，像计算机，是一个网络，不是平面的，也不是一个简单的三维立体的。这是再一次强调。

在我的专著《中气与临床》一书第38页，总结的承气类方有15首，《伤寒论》与《温病条辨》两书当中总结出共同病机为承气类作用的方，有11首，牛黄承气汤，宣白承气汤，导赤承气汤，陷胸承气汤，调胃承气汤，大承气汤，小承气汤，增液承气汤，护胃承气汤，桃核承气汤，桃仁承气汤。还有四个是凉膈散、黄龙汤、新加黄龙汤、洁古芍药汤。这是立足第一点。

第二点是立足四季五方一元气。一说四季，就知道说的是年的规律，年的规律首先要想到对应的主气规律。在主气规律当中，阳明是五之气，阳明阖坎水足，这也是规律。这一个阳明，立足人身用脏腑认识五脏为核心，那么它对应的五脏是肺，这个金气属阴，也就是属阴金。对应到西方庚辛金就是肺和大肠，大家都很熟悉，这个认识刚好是河图西方"地四生金，天九成之"在人身脏腑阴阳的具体体现。

如果我们立足五行，这个金气的作用是金生丽水，这就是中医学"肺为水之上源"的道理。因此对于阳明失阖失降，如何恢复阳明的"承气"作用，不仅限于 11 首承气汤，或者上面讲的 15 首方剂了。应该中医辨证论治的特点，但是也是临床的难点。这也是师父李可老中医提出"用病机统万病，执万病之牛耳"的道理，找捷径。

第三点，立足中气如轴（彭子的观点），也就是说，如轴之中气在人身上对应三阴三阳的太阴、阳明，也就是对应脾升胃降这一个中气斡旋，这是轴。彭子说中气如轴，轴之后是四维如轮，轴轮的关系有主从关系，轴为主，因此在圆运动里面提出了轴运轮转、轴停轮止，那么生命终结。

那么我们立足这一个认识——如轴之中气中的阳明胃，也就是说"胃气一降，诸气皆降"，如果阳明胃不降，最典型的刚好是《伤寒论》当中提到的胃家实，对治的方药回到伤寒体系，正阳阳明的三承气汤，少阳阳明的大柴胡汤，太阳阳明的麻子仁丸，以及外用的蜜煎导方、土瓜根方、猪胆汁方。

如果立足还是回到四季五方一气周流圆运动左升右降的运行规律，承气汤是指承降逆上的秋——阳明——燥金之气。气的前面，秋是定语、阳明是定语、燥是定语、金是定语，也就是主气规律当中五之气阳明，对治属里的阳明腑实热证。

第四点，再结合前面讲的阳明阖坎水足，这样我们必须明白，承气汤是苦寒泻下，但是恢复的确实是坎中元气，尤其是要理解苦寒泻下的承气方，它能够增强坎中一点真阳，这也是理解的难点，就是师父李可老中医提出的"八法不可废，扶阳是真理"，以及"阳明之降乃人身最大降机"。

前面讲的这些涉及不同的时空，不同的体用，但是最后一定是立足临床，回到我们所看的每一个患者，但是这些概念需要清晰。

承气类方总论第一讲就讲到这里。

第80讲

承气类方2：总论2

这一讲我们接着讲《伤寒一元解》——承气类方，上一讲在总论里面讲了四点，今天我们接着讲。

第五点，在《伤寒论》阳明病篇第184条："阳明居中主土也，万物所归，无所复传。"这一条阳明的参悟对临床的帮助非常之大。既然是万物所归，首先结合前面四讲，我们可以对应到河图如轴之中气里面的阳明胃戊土。这样参悟就属于人身最里界面之一了。另外，可以对应到一年主气规律里面的五之气阳明。

大家想，如果是这样参悟，这种阳明邪热一旦深伏体内，在临床首先它非常难判断，第二非常难清解或者透解。因为是居中主土，处在最里，邪气非常难出来，如果是五之气阳明阖坎水足，阳明阖不回来，凡病皆为本气自病，那么这个本气——元气就会越来越少。本气不足，想让深伏体内的邪托透而出就非常难了。因此在众多疑难杂病的治疗当中，让阳明右降之路拓宽就成为治疗的关键一步了。

在临床比较难理解的有两种病机，和大家进行沟通。一种是阳明与少阴，这种阳明伏热既耗肾水，又因为壮火食气、食精，会导致阳明伏热与肾水不足、元阳虚三者成为了互为影响的关系。尤其需要明白的是少阴界面阴阳俱损，我们都知道有水寒龙火飞、水浅不养龙，也就是水寒水浅、一阴一阳、一寒一热，都会导致龙火飞离，那么在这一个病机规律里面，就刚好飞到了阳明界面，因此这三者一定是互为影响，这就是这一病机的特点，这种寒热虚实错杂非常难判断。

另外一种情况，阳明与少阳和三阴。在临床我们治疗的时候肯定是由里往外治，要增强不足的本气，一旦三阴本气增强到一定程度之后，矛盾集中在了阳明界面，但是很多患者单纯用对治阳明的方法没有多好的疗效，在这种情况下一定要明白，要想帮助阳明恢复主阖功能，需要借助少阳的枢机，这个时候就是柴胡剂的使用了。在前面我们曾经讲过对治南方离卦位这一个火热之邪相应的证，用引火汤合小柴胡汤，那对治的就是阳明的邪热。另外，像胆囊、胰腺这一类相关疾病，一旦本气足了，可以相机使用大柴胡汤。

接下来和大家沟通第六点：肺阳明。其实通过这么多讲，相信大家都已经很熟悉了，但是既然我们在讲承气，提到了肺阳明，就需要学习和掌握吴鞠通在《温病条辨》当中提出的"细按温病死状百端，大纲不越五条。在上焦有二：一曰肺之化源绝者死"，吴瑭先生提出了水之上源绝是温病五种死状的第一条。这里需要我们理解的是肺阳明，不要把它仅仅理解为肺在上焦，是个华盖，立足一元气大而无外小而无内，肺阳明也是无处不在啊。比如说常见的下焦的前列腺炎、妇科的慢性炎症，包括老人、小孩的夜尿，部分人的病机就属于局部肺气壅阻而阳明失阖。

再比如下焦的癌症，癌肿大实证局部必有肺阳明不降。如果有这样一个理念，我们在辨证的基础上，哪怕是加少量的射干、杏仁、桔梗、前胡等，都能够达到开肺、降肺的作用，这个作用哪怕是拓宽了一点点阳明右降的道路，都可以帮助患者缓解癌性疼痛，而且肿瘤巢穴内张力、压力就会减缓。

第七个方面要提的是膈阳明。我个人的观点，膈对应阳明、对应中气，因此膈气主降，如果不降可以形成寒热两证。比如在第 122 条："令阳气微，膈气虚，脉乃数也。数为客热，不能消谷，以胃中虚冷，故吐也。"

这里面提到了膈气虚，是一个寒证。在第 324 条："少阴病，饮食入口则吐，心中温温欲吐……若膈上有寒饮，干呕者，不可吐也，急温之，宜四逆汤。"这也是一个寒证，这里提到了膈上有寒饮。

第 134 条原文："胃中空虚，客气动膈，短气躁烦，心中懊憹，阳气内陷，心下因硬，则为结胸，大陷胸汤主之。"这一条在前面已经和大家交流过了，是个热证。另外，对于膈阳明的理解，西医学的知识，膈的作用不只是分隔胸腹腔，同时影响人体的呼吸与消化，这一知识有助我们对膈的参悟。

最后一点交流的是，尤其是大承气汤"屎定硬"，那就是这种下法我们首先想到的肯定就是大肠，它是"传导之官"，这样就明白承气就是指的大肠的作用，它承顺的一个是胃气、一个是肺气，承顺这两个而通降，因此承气汤对治的是胃肺大肠整个阳明之不降。根据前面的分析，自然而然就能明白大承气汤治疗急危重症的道理了。

我总结了一下阳明病篇，从第179条到第255条，用大承气汤治疗的症状，有的是主之，有的是宜大承气汤。如下：

内实大便难、烦实大便难；大便硬。

手足濈然汗出或手足濈濈汗出。

发热谵语、潮热谵语、汗出谵语。

脉滑而数的宿食。

心中懊侬而烦、胃中有燥屎者。

烦热汗出则解，又如疟状，日晡所发潮热，脉实者。

六七日不大便、烦不解、腹满痛者。

小便不利，大便乍难乍易，时有微热，喘冒不能卧。

得病二三日，脉弱，无太阳柴胡证，烦躁，心下硬，至四五日虽能食者。

伤寒六七日目中不了了、睛不和、无表里证，大便难，身微热者。

阳明病，发热汗多者。

发汗不解，腹满痛者。

腹满不减，减不足言。

这样我们用了两讲把承气汤的总论和大家进行了沟通。

第 **81** 讲

阳明从中主阖之理和阳明本体

这一讲我们接着和大家交流《伤寒一元解》——承气类方。这一讲重点讲阳明从中、主阖以及阳明的本体是什么。

因为胃家实除了我们熟悉的三个承气汤外，前面和大家沟通过，临床经常使用的有 15 个方。为什么在三阴三阳当中只有厥阴和阳明要提本体？就是源于这两个界面的共性，我们立足标本中、开阖枢的理论，这两个界面同主阖、同从中化。因此我们学习承气类方，只有明白了阳明从中主阖功能的内涵，以及它的本体是什么，才能更好地驾驭上面提到的 15 个方。阳明从中涉及多个参悟的融合，下面一点一点和大家进行沟通。

首先，依据前面两讲的内容，标本中提到的阳明从中包括了肺、大肠、胃三个阳明，在仲景《伤寒论》的序里面有这样一句话："夫天布五行，以运万类；人禀五常，以有五脏。"人的五常在这里指的是儒家的仁、义、礼、智、信，这样我们就能够明白人的生命规律是以五脏为核心。

那么河图中五这个土对应人身的五脏是脾，脾属太阴，太阴之上湿气治之，但是中国文化一气周流圆运动的运行规律遵循的是九九归一的道理，也就是中土一样有两个数，即生成数：一个五和一个十。在五方当中也只有中土这一对生成数是只用生数而不用成数，这就能让我们明白，阳明只有从中太阴湿化才能有第一是西方阳明燥金之气正常的敛降，第二是中央戊土胃阳明之气正常的阖降。如此才能有一气周流圆运动的整个的金生丽水之象，这就是燥从湿化的自然之理，规律使然。

那么阳明主阖的功能，它反映的是一年秋气之收，一日日落西山，天地一气由地表开始向地下下压敛降，最后到达地下水阴中的过程，体现的都是阳明主阖这一功能。就像我们前面讲的是向下向内向里的和缓有序的敛降过程。因此前面讲的从中之理刚好解释了主阖功能敛降的过程。我们经常把阳明主阖、从中放在一起来解释病机。

下面重点和大家沟通一下阳明本体：液津血。它的本体是液津血，但它表达的是阴阳之气。首先阳明是二阳合明，也就是指阳气运行到最盛极的状态，其实是阴阳二气一起运行的一种阳的显象，阴生阳长到了至盛至极的程度，这个时候对应四季五方就是南方离卦之象。

阳明二阳合明，但是这个明是有日有月，这个我们一定要明白：元气永远是和合一气、不分阴阳。那么阴在人体，依据《灵枢·经脉第十》："人始生，先成精……谷入于胃，脉道以通，血气乃行。"一定要吃——有胃气，以及胃、大肠、小肠它们所主生病是血、津、液三者。

《灵枢·本输第二》："大肠属上，小肠属下，足阳明胃脉也。大肠小肠，皆属于胃，是足阳明也。"把大肠、小肠又统到了足阳明。《素问·太阴阳明论第二十九》提出了"脾主为胃行其津液"，以及我们非常熟悉的《灵枢·决气第三十》，里面就有"何谓液""何谓津""何谓血""何谓脉""何谓气"的概念。那么阳明对应的阴生是以液津血为主，这也说明阳明多气多血的特点。

第二个方面，阳明戊土属阳喜润，滋润土的依自然规律必然是水、油、雨、露这些等，比如我们常说细雨润物细无声、春雨胜过油，就是这样一个道理。在我们人身上属于阴有滋润作用的刚好是液津血。

第三个方面，依据阳明之上燥气治之，阳明对应五行之金，无论是庚辛阴（金）阳金，它们就像我们经常说的 99.99% 金这种金的提炼锻造，或者是广而言之所有五行属金的锻造过程，最后成形无论坚、软，纯度都非常高，这种精纯物质对应人身就是液津血。

第四个方面在《伤寒论》阳明篇第 181 条："亡津液，胃中干燥，因转属阳明。"第 180 条："阳明之为病，胃家实是也。"第 184 条："阳明居中主土也。"这样就将胃家实与亡津液、土、阳明这四个要素联系在了一起。我们就能够推断出来，阳明病了的前提是津液亡，也就是津液的受损。

　　第五个方面，一脏五腑至阴土，除了脾太阴是人身生化运载气血精津液外，其中"膀胱者，州都之官，津液藏焉，气化则能出矣""三焦者，决渎之官，水道出焉""营出中焦""汗血同源""汗为心液""腠理发泄，汗出溱溱，是谓津"等。所有这些说明阳明燥土发挥正常收敛作用的本体对应的就是上面所论述的液津血。

第82讲

少阴三急下之用大承气汤

这一讲我们接着讲《伤寒一元解》——承气类方。这一讲重点和大家沟通一下为什么在少阴病篇有三急下的大承气汤，在厥阴病篇有小承气汤。

首先我们都明白，少阴、厥阴病虚寒是其本证，热化变证至阳明界面在临床也是常见的病机规律，但是发展到急危重症阶段的阳明大承气汤证时，因为少阴首先它对应的是坎卦元气，另外对应的脏是肾，而肾主水、主津液、主生血，阳明的本体刚好是液津血，这种情况必然是以少阴为主。这样就能够明白大承气汤出现在少阴病篇的道理了。

第二点，临床若是三阴病发展到大承气汤证热化的急危重症，甚至是生死顷刻，往往是少阴、厥阴病同时存在，是因为阳明壮火除了竭阴，这个时候壮火必然是食气又食精，而厥阴肝是元气萌芽之脏、是水之子、肝肾同源——也就是我们常说的水之源木之根，而肝这个风木之脏又是主疏泄的，这种情况下最容易出现在上的风火相煽。除了谵语，涉及厥阴病典型的症状是舌卷囊缩。这点在我师父的专辑里面有论述。

《伤寒论》第252条用大承气汤，原文有"伤寒六七日，目中不了了，睛不和"，这个症状反映的也是下焦肝肾阴竭。明代李中梓在《伤寒括要》足厥阴经症治中有："其症烦满囊缩，消渴舌卷，谵语便闭，手足乍温乍冷，脉沉有力，此热邪传入厥阴本病，大承气汤急下之。"因此寒温熔于一炉，六气是一气的变现，治疗疑难杂病和急危重症一定要回到一阴一阳之谓道。用气的一元论来判断。

第三点，少阴的三急下证，因为肾——少阴反映的是元气——肾所主的阴的不足，其实肾所主的阴反映的就是五脏之阴，那么肾所主的阴不足，五脏之阴俱不足。因此欲救此肾水，其实救的是五脏的元气。普遍规律，首选大承气汤急下救阴来扭转局势。这个时候不可以单纯理解为只救肾脏这一个脏的阴。

在《伤寒论》的少阴篇第 320~322 条三条原文都是宜用大承气汤。

下面重点看一下第 321 条原文，"自利清水，色纯青"是这条原文理解的关键症状。

第 321 条：少阴病，自利清水，色纯青，心下必痛，口干燥者，急下之，宜大承气汤。

第一，这条反映水之上源先竭，而下游将涸，再加上心肾是水火互济，在上焦必然有心火和肺热，这个时候出现口干燥很容易理解。

阳明腑实热：心下必痛，一定会伴腹胀不大便。

这条除了反映五脏之阴，因为是大承气汤阳明腑实热证，规律必然是胃中的津液也竭，这就到了急危重症。

第二，对于少阴三急（下）证，最难理解的就是"自利清水，色纯青"。一旦涉及五色里面的青，我们都知道青色属木、对应肝。因此这条除了肾，必涉及肝，肝为元气萌芽之脏。肾主封藏，偏偏是肝主疏泄。这条肝的疏泄功能在下是太过的。前面我们分析在上的太过常常表现为风火相煽，那么针对这条在下的太过是下利这一症状。因此涉及肝肾两个，再加上阳明里实热燥结甚，邪热迫津从下而出，这就是下利青水、色纯青的道理。刘渡舟老先生提出了阳明邪热会出现"津液外渗，津液偏渗，津液下渗"这个观点。

拓展：临床还有一种情况，阳明经热非常炽盛，会出现在上的两个窍，一个是鼻，出现清水样的鼻涕，一滴一滴往下流；另外一个是口，流清水。这两种症状都不是虚寒表现，它的病机刚好是阳明经热炽盛。

徐灵胎提出这种情况"色纯青乃肝邪入肾"。如果我们有气一元论的观点，这样去参悟就不存在疑惑了。

学习原文对临床的帮助重在截断病势，目的要防少阴、厥病形成大承气汤急危重阶段，不让病发展到这样一个严重的程度。

在临床常见病机和对治药物：①病机为少阴元阳不足、阳明腑实热，二者互为影响，对治的一组药是大黄、附子。当然所用的方药就多了，如大黄附子细辛汤、温脾汤等。②少阴水浅、阳明腑实热互为影响，同时对治的这一组药是大黄、熟地黄。大黄和熟地黄犹如一个陆军，一个海军，还有一个空军就是麻黄，这也是临床常用的三黄。③少阴界面阴阳俱损，表现为元阳不足、阴分不够、阳明腑实热，同时寒湿阴霾逆上，这个病机复杂，可以用明医堂的逆气方，这个方来源于师父李可老中医专辑中的温氏奔豚汤。这里面对治阴分不足的药是淮山药，大剂使用以阴配阳。而且这个药临床体会，大剂量使用可以帮助通便。

　　这样就说清楚了少阴用大承气汤，在厥阴普遍规律还不至于到这么严重的程度，用的是小承气，当然到了急危重生死顷刻，两者往往是同时存在的。

厥阴用小承气汤之理（第 374 条）

这一讲接着讲《伤寒一元解》——承气类方。

上一讲讲了少阴病三急下证，也就是在少阴病篇出现大承气汤证的道理。今天讲一下厥阴病篇仲景给了小承气汤，为什么在厥阴病篇出现的是小承气汤而不是大承气汤？那么首先我们就要明白厥阴、厥阴病、阳明、阳明病它们之间的关系和特点了。

第一，厥阴这个界面是阴盛、一丝微阳。开阖枢里面厥阴主阖、开到的是太阳，标本中里面厥阴是从中，中化为少阳，少阳之上火气治之，所以我们学中医的都知道寒热错杂是厥阴病的最大特点。我们立足开阖枢、标本中的理论，就能够明白仲景在厥阴病篇提出了厥热胜复。

第二，我们要明白，尽管厥阴是两阴交尽，但它在主气规律里是初之气，是生机起步的原点，但它不是生命本源对应的界面，我们的命根在少阴，也就是常说的阳根之所、生生之源。我记得之前讲的一个癫痫病例重用桂枝，利用的就是厥阴是生机起步的原点这个道理。

第三，按照《伤寒论》排序，厥阴病的特点是六个界面本气最少，而且是属里在内在深的界面。一提到这个特点，我们会想到讲阳明的时候，它也是在里在内在深的一个界面，但是这两个在里的界面邪气的性质刚好相反，一寒一热，而且运行的道路一左一右，也就是《内经》"木金者，生成之终始也"。因此厥阴与阳明不像少阴与阳明有直接的金水相生关系。

如此我们根据上述这些知识点，凡病皆为本气自病、厥阴病的本气和邪气的性质、所在的位置、运行的道路，如果厥阴热复太过，出现阳明腑实热的病势，普遍规律不会到大承气汤证，而是阳明腑实热相对而言的轻证——小承气汤证。

那么会不会出现大承气汤证呢？大家根据刚刚讲的知识点想一下，如果厥阴热复太过出现了大承气汤证，那么本来就是本气最少的界面，它的本气将会消耗殆尽，这个时候生命危矣。这种急危重症一定是少阴、厥阴病皆有，这一点在上一讲我们已经讲过，包括提到了李中梓的观点。

既然用的是小承气汤，那么这个方的特别是以痞、满、实为主，而燥结之气不典型，是一个阳明腑实的轻证。因此方中枳实、厚朴用量轻，厚朴用量仅仅是大黄的一半，而在大承气汤厚朴是大黄的二倍。

煎煮法：小承气汤三味同煎，而大承气汤后下大黄、芒硝，因此我们都知道大承气汤量大力猛，是属于峻下热结之剂；而小承气汤相对而言泻热攻下之力较轻，是属于轻下热结的方剂，因此小承气汤证典型的症状是腹满，大便不是很干硬，未到屎定硬的大承气汤证这样的情形，正是因为它燥结之气不典型，所以小承气汤是去芒硝的。

在《伤寒论》里第 208 条：若腹大满不通者，可与小承气汤微和胃气，勿令至大泄下。这样我们就把厥阴病出现小承气汤的道理和大家进行了沟通。它的原文是第 374 条：下利谵语者，有燥屎也，宜小承气汤。

厥阴病下利谵语，它的利一定会亡津液，导致厥阴病的特点——阳复太过，邪热进一步耗伤津液。这种阳明热化“有燥屎也”，反映的是胃热，不是屎定硬，宜小承气下其燥屎，目的是泻胃热。那么这一条是厥阴阳复太过的其中一个病机规律。

在厥阴病篇阳复太过还有上有咽痛下有便脓血的第 334 条（伤寒先厥后发热，下利必自止，而反汗出、咽中痛者，其喉为痹。发热无汗，而利必自止；若不止必便脓血；便脓血者，其喉不痹）以及热利下重第 371 条的白头翁汤。

最后和大家沟通一下在厥阴病篇的第 362 条，仲景给出了这样一句原文：“少阴负趺阳者为顺也。”这句话的内涵就是河图之理：土为万物之母。后天之根本也。

清·黄元御在《伤寒悬解》对阳明和少阴有这样的论述：“阳旺于阳明，阳盛则明，故六经之名为阳明。阴旺于少阴，少阴寒水，化君火之温，温则阳多而阴少，故六经之名为少阴。少阴者，肾水也，脏阴之根本也。"

我们在前面也讲过救肾水救的是五脏的元气。"大承气汤在阳明者，阳明腑实而阳亢也，在少阴者，必为少阴负之太过也，是为亡阴，少阴用大承气者，是急下阳明，以救少阴。"

那么怎么样发挥这一个作用呢？就是我们前面讲的少阴三急下，用这一条来解释它的病机是胃戊土（燥土）克了足少阴，大承气汤泻胃土保肾水，如何达到保肾水？就是我们前面讲的，它能增强阳明本体液津血、能够加强阳明主阖功能这两个方面。

通过这么多讲，把承气类方的总论以及比较难理解的知识点和大家进行了沟通。具体条文都很简单，大家在临床也用得多，就不再讲解了。

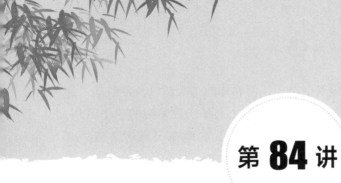

第**84**讲

白虎类方1：第350条

今天讲白虎类方。在《伤寒论》里面有白虎汤、白虎加人参汤、竹叶石膏汤，其实这三个方在前面的讲解中我们都已经讲过了。

说到白虎，在讲青龙的时候提到了四方神，左青龙，右白虎。成无己《注解伤寒论》云："白虎，西方之金神也。应秋而归肺。热甚于内者，以寒下之；热甚于外者，以凉解之。其有中外俱热，内不得泄，外不得发者，非此汤则不能解之也。夏热秋凉，暑暍之气，得秋而止。秋之令曰处暑，是汤以白虎名之，谓能止热也。"

明代的吴昆在《医方考》有："白虎，西方金神也。五行之理，将来者进，功成者退，如秋金之令行，则夏火之炎息。此方名曰白虎，所以行清肃之令而除热也。石膏大寒，用之以清胃；知母味浓，用之以生津；大寒之性行，恐伤胃气，故用甘草、粳米以养胃。是方也，惟伤寒内有实热者可用之。若血虚身热，证象白虎，误服白虎者死无救，又东垣之所以垂戒矣。"

我们通过这两个医家的观点，结合自己的临床，其实对于白虎汤、白虎加人参汤和竹叶石膏汤，它的病机是很清晰的。我个人理解难点还是在临床的应用，那又涉及对阳明这两个字内涵的参悟了。

白虎是阳明经热证，按照《伤寒论》的排序，如果邪在人体第二道防线的阳明，这种热进入到毛皮肤肌之里的肉中，阳明主肌肉，邪热盛，这种热一定会迫津外泄，这个时候就是我们熟知的蒸蒸而热，患者是怕热、大汗、渴。

对于这个方，邪热是容易理解的，关键是不足的本气了，因为邪在第二道防线，里面是正气，这样就会出现我们熟知的洪大脉以及浮数脉。那么邪热伤津肯定会口渴，但是白虎汤与白虎加人参汤最关键的一个区别，是白虎加人参汤加了人参，有大渴不止。当然吴鞠通在《温病条辨》有他的观点。

白虎汤证是阳明经邪热、是一种壮火，这个壮火除了火邪的特点，另外一特点就是壮火食气，因此白虎汤证除了我们熟悉的四大症，部分患者会表现出另外一个症状，就是疲劳。我们在临床其实常见到另外一个症状：身重。其实在第 219 条就提出来了。

当然"身重"可以理解为湿，因为太阴阳明相表里，阳明邪热盛，那么太阴相对是不足的，它是虚的，太阴之上湿气治之，有湿就会身重。另外一个，壮火食气又食精，会觉得累、没力，身体也会感觉重，所以需要从两个方面来理解。其实我们治疗很多肿瘤的患者，终末期患者非常得消瘦，这个时候除了虚，也要考虑到"壮火食精"。

因此阳明的内涵远不止第二道防线的这一个阳明。如果这个阳明邪热是在第 184 条的在里在内在深，对应到"阳明居中，主土也。万物所归，无所复传"这一个界面的白虎汤证、阳明经热证，可以形成单一的病机，那么这个病机仲景是放在了厥阴病篇的第 350 条，也就是我们熟知的热深厥深。

原文：伤寒脉滑而厥者，里有热，白虎汤主之。

但是临床绝大部分疑难杂病、急危重症，已经不可能是单一的这一个病机了，其他五个界面均会出现异常。

比如我们临床常见的有：①怕热汗出为阳明经热证，但是患者接着讲汗后既怕风又怕冷；②还有常见的口干舌燥、渴，但是不想喝凉的，喜欢温饮甚至极热饮；③高热汗出又拉肚子，这个我记得前面我们也讲过；④还有头痛、怕热，但是他是喜极热饮、喜香口、味咸食物等。即使我刚刚讲的这几个症状，也可以出现在众多疾病中。

那么第 350 条这个白虎汤证就是可见阳明经无形的邪热，但是它内陷于在里在内在深，脉可以是滑，但是邪热出不来，这个时候必然会出现阴阳气不相顺接，这个阳郁在那里、不能畅达四末，这就是临床的手足厥逆。

热厥是真热假寒，一定有其真热相应的症状：渴、烦、舌红、小便黄赤、苔黄燥。所以这种情况下还是要清这种热，郁住的这种热能够除掉，阳气自然而然就能够宣通畅达，那么肢厥自然而然就能够消除了。

《伤寒论》里面白虎汤有三条：第 176 条、第 350 条、第 219 条。这三条总的病机规律：阳明经热证对应胃和肺，最主要是这两个。这两个有一个共性，二者同俱土金合德，这个规律在温病是气分热，在伤寒归为阳明病。

临床还有这种阳明邪热典型的病机变化：缘于阳明多气多血。因此这种热会入血，比如在温病出现斑疹：化斑汤。另外太阴阳明为表里，如果出现热重于湿的湿温或风湿热痹：白虎加苍术汤。

下面和大家沟通一下白虎汤，病情的轻重、药物的用量在临床是考验医生功夫的。

因为是邪热盛，白虎汤的用药是甘寒凉润，因此我们就需要注意，如果邪气很盛，你给的兵力不足，那就等于是杯水车薪、无济于事啊。但是另一方面又需要注意这一类药尽管不是大苦大寒，也必须要防诛伐太过。

我们在临床的体会，第一个是伤中，第二个是伤阳，第三个是戕伐萌芽，也就是基地七大条提出的根气、中气、萌芽。吴鞠通在《温病条辨·上焦篇第九》中提出"白虎本为达热出表，若其人脉浮弦而细者，不可与也；脉沉者，不可与也；不渴者，不可与也；汗不出者，不可与也。常须识此，勿令误也。"

我们拓展一下：柯韵伯对阳明病这种邪热，起手三方，栀子豉汤、白虎加人参汤、猪苓汤。这就是治疗阳明病起手的三法。吴鞠通提出辛凉平剂、轻剂和重剂。在上焦篇第八条：太阴温病，脉浮大而芤，汗大出微喘，甚至鼻孔扇者，白虎加人参汤主之。

我们看到这一条的描述，疾病又急又重。（后面）脉若散大者，急用之，倍人参。在第七条：太阴温病脉浮洪，舌黄，渴甚，大汗，面赤，恶热者，辛凉重剂，白虎汤（主之）。

这一讲和大家总体上概述了白虎汤。

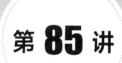

第85讲

白虎类方2：
第176条、350条、219条

这一讲我们接着讲《伤寒一元解》——白虎类方。接着上一讲的内容与大家进行沟通。白虎汤两条，第176与第350条的表里刚好是反的。

第176条：伤寒，脉浮滑，此以表有热，里有寒。白虎汤主之。

第350条：伤寒脉滑而厥者，里有热，白虎汤主之。

第一，首先我们要明白八纲阴阳表里寒热虚实均是相对的，另外一个前提，我们认为这两条的原文是正确的。在这样一个前提下参悟，第176条太阳病篇的"表"指太阳阳明两个界面，"里"指太阴少阴两个界面。

第二，"伤寒脉浮滑，此以表有热"属实热证无疑。这个多见于相对属表的太阳阳明有热。太阳病从标为巨阳的热化可出现白虎汤证，阳明经热实证当然是用白虎汤了。这个病机涉及两个界面，但是用的是同一个方，可以用后天八卦的南方离卦来理解。

南方正午属一日中阳气隆的时辰，既可以理解为最大的阳，那就是太阳，也可以理解为最明亮的阳的象，那就是二阳合明的阳明。按照相对表里的参悟，临床最多见的"里有寒"是太阴的寒。但是在第219条仲景给出了少阴的寒。太阴的寒比如上一讲我们提到，有的患者既高热又腹泻，可用白虎合理中汤或甘草干姜汤对治。

第三，另外一部分川崎病小儿的高热属相对表的太阳阳明之邪热，而对冠脉的影响则属相对里的少阴界面，临床快速清解邪热以退热，除了护中气，更为重要的是必须截断向少阴、厥阴方向的发展，这样才能够防拔阳根、戕伐萌芽之弊。这一类小孩是一个死的病机。你不需要再辨证，病机规律就是如此。

相反论述的第 350 条，"伤寒脉滑而厥者，里有热"，脉滑属实热，"里"指第 184 条居中主土之阳明。厥阴病虽一丝微阳，但是它的特点是发生中化太过，只不过这一条是热化到了阳明界面、形成阳明经实热证。

厥阴热深厥深在临床很多时候的病机是属于这一类。许多发热的患者不管是感冒，或者是不明原因，或者是免疫系统功能紊乱，存在这一条病机线路。

那么这两条原文的学习，对我们的启发就非常大：临证时我们一定要注意分辨三阴虚寒本证发生热化至阳明界面而出现经腑实热证，这种情况下必须同时对治。

下面看一下第 219 条。

第 219 条：三阳合病，腹满身重，难以转侧，口不仁，面垢，谵语遗尿，发汗则谵语，下之则额上生汗，手足逆冷。若自汗出者，白虎汤主之。

第一，首先这一条一个大的概念：三阳统于阳明，这就是"一部《伤寒论》一个河图尽之矣，河图运行以土为中心论"。"自汗出"是阳明经热证最典型的症状，自然而然会伴有怕热、蒸蒸发热、头痛、脉洪大等。

第二，"腹满"对应三个阳明——肺、胃、大肠，这三个阳明经热邪盛。

"身重"上一讲也讲过，太阳、阳明两个界面如果有邪热都会出现，另外也要考虑到湿邪的内停。有这两个症状，我们都知道在临床是不能用下法的。有一个药既可以对治太阳的邪热，也可以对治阳明经的邪热，这个药就是石膏。这也是仲景给白虎汤的道理。

胃之窍在口，胃和则能知五味，胃热上攻，不知五味。那我们得过感冒有过体会，感冒快好的时候吃不出食物的味道。另外新冠一部分人早期没有其他症状，只有味觉不灵，一部分人后期其他症状消失，味觉嗅觉失灵，病机都是阳明实热证。

阳明主面，热邪蒸越于上会出现面垢，焦虑抑郁症的患者会有这一个症状。不管是太阳界面的邪热，还是阳明界面的热邪，都会热迫膀胱出现遗尿，但是这个遗尿是实热证，不是虚证。

第三，如果从太阳之表发汗，津液愈竭而胃热愈深，这个时候会加重谵语；如果用下法，阴阳俱损，伤及少阴，阳浮于上则额汗出，阳不达四末则手足逆冷。这就出现了在里的少阴病了。

第四，在临床我们经常会遇到一类患者，他有阳明经热证，但同时有太阳风寒表虚证和小柴胡汤的少阳证，这种情况下可以三方合用。但我个人在临床的体会，回归到六气是一气的变现，能有这样的三阳合病，"颠倒颠"日出前的厥阴一定阖得不好，才开出了如此的太阳，既然有阳明经实热证，就说明厥阴已经发生了中化太过，如果出现高热，我的临床体会是去知母加乌梅。

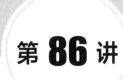

第86讲

白虎类方3：5条白虎加人参汤条文及竹叶石膏汤

这一讲我们接着讲《伤寒一元解》——白虎类方，今天把另外两个类方和大家进行沟通，首先讲白虎加人参汤，这个方与白虎汤证最大的一个症状就是它们的区别点——"渴欲饮水数升、大烦渴"。白虎加人参汤在《伤寒论》里面一共有5条：第26条、第168~170条、第222条。

第26条：服桂枝汤，大汗出后，大烦渴不解，脉洪大者，白虎加人参汤主之。

白虎加人参汤方

知母六两，石膏一斤（碎，绵裹），甘草二两（炙），粳米六合，人参三两。

上五味，以水一斗，煮米熟汤成，去滓，温服一升，日三服。

第168条：伤寒若吐若下后，七八日不解，热结在里，表里俱热，时时恶风，大渴，舌上干燥而烦，欲饮水数升者，白虎加人参汤主之。

白虎加人参汤方

知母六两，石膏一斤（碎），甘草二两（炙），人参二两，粳米六合。

上五味，以水一斗，煮米熟，汤成去滓，温服一升，日三服。此方立夏后、立秋前乃可服，立秋后不可服。正月、二月、三月尚凛冷，亦不可与服之，与之则呕利而腹痛。诸亡血虚家亦不可与，得之则腹痛。利者但可温之，当愈。

第 169 条：伤寒无大热，口燥渴，心烦，背微恶寒者，白虎加人参汤主之。

第 170 条：伤寒脉浮，发热无汗，其表不解，不可与白虎汤。渴欲饮水，无表证者，白虎加人参汤主之。

对这 5 条原文的症状进行总结，第一个就是"渴"，第 26 条是"大烦渴不解"，第 168 条是"大渴，舌上干燥而烦，欲饮水数升者"，这一条是 5 条里面论述口渴最重的一条，因此我们在临床分辨这两个方，把握住这个症状就好了。第 169 条是"口燥渴"。第 170 条是"渴欲饮水"。第 222 条是"渴欲饮水，口干舌燥"。

如此的渴除了邪热，说明了壮火食气非常严重，因此把握这一条的病机：邪火盛、气虚。当然了，邪热肯定是伤津嘛，津液肯定是不够的，但是气虚、气不化津才能够出现这种饮不解渴，也就是我们喝进去的水不能够及时地化生成津液。

这里面突出的一个药就是人参，人参这个药在临床的体会，总体来说它是偏凉，但人参大补元气，能够补气生津。上一讲我们沟通了白虎汤对治的邪热，可以用南方离卦对应的"离者丽也——火也"来理解。离卦是外二阳爻、内一阴爻，白虎加人参汤的这个人参重在对治内一阴爻，那么这个内一阴爻反映的是什么呢？就是我们人身周身的气血。那么到目前为止急救有参附针，人参和附子之所以能够急救，因为它对治的刚好是坎中一阳爻和离中一阴爻，这一个人身的阴阳气。另外我们在临床常用独参汤，用于急救，还有妇科大出血的患者也可以饮用独参汤。《伤寒论·辨霍乱病脉证并治》第 385 条是人参四逆汤。原文："恶寒脉微而复利，利止亡血也，四逆加人参汤主之。"在这条提出了亡血。通过这样的参悟我们就能够明白，人参有立复真阴的功效，胡希恕老提出了"人参健胃生津"。

白虎加人参汤证第二大类症状就是"发热"，第 168 条是"热结在里，表里俱热"，也就是这种邪热是充斥内外的，这就是我们前面包括讲承气的时候和大家讲，一定要明白"阳明"这个内涵的参悟。但是第 169 条呢，直接提出"无大热"，这个无大热是指的外无大热，那么反过来就知道是热郁于里，那么这个里就对应到了第 184 条"阳明"的内涵了，所以它有"心烦"。

第三个症状是"汗出"，"阳明病法多汗"我们都知道，那么第 26 条就提出了"大汗出"了，脉是"洪大"，也是第 26 条提出的。其他的呢，我们上一讲也沟通过，之前也讲过，出现了"时时恶风，背微恶寒"，关键是要明白这个机理，可以有阳明经实热证、邪火炽盛，但是也可以出现相表里的太阳表的表虚。但是主战场是一样，病机一样，用药一样。

下面学习另一个类方——竹叶石膏汤，这个方见于劳复差篇第 397 条：**伤寒解后，虚羸少气，气逆欲吐，竹叶石膏汤主之。**

竹叶石膏汤方

竹叶二把，石膏一斤，半夏半升（洗），麦门冬一升（去心），人参二两，甘草二两（炙），粳米半斤。

上七味，以水一斗，煮取六升，去滓，内粳米，煮米熟，汤成去米，温服一升，日三服。

在临床用这一条，我个人的体会，它对应的是阳明界面，但是为什么在伤寒解后会出现这个证呢？"凡病皆为本气自病"，是与患者体质有关的，我的体会，这一类患者少阴阳气不够，尽管病机是壮火食气，但它的源头是少阴阳虚阴盛、水寒逼真阳外越至阳明界面形成阳明经实热证。如果只是一个中气的问题，非常简单，用竹叶石膏汤解了之后就可以了，但是临床不是如此简单。

比如我们遇到很多高血压的患者，冬季天气越冷，他的血压越高，而且他怕冷，但是这个时候因为少阴寒逼这种阳出到了阳明界面，这个实热证成为了主要矛盾，所以第一步我们一定要解决，但是里面的中气的虚、元阳的不足，这个里阳的不足怎么办？佐，这个方就是师父李可老中医的变通竹叶石膏汤。

那么怎么佐呢？加用重剂的淮山药和巴戟天，如果说这些人元阳不足可以兼顾的话，除了这两个药，还要加肉桂和附子，之前我们有紫油桂，现在药房没有了，就紫油桂和附子，严重的直接用生附子和紫油桂各 3～5g，沸水泡 3～5 分钟，兑到煮的竹叶石膏汤里面，这是一种情况。这条原文我们通过临床这样和大家进行了沟通。

另外一方面，立足气一元论，阳明多气多血功能下降，脉内外之营卫以及人身的津液不足与阳明的火燥二邪互为影响，这样就导致肺胃阳明失阖失降。因此竹叶石膏汤证不能理解为是阴虚之人化热化火，这一点重点就是里面的麦冬和半夏了，麦冬、半夏是一组药，麦门冬汤有，竹叶石膏汤有，温经汤有，需要把这几个方合参起来理解。

壮火食气，所以这一条有虚羸少气，肺胃皆失降，那么气逆欲吐。土中气津不足，脉内外液津不足，肺胃失降，邪火就会逆上，这个时候需要用石膏清阳明经邪火、降肺降胃，降的过程当中，我们之前沟通过"九九归一"，借助这个中土，用的是参、草、米，益土中的气津。麦冬、竹叶这两个药可以降上焦肺、心之火逆，同时能够养阴生津。麦冬、半夏（简称冬夏）对治脉内外邪火伤津所致的土中火燥二邪内陷，陷了之后与土中水湿胶结在一起。

之前讲泻心汤类方的时候讲过，这个时候只有麦冬和生半夏可打开这种气结、生津液、降肺胃阳明。那么竹叶、麦冬、半夏这三个药都可以下气止逆，而且竹叶利小便，可以通阳。阳明阖坎水足，白虎、承气都可直接加强不足的元气。

上讲沟通的新冠之后的嗅觉味觉失灵，临床用的就是这个方，严重的不需要加淮山药、巴戟天、附子、肉桂，就是原方或者原方的半量，根据患者情况来看怎么样服药更好，可以一剂药服三天。另外这个方我们经常用治什么呢？牙龈肿痛，就（是）牙周炎红肿热痛。还有一部分高血压，用引火汤是有效的，有一部分用引火汤是无效的，那就回到了刚刚讲到的那个方了（李可老中医的变通竹叶石膏汤）。

还有一部分重症肌无力、精神性多饮多尿症。我治了几例小儿的重症肌无力，卡死阳明邪热，当然用的"九九归一"，能够形成阳明邪热，又是重症肌无力，肯定有厥阴中化太过为火，所以用的是再问天方，就五个药，这些小孩非常快就恢复了。包括精神性多饮多尿，它是一个阳明经的伏热证，重点是病机。

那么到这一讲白虎类方就讲完了。

第 **87** 讲

理中丸、四逆辈：
第 386 条、396 条

按照类方，今天和大家沟通理中丸、汤。

我们之前讲过建中，不管大建中还是小建中，对应到疾病，既然要建这个中气，说明这个中气是软塌塌的，所以大小建中汤都有饴糖。今天讲的理中怎么来参悟"理中"呢？清·程应旄在《伤寒论后条辨》："阳之动，始于温，温气得而谷精运，谷气升而中气赡，故名曰理中。实以燮理之功，予中焦之阳也。"我个人体会，重在参悟"燮理"，这相当于宰相的政务，协和治理。这样就能明白理中丸不是单纯用辛温燥烈药来给阳气。

后面还有一段："若胃阳虚，即中气失宰，膻中无发宣之用，六腑无洒陈之功，犹如釜薪失焰，故下至清谷，上失滋味，五脏凌夺，诸症所由来也。参、术、炙草，所以固中州，干姜辛以守中，必假之以焰釜薪而腾阳气。是以谷入于阴，长气于阳，上输华盖，下摄州都，五脏六腑皆以受气矣。此理中之旨也。"从这段话也能明白河图运行以土为中心论的道理。

理中丸见于第 386 条的寒霍乱及《辨阴阳易劳复差后病脉证并治》篇的第 396 条：大病差后，喜唾，久不了了，胸上有寒，当以丸药温之，宜理中丸。

（1）那么在理中丸方后有"然不及汤"四字。至于临床用丸还是汤，我们看一下清代吕震名《伤寒寻源》中这样一段话："盖理中者，理中焦

245

之寒也。寒在胃上，取丸药之缓，逗留于上，以温胃而散寒；若寒胜热之霍乱，利在急温，则不宜丸而宜汤。缓宜丸，急宜汤，此先圣之成法，不可紊也。"这样就能够明白第396条用丸治的是上焦的寒，故用丸。

（2）理中汤又名人参汤。见于《伤寒论》第163条治表里痞的桂枝人参汤和《金匮要略·胸痹心痛短气病脉证治第九》第五条。原文："胸痹，心中痞气，气结在胸，胸满，胁下逆抢心。枳实薤白桂枝汤主之，人参汤亦主之。"我们在临床这两个方都是经常用的，尤其是枳实薤白桂枝汤治疗心脏病。

那么这个原文前面是一实证，后面是一个虚证，说明这两个证是常见的病机规律。人参汤这一个虚对应的是上焦宗气的虚极，因为宗气有一个作用，这个作用就是贯心脉以行呼吸，但它的源头是在中焦气阳的不足，这也是因为手足太阴一气贯通。其实《伤寒论》中的寒霍乱、喜唾胸上有寒，用理中丸，遵循的是同样的道理。回归到根本，就是河图之理。

《伤寒论》里面在太阴病篇没有出现理中丸、汤。我们都知道太阴病以吐、利、腹痛、腹满为特征，而且在临床遇到这样的患者，病机就是太阴己土脾之虚寒证，仲景给出的治法是"当温之""宜服四逆辈"。如果依据河图之理，三阴统于太阴，理中丸、汤可以算作四逆辈。但是有一个四逆汤治疗少阴病，当然它首见于太阳病篇。那么在临床利用理中丸这四个药，通过加减可以让药力到达元气所在的地方，也就是下焦，到达少阴那个界面去打仗。

我个人的体会主要有三个方面：

（1）三个酸味药的加入（五味子、乌梅、山茱萸），这三个药配合理中丸能够发挥酸甘化阴、甲己化土、辛甘化阳的作用，能够达到四逆辈的功效。

（2）寒邪重、伤及少阴，就需要热药的加入，根据理中丸后面本身就有加减，首先考虑热药的加入：有附子理中、大附桂理中丸。

（3）兼有热证需加寒药：这是非常常用的，第一个是黄连，我们都学过连理汤。第二个是大黄，我们有温脾汤。还有枳术丸，白术加枳实。这是常用的三个普遍的病机规律和用药加减。

另外和大家沟通一下它的加减化裁。其实这些我们都很熟悉。快速过一下病机。

（1）若脐上筑者，肾气动也，去术，加桂四两。有争议的是桂枝还是肉桂，我个人体会，这种脐上筑、肾气动，如果源头判断为初之气厥阴风木下陷之后的直升，加桂枝；如果涉及命门阳气的不足，加肉桂；如果两个都有，一起加。

（2）吐多者，去术，加生姜三两。这两条都是去术。白术崇土治水，相对而言能够导致土壅，所以在这两种情况下都要去掉。吐多除了干姜的寒，另外胃气不降的一个根本原因是寒水之气的过盛，所以这种情况下，干姜、生姜一起用。

（3）下多者，还用术。这个就是《内经》的道理了，清气在下则生飧泄，那么主升清气的是足太阴脾，脾主升清。

（4）悸者，加茯苓二两。这是伤寒体系的一个规律，水气凌心加茯苓；但是我们反复沟通过，用茯苓的源头在少阴，即太阳寒水之气里面的水。

（5）渴欲得水者，加术足前成四两半。加术对治这个渴，依据：①太阴之上湿气治之，湿、水湿停留；②凡病皆为本气自病。这个水湿的停留是因为己土之气不足，不能化津上承。尽管欲得水，一定是喜温饮。另外一个区别：如果是少阴的寒，是喜极热饮。

（6）腹中痛者，加人参，足前成四两半。针对的是劳损虚人。除了常见的儿童、老人、妇女，我在临床遇到一部分患者的是失精家。

（7）寒者，加干姜，足前成四两半。这个时候中阳包括脾阳、胃阳，这种寒，寒到什么程度干姜用到四两半？生活中举例，就像北方冬天降温，水缸里的水有冰凌，这个时候就是干姜加量的道理了。一般人说胃寒、胃阳不足、胃动力不足。许多人尽管是胃寒，却吃不了干姜、辣椒，花椒还可以。因此这就是有"燮理之功"的理中汤，不是单纯用一个药。

（8）腹满者，去术，加附子一枚。这个机理非常清晰，釜底火是釜中火之根、启动原动力，既能化这种寒，又能化中阳不足的湿。

（9）接下来我们沟通一下第 396 条提到的唾，"唾"是肾之液，涎才是脾之液。这是因为"肾主水、主津液"两个功能下降，肾水上泛。在临床还有一个就是很多老慢支、肺心病的老年人有咯不完的痰，也是这样一个道理。

之所以上泛久不了了，用理中丸的依据是三阴统于太阴，脾为后天之本。

太阴中土虚寒是根本，但是邪停之处在胸上，对应的是肺手太阴。这涉及一个大的医理，

也就是师父李可老中医提出"脾为生痰之源，肺为贮痰之器，肾为痰饮之根"。

那么学习理中丸首先一定要明白手足太阴一气贯通，三阴统于太阴。第 396 条的这个"唾"，胸上有寒是一个标，它的根是在太阴中土。

这一讲就把理中丸汤和大家交流完了。

第**88**讲

四逆汤类方 1：少阴病第 281 条

上一讲讲了理中汤、丸，这一讲讲少阴病，四逆汤为主。

首先看一下少阴病提纲证原文第 281 条：少阴之为病，脉微细，但欲寐也。因此，我们重点就是参悟少阴这两个字的内涵。

（1）首先要明白少阴对应的是坎卦元气，既包括阴，也包括阳。但是这一团和气当中的阴阳是以阳为主，阳为先天起点。

（2）按照《伤寒论》排序，它的规律是从太阳到厥阴本气越来越少。因此少阴的本气较厥阴为多。这对临床就有指导意义了，凡是遇到少阴病，我们就应该尽早截断邪气向厥阴方向发展。

（3）提纲证里面提到脉微，微脉反映的是阳虚，细脉反映的是阴虚，但是阴不足的根本源头是元阳的不足，元阳就是坎中一丝阳爻，我们可以把它理解为先天起点，或者更通俗一点，理解为生命的原动力。这样脉微细反映少阴的阴阳俱虚，但以阳虚为主。因此，临床遇到这样的脉一定要详细去分辨。

（4）少阴病的特点是阴盛阳虚，但人只活一口气，邪正是一家，那么少了的阳到哪里去了？阴寒盛除了生内寒，还有另外一条病机线路，就是寒会逼阳外浮，就是我们常说的阳气浮越在外，因此患了少阴病原动力不足、生机活力下降，人就想睡觉，但因外浮之阳扰神，又不能安然熟睡或沉睡，这样会出现一个症状，就是"但欲寐"。

（5）这一条提纲证说明了少阴坎卦元气，一团和气不分阴阳，但是病了涉及阴阳两个方面，而且有主次，因此治疗一定是同时对治阴阳二气。少阴病大的治法我们在前面一开始讲的时候就和大家讲过了，因为是人的命根。大的治法就是增强火生土、土伏火的化合之力。利用这一个天地的规律可以达到阴阳同治，不是简单地用辛温燥烈之药寒而热之。前面讲理中丸的时候也提到了。那么增强元气的这个方就是四逆汤。

因此对于四逆，作为临床医生要明白，当然四肢者，诸阳之本，四肢厥逆厥冷，另外在天地当中这个四逆是指四季的气逆。

这个条文对应的不足的本气就是先天肾气，所以最终回到凡病皆为本气自病，它的源头为先天乾卦纯阳火与先天坤卦纯阴土，二者利用冲和之气化合生成的后天坎卦，就是少阴元气，也就是我们的先天肾气。不病的情况下这个先天肾气怎么理解？就像天上的祥云一样的气的运行状态。

（6）下面强调一下，因少阴在开阖枢里是主枢的，而且是一身阴阳之枢，因坎卦中一阳爻为先天起点，也是生命原动力。枢机不利，阳被阴寒所伤所困，这个阳欲出不能，这种情况下既可出现元阳不振的寒证，也可出现因原动力这个火被压抑郁滞而无法振奋的阳郁之证。这就是第 318 条四逆散证出现在少阴篇之理。

第二点，少阴元阳不足生寒是常见的主要病机规律。但是临床远远不止一个寒证、一个阳郁不达。因人身阴阳以阳为主，阳主阴从，阳生阴长，阳能够化阴统阴。一旦由于阳不足，导致阴也不足，普遍规律有以下五种情况，首先肯定是四逆汤对治的阴阳不足。第二是金匮肾气丸对治的阴阳不足。第三个方面我们前面讲过，水浅不养龙导致了龙雷火上奔无制，这个方是引火汤，有陈士铎和傅青主的，师父李可老中医加了紫油桂、小米吞服，解决了中气的问题，借助了中气导龙归海、引火归原，是原来的原，因此引火汤治的是坎卦元气。第四个方面是单纯的肾水的不足、肾阴的不足，是我们熟知的六味地黄丸，当然我们都知道三补三泻，也不可能只是用单一的滋阴的药。第五个方面也是我们临床常用的全真一气汤。

第三点，最后和大家交流一下，治疗少阴病就是治阳根所在的那个地方，这一个地方原动力不足，我们都知道有四逆汤以及前面讲的四逆辈。临床有一个药可以由上焦、中焦直达下焦，只用一个药就有这样的功效。这个药可以治疗先天禀赋（人都是肉身）这个肉气不足，比如先天心。这个药既可以治五脏的病，也可以治六腑的病，可以畅通全身的气血经脉。这个药就是生黄芪。

那么少阴病第一讲，简单地讲了大的概念和规律。

第**89**讲

四逆汤类方 2：太阳病篇 29 条

　　这一讲接着讲《伤寒一元解》——少阴病，以四逆汤为主。少阴病上一讲讲了开阖枢，它是主枢。今天我们还要学习标本中里面的少阴，少阴之上热气治之。这样我们就能够明白少阴病既可以从标发生热化出现热证，也可以从本发生寒化出现寒证。

　　但是寒证是少阴病最常见的，寒证的根本对治通过上一讲能够明白是四逆汤。依照河图之理，这个方的君药，我和师父李可老中医的观点都认为炙甘草为君药。回归到天地规律，形成少阴坎卦元气它的源头，我们上一讲也讲过，是先天乾坤两卦。因此这个方已经到了后天，重在厚土伏火或益土伏火。因为先天坤卦至哉坤元，地势坤（君子以）厚德载物。

　　那么附子就是启动原动力，温益元阳。启动了原动力，自然而然这个阳它能够通，所以温阳、益阳、通阳是同时的。那么干姜，我们都知道它是暖中土的一个药，因此这三个药配合在一起，干姜的作用是迎阳归舍，回归到阳根所在的地方。这样就能变成我们的元气了。

　　在临证的时候，我们在判断是不是四逆汤证，要考虑几个因素：①有浮阳在外；②元阳不足；③寒邪。因此在少阴病篇，寒证病机规律对应的方有四逆汤、通脉四逆汤、白通汤、白通加猪胆汁汤。如果发展至厥阴界面的寒，那就是第 309 条吴茱萸汤。但是原文是：少阴病吐利、手足逆冷，烦躁欲死者。至于第 390 条通脉四逆汤加猪胆汁汤，仲景放在了霍乱病篇。当然少阴病篇还有真武汤、附子汤，因为在前面已经沟通过，这里就不再讲了。

四逆汤首先出现在太阳病篇第 29 条，这条的学习和参悟非常重要，因为这条的病机变化就是"六气是一气的变现"，也说明了每个界面都有其他五个界面，就看病机怎么变化了。这一条是典型的寒热两证从表到里的变化。

第 29 条：伤寒脉浮，自汗出，小便数，心烦，微恶寒，脚挛急，反与桂枝欲攻其表，此误也，得之便厥。咽中干，烦躁，吐逆者，作甘草干姜汤与之，以复其阳；若厥愈足温者，更作芍药甘草汤与之，其脚即伸。若胃气不和，谵语者，少与调胃承气汤。若重发汗，复加烧针者，四逆汤主之。

因为这一条非常重要，拿出来和大家进行沟通。

（1）"伤寒脉浮，自汗出，小便数，心烦，微恶寒"这几个症状已经有阳明热化之端倪，再结合"脚挛急"是温之源的甲胆失降、甲木横逆中土，属于芍药甘草汤证。土木的关系。一定要记住：一气周流大而无外小而无内。任何一个点都可以这样分析。

（2）原文给了误用桂枝汤攻表，汗出之后阴阳俱损，同时又助了前面刚刚分析的病机线路里面的邪热。伤了阳，所生之寒象为厥、吐，伤了阴，所生之热象为咽中干、烦躁，当然热也会吐逆。但是这两个寒热之象共同病机都是中土之虚。

因为阳明是人身第二道防线，它的病机变化特点是从中太阴，所以在太阳界面治病打仗就需要增强阳明防线，防什么呢？防它的虚化、寒化。这就是这一条四个方涉及太阴、阳明、少阴三个界面和对治均用炙甘草之理，也是"河图运行以土为中心论"及师父提出的"保护脾胃元气为第一要义""阳明之燥热永不敌太阴之寒湿"之理。

（3）首先恢复中阳，用甘草干姜汤，包括脾胃、肺，肺是手太阴。因为阴阳俱损，用性缓之炮姜可以预防劫阴之弊。

益土降甲胆毫无疑问，用芍药甘草汤。

而和胃调气泄热是调胃承气汤。我们在前面已经和大家沟通过了。

重发汗再用烧针亡阳，这个时候阴分也一定是受损的，恢复这个阳的方法用的是"火生土，土伏火"的四逆汤。救阳指的是如何增强人身坎卦元气中的中一阳爻，需要回归到形成坎卦的源头，我们前面反复讲过，并不是简单地用辛温燥烈之药。因此四逆汤的道理犹如生活中用烧热的土焖熟红薯或土豆，红薯、土豆熟了而其皮不焦。

　　这一条的参悟非常重要。由甘草干姜汤证再往里发展的寒证是四逆汤证。由芍药甘草汤证再往里发展的热证是调胃承气汤证。那么这样其实这四个方互相有个表里。立足生命本原，少阴是最里。立足河图之理，中气如轴，河图中土对应太阴阳明，太阴和阳明都是最里。

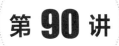

第90讲

四逆汤类方3：五个最里，太阳病篇第91条、92条，厥阴病篇第372条

上一讲讲的是四逆汤，但是出现在了太阳病篇第29条。我们再反复强调一下，第29条是从寒热两证的发展论述的，仲景给出了四个方，首先说明了每一个界面都有其他五个界面，还有非常重要的：六气是一气的变现。

另外一个，第29条还说明了一个问题，我们在学习《伤寒论》或者学习其他中医学相关的内容，都有一个表里。尤其在伤寒体系，这个里有多少个呢？前面我们反复强调"阴阳表里寒热虚实"都是相对的，但是如果是最里的那个里到底有几个，该怎么参悟呢？

首先立足"一部《伤寒论》，一个河图尽之矣"，立足河图运行以土为中心论的话，它是核心，那么这个土对应了六经里面太阴和阳明两个界面，因此太阴和阳明就属于《伤寒论》里面最里的其中两个里。

如果说没有河图的知识，后世医家提出了"三阴统于太阴，三阳统于阳明"，既然可以统属到这两个界面，它们也是属于最里的两个界面。还有《圆运动的古中医学》彭子的观点："中气如轴，中气是生物生命之所由来也。"生命的根本，那么中气对应太阴、阳明。从这三个方面都可以得出最里的两个界面是太阴和阳明（第一和第二个里）。

第三个，按照《伤寒论》的排序，厥阴是最里的一个界面，因此第三个里对应的就是厥阴界面。

第四个，立足生命的本原，那自然而然是少阴坎卦元气，因此第四个里对应的界面是少阴。

第五个，我个人认为可以参照道家内景图或内经图，那个里所对应的是《素问·六节藏象论》提出的"至阴土、一脏五腑"。至阴，也是最里的一个。比如我们治一些疑难杂病，经常会提到"有病没病防风通圣"，防风、大黄的配伍，还有人参败毒散在临床用来治疗反复腹泻的患者，遵循的就是《素问·六节藏象论》提到的"至阴之类，通于土气"对应的一脏五腑。

这是拓展的一点内容。

下面先看一下第 91 条和第 372 条。

在伤寒体系提出一个观点，表里两证都有的时候，普遍规律先表后里。那么这两条给出的是先里后表。为什么仲景在最表的太阳病篇和最里的厥阴病篇给出了先里后表的条文呢？而且对治的方药也是一样。这就涉及生命的本原、对应的少阴坎卦元气。

这两条的相同点都是"下利"。第 91 条"下利清谷不止"，第 372 条"下利腹胀满"，这两个症状是放在了不同的病机条件下，一个是太阳病篇，另外一个是厥阴病篇，因此这两个"里"可以有不同的参悟。（见上五个里的内涵）

第 91 条：伤寒，医下之，续得下利清谷不止，身疼痛者，急当救里；后身疼痛，清便自调者，急当救表。救里宜四逆汤，救表宜桂枝汤。

（此条的里）可以直接理解为太阳与少阴相表里的里，如果是这样去理解，那么这个少阴可以理解为《伤寒论》排序的少阴，它的本气较厥阴的本气是为多的。

"身疼痛"反映的是太阳表证，（麻黄汤八证也有身疼痛）为什么这个身疼痛仲景给的是"宜桂枝汤"？这就需要明白少阴同一个词的内涵除了《伤寒论》的排序少阴，还涉及我们的命根——坎卦元气——命根所在的地方。

凡病皆为本气自病，这里的本气不足会出现六个界面的问题。既然这个最根本的本气都不够了，那么在表的第一道防线，它一定是防御功能下降的，可以有第一道防线的问题，但是我们熟知的几大类方药，既然防御功能已经下降，普遍规律那就是太阳风寒表虚证对应的桂枝汤证。

这是学习这两条非常难理解的。说起来非常简单，就是太阳少阴，但是对应到临床，究起来的时候脑袋里面需要转这些内容。那我们就明白了第 91 条的"下利清谷不止"和第 372 条的"下利腹胀满"，它们所反映的能肯定的是少阴里气不足。在这种情况下，尽管有"身疼痛"所反映的表证，马上回到这个里气不足、对应的是命根元气，所以必须先强壮这个不足的"凡病皆为本气自病"的本气，这就是仲景给出来"急当救里"和"先温其里""里气足，表气自和"。这是这两条的难点。

那么在临床有没有可能不像这两条，即不需要救表和攻表宜桂枝汤，给了四逆汤，患者就没有这个身疼痛呢？临床是有的，这就是师父李可老中医提出来的"一首四逆汤可通治百病，此论先天肾气"，就是我反复和大家强调沟通的坎卦元气。如果说用了四逆汤，这个患者病机就是这样得单一，还遗留一点点身疼痛，那么再给桂枝汤就好了。但是患者得病怎么可能按照《伤寒论》的条文来得呢？

另外，临床还有一种情况，可不可以两个方一起用呢？答案是肯定的，而且不止是这两个方，患者不可能按照就是一个表一个里这两个证来得病给你看，完全可以用四逆汤驾驭桂枝汤、麻黄汤、小青龙汤。如果这样合用的话，师父有一个变通小青龙汤，就是指的小青龙汤所反映的太阳表证虚化寒化到了在里的少阴界面。这个方我们经常用，能够治愈很多大病、危重急症。这是拓展了一部分。

下面看一下第 92 条。

原文：病发热头痛，脉反沉，若不差，身体疼痛，当救其里。四逆汤方。

这一条刚好就是我们前面讨论的有没有可能只用一个四逆汤呢？那么仲景在第 91 条之后的第 92 条就告诉你了可以有发热、头痛、身体疼痛，这是典型的太阳表证，但是这里面给了一个"脉反沉"，那么反映的就是少阴元气不足，这是非四逆汤莫属。有表证，通过脉反映了根本病机，原文给出"当救其里，四逆汤方"。

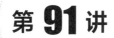

第91讲

四逆汤类方 4：
第 225 条、323 条、324 条

这一讲接着讲《伤寒一元解》——四逆汤。

第一点，看一下阳明界面的四逆汤。

第 225 条：脉浮而迟，表热里寒，下利清谷者，四逆汤主之。

这一条仲景将脉、证、病机、方药都给了。学习这一条首先让我们明白：六气是一气的变现。每个界面都可出现其他五个界面的病证。那么第225 条虽然在阳明界面，出现的是少阴界面的四逆汤证。

"脉浮"说明邪气是在表，但是后面"而迟"，结合下面的"里寒"、典型的症状"下利清谷"，我们就知道表达的是少阴元阳不足了，那么这个"里"就是指的少阴界面。

我们反复强调，邪正是一家。元阳不足出现了浮阳在外的"脉浮""表热"，这就是阳气浮于外的脉象和病机（表是有热的），但是出现这一个浮阳，它的根本源头是少阴里阳不足，自然而然非四逆汤莫属。仲景原文就是"四逆汤主之"。这一条也印证了我们前面讲的在临床怎么来判断四逆汤证。前面沟通过的三个要素：浮阳在外、里的元阳不足、寒邪。我们把这三个要素整合起来分析的话，一般不会犯错误，能够卡死四逆汤的病机。

第二点，看一下少阴病篇的四逆汤。

先看一下第 323 条：少阴病，脉沉者，急温之，宜四逆汤。这一条毫无疑问包括"但欲寐"，讲的就是"先天肾气，坎中一点真阳乃人身之

本"。这个时候首先考虑用四逆汤。

再看一下第 324 条：少阴病，饮食入口则吐，心中温温欲吐，复不能吐。始得之，手足寒，脉弦迟者，此胸中实，不可下也，当吐之。若膈上有寒饮，干呕者，不可吐也，当温之，宜四逆汤。

（1）这一条当然用四逆汤，相信每个临床医生都知道。需要理解的或者是鉴别的是"心中温温欲吐"。前面讲承气汤的时候讲过，第 123 条"太阳病，过经十余日，心下温温欲吐"，第 123 条的区别症状是"心下"，那么最后结论是调胃承气汤。而少阴病篇第 324 条是"心中"，后面"温温欲吐"是一样的，它反映的是少阴元阳不足。这就是《伤寒论》条文帮助我们卡死病机的非常重要的一种学习方法了。所以我提出了"逐症分析再由博返约"。

一说这个症状，如果病机是死的，死记好了。如果是活的，放在不同的战况下你再由博返约。这一条难的就是这一个。

我个人在临床体会，我遇到的少阴病"饮食入口则吐，心中温温欲吐，复不能吐"这一类患者绝大部分是肺癌的患者。少阴的元阳已经到不了胸中的阳这里了，无法振奋，但是太阳寒水之气——寒邪饮邪又停留在这里，所以治疗的根本办法，（镇不住这种阴）就一定要启动原动力，启动这种阳来化阴、统阴、镇阴。（因为是火生土、土伏火）如果给足了少阴元阳，那么起步的厥阴风木之气一定是和缓有序的，即使不（达到正常的）和缓有序，也不要形成第 324 条这么严重的程度，就达到了我们治疗的目的了。

（2）后面"始得之，手足寒，脉弦迟者，此胸中实，不可下也，当吐之"。胸中实在临床也是很常见的，在上焦它是寒邪，但它是一个实证，那这种情况下要打开这个气结，"高者越之"，用的是吐法。在临床我很少用吐法。

如果遇到这一类患者，当然治根本是一种方法，对治这个标（用）开南方、降西方，加强南方的开、西方的降，西方的降自然而然就是指的阳明的主阖主降的功能，把这两个力量加强的同时，如轴之中气阳明中土既然能够顶上来，让这个中气斡旋的功能，根据病机的分析，看怎么样能够恢复一部分。比如有黄腻苔可以用杨栗山先生的升降散，这样就可以把如轴之中气里面的清阳浊阴通过升降散对治一部分。

当然比如左金丸（吴茱萸、黄连）、香连丸！济川煎里面的泽升，还有上一讲讲的防风、大黄，《伤寒论》的麻附细、大黄细这一类大开大阖的也可以。因此这一条对我们临床的帮助就是截断患者形成胸中大实证，提前用药。

（3）当然如果是这么简单的"膈上有寒饮，干呕"，这就是已经告诉你形成这种寒饮，寒饮导致了干呕，尽管是气的逆上，但它的源头就是元阳，此时启动元阳就好了，首选四逆汤。

（4）另一种情况，除了元阳不足，阳不化阴、统阴，也出现了阴虚，但是是以阳虚为主，阴虚为辅，同时不是膈上有寒饮，而是寒湿阴霾逆气。如果是这样的病机，阴阳俱损，阳虚为主，寒湿阴霾逆上，这就是用师父专辑里面的温氏奔豚汤。

我们通过大量的临床，总结出了这一类疾病的规律，创出了三阴寒湿方、三阴虚寒湿方。还有如果胸中寒湿顶久了（气有余便是火）化热，又热化至了阳明界面，形成阳明界面的经腑实热证。

如果是腑实热证，就是明医堂的逆气方，如果是经实热证，大黄换石膏，如果两个都有就一起用。如果本气不够支撑不了，找源头，"肝胆为发温之源"。还有芍药甘草汤证是寒热之源头。这样灵活的变通就可以帮到这一类患者了。

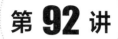

第92讲

四逆汤类方5：厥阴界面霍乱病篇四逆汤（第353条、354条、377条、388条、389条）

今天讲厥阴界面的四逆汤。既然是讲厥阴界面，需要明白：肝为元气萌芽之脏，凡人元气之脱，皆脱在肝（张锡纯氏的观点）。这样厥阴——初之气——肝——元气就结合在一起了。

我们先看一下第353条：大汗出，热不去，内拘急，四肢疼，又下利厥逆而恶寒者，四逆汤主之。

在厥阴病篇，这是厥阴病用四逆汤中非常重要的症状，对我们临床的帮助非常之大。

"大汗后热不去"，即使是表证也是（微汗法），所以这样的语言描述，首选我们能够明白表里都虚。

"内拘急、四肢疼"，结合前面表里俱虚，在临床是可寒可热，但是一旦出现后面原文给的"下利厥逆恶寒"（厥阴病、霍乱都提到"恶寒"），这样就把病机卡为元阳中阳都不足、寒湿邪盛。

由博返约，反证前面"大汗出发热"属浮阳在外了，"内拘急四肢疼"则是属于阳虚生寒、寒主收引所致。这种情况下非四逆汤莫属。这就是四逆汤利用火生土、土伏火，救的是元气，包括阴也包括阳。

第354条：大汗，若大下利，而厥冷者，四逆汤主之。

"大汗"和上一条是一样的。"若大下利，而厥冷者，四逆汤主之"，所以这一条再一次让我们能够明白：四逆汤可治全身之疾，地球的任何一个点都可以。

大汗在伤寒体系亡阳，但是汗血同源，也伤阴，这是必须脑袋里面清晰的。一旦再出现"大下利"（四逆汤主要的一个症状），就一定是由厥阴界面（马上由博返约），已经属于少阴坎卦元气阴阳俱损。

"厥冷"是属阳衰也，这种情况下保得一丝阳气，便有一线生机，故原文"四逆汤主之"。再一个，我们强调一下四逆汤火生土土伏火、少阴坎卦元气，这个方药其实包含了先天肾气与后天胃气。

下面看一下第 377 条：呕而脉弱，小便复利，身有微热，见厥者难治，四逆汤主之。

（1）其实这一条如果先有一个总的判断，它涉及中气虚寒（太阴阳明）及少阴的阳虚—厥。

（2）在临床"呕"这个症状六个界面都可以有。但是一旦"呕而脉弱"，就卡死三阴的虚寒导致胃气不降。"小便复利"，由博返约结合前后文，在这里表达的是小便频数清长，说明元阳中阳大衰，阳不制水。

（3）"身有微热"，厥阴界面，因为厥阴从中（少阳），一旦中化太过为少阳，因少阳之上，火气治之，所以"身有微热"是厥阴界面常见的症状，但后面接着给了"见厥者难治"，由博返约，这个"厥"反映的是里阴寒盛，那么"身有微热"直接把病机卡死在浮阳在外。这种情况在厥阴界面，因元气已经保不住了，仲景给的是"难治"。

这一条放在厥阴界面，反映的是少阴坎卦元气不足，元阳中阳俱衰而出现的"厥"还有"小便清长"，所以一定是找那个根源，所以是用的救元气的火生土、土伏火大法，非四逆汤莫属。

下面看一下霍乱病篇的四逆汤。

第 388 条："**吐利汗出，发热恶寒，四肢拘急，手足厥冷者，四逆汤主之。**"

这一条一看就是霍乱的重症，已经由中阳的虚寒发展为了少阴阴阳俱衰，出现阳亡阴竭气脱的重证。这种情况下还是回到了我们刚刚讲的救元气的方法（急用火生土、土伏火大法以救元气）。"吐、利、汗出"这三个症状（说明）阴阳俱损。"发热恶寒"不是太阳表证，恶寒是里阴寒盛，那么这个发热就是逼阳外浮了，又是浮阳在外。这就容易理解后面

"四肢拘急、手足厥冷者"，就是阴盛阳衰，危证是不可犹疑，四逆汤主之。

再看一下霍乱病篇的第389条：既吐且利，小便复利而大汗出，下利清谷，内寒外热，脉微欲绝者，四逆汤主之。

这一条病机其实已经给出来了，重在"小便复利而大汗出"，在阴阳俱损的情况下，前面的"下利"说明本应该尿少，那么现在的"小便利"反映的是阳气更衰，阴液也进一步耗损。

大汗亡阳伤阴，这个时候再加上"下利清谷"，这就属于先后天两本俱衰。尽管是一派里阴寒阳衰之象，用"外热"说明阳气未绝，这一条也未提"四肢厥逆"。

那么"脉微欲绝者"结合前面的分析，我们还是把它归为阴阳俱损、元气欲脱这样的病机，这种情况下一样非四逆汤莫属，在临床我直接用师父李可老中医的破格救心汤，根据患者用不同的剂量。

第 **93** 讲

四逆汤类方 6：第 317 条、370 条

今天讲通脉四逆汤。这个方见于少阴病篇的第 317 条和厥阴病篇的第 370 条。因为第 370 条通过前面讲解四逆汤，非常简单，我们就不在这里和大家进行交流，重点交流第 317 条。

原文：少阴病，下利清谷，里寒外热，手足厥逆，脉微欲绝，身反不恶寒，其人面色赤，或腹痛，或干呕，或咽痛，或利止脉不出者，通脉四逆汤主之。

通脉四逆汤方

甘草二两（炙），附子大者一枚（生用，去皮，破八片），干姜三两（强人可四两）。

上三味，以水三升，煮取一升二合，去滓，分温再服，其脉即出者愈。

面色赤者，加葱九茎；腹中痛者，去葱，加芍药二两（真武汤下利去芍药加干姜）；呕者，加生姜二两；咽痛者，去芍药，加桔梗一两；利止、脉不出者，去桔梗，加人参二两。病皆与方相应者，乃服之。

厥阴病篇

第 370 条：下利清谷，里寒外热，汗出而厥者，通脉四逆汤主之。

其实这一条关键是与四逆汤的区分了，能够明白这一个，通脉四逆汤我们就能够掌握了。

（1）首先我们看一下这两个方，药物组成是相同的，那关键就是量的改变，干姜和附子量的变化有两种情况。

因为在四逆汤方后，本来就有强人大附子一枚。如果是这种情况，附子、炙甘草的用量两个方是一样的，那关键就是在干姜了，通脉四逆汤干姜用到三两（四逆汤是一两半），是四逆汤的两倍，强人可四两。这一点正好说明脉与中气的关系了，也体现了这个方的命名重在脉，而人身之脉以胃气为本，也就是李可老中医提出来的后天胃气——中气——脾胃，当然对应六经包括太阴、阳明。

脉以胃气为本是《内经》的观点。《灵枢·经脉第十》曰："人始生，先成精，精成而脑髓生，骨为干，脉为营，筋为刚，肉为墙，皮肤坚而毛发长，谷入于胃，脉道以通，血气乃行。"

那么既然是通脉，通过这一篇，我们知道它的前提一定是谷入于胃。另外在《素问·平人气象论第十八》曰："平人之常气禀于胃，胃者，平人之常气也，人无胃气曰逆，逆者死。"这一篇表达了五脏四时之脉皆以胃气为本。这是第一种情况。

第二种情况，四逆汤非强人大附子一枚，那么通脉四逆汤中的姜附均较四逆汤用量大，而炙甘草守二两一样。我个人的参悟是这样的：第一点，坎中一点真阳乃人身立命之本，元阳是中阳之根，中阳的不足需要加强元阳，那么对于脉，体现的是脉的根气。

（2）第二点，我们不能忘生命的规律："先天肾气与后天胃气互为其根。"先天肾气全赖后天胃气的滋养灌溉，增强不足的中阳，对于中阳干姜是迎阳归舍啊，让这个飘出去的阳回家。

通脉四逆汤证典型的症状：面色赤。中阳增强了，阳能够回家了，元阳自然就增强，这一点对于脉是脉的胃气。飘浮之阳归位，对于脉体现的是脉的神气。因此我们在临证时候打脉，是打脉的这三个气（根气、胃气、神气）。

另外原方涉及脉的有"利止、脉不出者，去桔梗，加人参二两"。

人参这个药我们在讲后天八卦离卦的时候讲过，离卦的中一阴爻对应到人身，反映的就是周身的气血。脉不出说明充盈脉的气津血俱亏，因此仲景去桔梗加人参益气养血、补津液以复脉。

有医家提出了通脉四逆汤与四逆汤比较，不只是增加了干姜的用量或者是增加干姜和附子的用量，它应该有人参。我把我知道的这些知识点都和大家进行交流。

　　下面看一下原文的"腹中痛，去葱白加芍药"，通脉四逆汤证有元阳、中阳不足（较四逆汤重）的病机，腹中痛加芍药同时也出现了甲胆失降、横逆中土的土木不和，因此这里的腹痛就涉及三个因素。另外我们必须切记这样一个规律：甲胆一降，相火下秘，阳根深固；甲胆一降，乙木自升、生化无穷。

　　能够明白这一点，通脉四逆汤在这里就出现了一条元阳、中阳不足与甲胆失降互为影响的病机线路。阳虚生寒，但是甲胆不降产生的是邪热啊。这一点对临床的帮助就非常大了。我们都清晰通脉四逆汤证的寒比四逆汤证重，但临床的象不止一个寒象，它比四逆汤证复杂。

　　咽痛加的是桔梗，我们都知道在少阴病篇它热化了，咽痛用的是"甘草汤，不差者，与桔梗汤"，是一个热证。其实这些年在临床很多患者的病机就存在这种寒热虚实夹杂，是非常难分析的病机。我这边遇到许多是阳明伏热与少阴元阳不足互为影响的病机。

　　我个人认为原文当中有一个症状也需要去用心参悟——"手足厥逆"。不是"四肢厥逆"。尽管通脉四逆汤的寒比四逆汤重，那么仲景给出的手足厥逆就是缘于刚刚讲到的通脉四逆汤证存在元阳不足与甲胆失降互为影响的病机线路。这就提出了通脉四逆汤证的四逆普遍规律表现为"手足厥逆"。

　　面色赤加葱白：葱白是一个食物，也是个药，重在通阳，那么葱白的作用与白通汤用葱白是一样的，我们把它总结为：能入人身少阴阳根所居之处。三个作用：散郁气、宣腠理、引阳外出。

　　呕加生姜需要参照真武汤来学习。真武汤是去附子加生姜，通脉四逆汤不去附子。通脉四逆汤的阴寒首先格阳于外，第二，在内的元阳被这种重重寒冰所困，这种情况下非姜附不能破冰通阳啊！只有通了这个阳，元阳增强了，出现的呕用生姜才能化这种寒水之气、降逆止呕，这种情况下干姜、生姜是同时使用的。

　　因此我们学习通脉四逆汤，一定要明白脉以胃气为本。另外在临床并不是说寒邪很重就一定出现寒象，因为人身只有一口气，六气是一气的变现，尤其是在生生之源，水火一家，一旦阴寒邪盛往往会出现逼阳飞离。

　　另外通脉四逆汤已经告知了我们甲胆和元阳之间的关系是非常密切的，当然这一条涉及元阳和中阳。

第 **94** 讲

四逆汤类方7：
第390条、314条、315条

上一讲讲了通脉四逆汤，记住脉的特点是以胃气为本，当然临床我们打脉要打脉的根气、胃气和神气三个气。接下来还是讲四逆汤的类方，是通脉四逆加猪胆汤，见于第390条霍乱病篇。

原文："**吐已下断，汗出而厥，四肢拘急不解，脉微欲绝者，通脉四逆加猪胆汤主之。**"

通脉四逆加猪胆汤方

甘草二两（炙），干姜三两（强人可四两），附子大者一枚（生，去皮，破八片），猪胆汁（半合）。

上四味，以水三升，煮取一升二合，去滓，内猪胆汁，分温再服，其脉即来，无猪胆，以羊胆代之。

（1）因为是放在霍乱病篇，我们知道霍乱病的特点。这一条关键是吐利都止了，但是没有出现阳气复之"手足转温、脉象增强"这两种阳复现象。结合后面的"厥""汗""脉微欲绝"，在临床我们更多见的这个病机是属于元气欲脱、阳衰阴竭，是无物可下、无物可吐，阴阳俱竭，我们把它（病机）卡死是元气欲脱。

（2）"汗出而厥、四肢拘急不解、脉微欲绝"，在这样一个病机前提下，反映的是里阴寒盛又格阳于外。阳衰阴竭，阳衰不能温养、阴竭不能濡润，这样就会出现四肢的拘急不解，一定是阴阳两个都有。对于阳衰脉鼓动无力，阴竭脉不充盈，这样会在临床（出现）脉沉微欲绝。因此这种情况下仲景给的是从治法。

猪属水畜，猪胆汁为水畜之精汁，虽然苦寒，但不伤阳，能益阴反佐温药。因此对于此种危急重症，非大剂辛热之品不足以破阴回阳，但是在这种情况下又怕辛温燥烈之药第一助外越之浮阳，第二劫已经枯竭的阴，这种情况下用通脉四逆汤破阴回阳救逆的同时加猪胆汁益阴反佐，为的是和阳。

下面看一下另一个类方白通汤，是在少阴病篇的第 314 条。

原文：少阴病，下利，白通汤主之。

白通汤方

葱白四茎，干姜一两，附子一枚（生，去皮，破八片）。

上三味，以水三升，煮取一升，去滓，分温再服。

针对少阴这个界面的里阴寒，经常看到仲景给的一个症状，就是下利。这一条分析非常清晰，因为是少阴，里阴寒盛、寒水下注。因为反映少阴的几个要素：太阳、寒、水之气，所以会出现寒水的下注、下利。

白通汤所不同的是除了附子、干姜，它用了葱白，说明元阳被重重阴寒压抑于下，想要通这个阳，在附子、干姜破冰回阳的同时，加一个能入人身少阴阳根所居之处，如前面分析的，具有几大特性：①散郁气；②宣腠理；③引阳出来。这个药就是葱白。我们目前临床用的有五虎汤、葱豉汤，葱白还能治疗水肿、反复发热的患者，因寒在少阴界面，用麻附细，虚人加人参，再虚合四逆汤，这个时候再加一根葱，临床效果会更好。

（3）再和大家沟通一下葱白这个药，它能通肺以行营卫阴阳，又能入少阴，因此这个药是少阴、太阳两个界面之药。

下面看一下白通加猪胆汁汤，是少阴病篇的 315 条。

原文：少阴病，下利脉微者，与白通汤。利不止，厥逆无脉，干呕烦者，白通加猪胆汁汤主之。服汤，脉暴出者死，微续者生。

白通加猪胆汁汤方

葱白四茎，干姜一两，附子一枚（生，去皮，破八片），人尿五合，猪胆汁一合。

上五味，以水三升，煮取一升，去滓，内胆汁、人尿，和令相得，分温再服。若无胆，亦可用。

用了白通汤后"下利脉微"未改善，这种情况下又出现厥逆，此病机为典型的少阴阳虚寒盛。微脉转为无脉，说明阴寒要较白通汤更重，属于元阳无力振奋，但同时被压抑的阳（邪正是一家）出不来，阴寒盛出现了逼阳到膈上，胃气不降则呕、扰神则烦，这也是临床常见的。也就是一开始我们讲四逆汤，少阴界面的阴寒就要考虑三个要素（一为浮阳在外，二为元阳不足，三为寒邪），这个时候仲景给了"甚者从之"的治法。

首先加的是人尿，人尿可引浮阳直入至阴之地（肾）；猪胆汁（水畜之精汁）虽然苦寒不伤阳，能够引膈上之阳下入肾中，这样就没有呕和烦的源头，而且这两个药能够骗过膈上之假热引阳药入阴，姜附才能由上焦而入中焦、下焦，发挥它们应有的散寒、温阳、回阳之功。

我们在临床遇到这一类情况，师父李可老中医告诉我们一种"偷渡上焦热药冷服"的方法，于每天子午时初刻冷服。

因为此条出现了少阴病格阳之危证，那么阳复寒退向愈体现在脉象，一定是脉微续，若脉暴出，犹如烛尽焰高，孤阳飞离，故主死。到今天为止四逆汤的类方就交流完了！

厥阴病1：
乌梅丸，第 326 条、338 条

这一讲和大家沟通一下厥阴病和乌梅丸。因为厥阴病陆渊雷先生说"千古疑案"，看一下我们能不能拨开这层迷纱。

第 326 条："厥阴之为病，消渴，气上撞心，心中疼热，饥而不欲食，食则吐蛔，下之，利不止。"

第 338 条："伤寒脉微而厥，至七八日，肤冷，其人躁，无暂安时者，此为脏厥，非蛔厥也。蛔厥者，其人当吐蛔。令病者静，而复时烦，此为脏寒。蛔上入其膈，故烦，须臾复止，得食而呕，又烦者，蛔闻食臭出，其人当自吐蛔。蛔厥者，乌梅丸主之。又主久利。"

乌梅丸方

乌梅三百枚，细辛六两，干姜十两，黄连十六两，当归四两，附子六两（炮，去皮），蜀椒四两（出汗），桂枝六两（去皮），人参六两，黄柏六两。

上十味，异捣筛，合治之，以苦酒渍乌梅一宿，去核，蒸之五斗米下，饭熟捣成泥，和药令相得，内臼中，与蜜杵二千下，丸如梧桐子大，先食饮服十九，日三服，稍加至二十九，禁生冷、滑物、臭食等。

我们把这两条放在一起来参悟：

（1）首先要明白厥阴的两个基本特点。之前我们讲概论和桂枝汤类方的时候和大家讲过。一个是阴之将尽，一丝微阳；另外一个是厥阴对应初之气，初之气其实是用少火生气来表达的。前面讲少阴的时候至少要明白少阴的两个概念。那么我们今天讲厥阴至也少要明白厥阴的这两个内涵。

（2）生病后按《伤寒论》排序的规律，厥阴界面是本气最小的界面，阴寒在内，只有一丝微阳。如果有沉寒痼冷，这种情况下破冰通阳、温化厥阴寒冰是扭转局势的关键治法，这是因为厥阴病的特点：从中太过就是火。

（3）生病后厥阴病除了有阴寒盛，中化太过为火一定是表现为热证，这样在厥阴界面是六个界面寒热两证同时存在最典型的界面。这种情况下邪气除了本位本气——厥阴之上风气治之、厥阴下陷为寒、中化为火，那就是风、寒、火邪这三个同时存在。这就是后世提出的寒热错杂证是厥阴病的一大特点。

（4）厥阴对应人身初之气，所以生病后又是生机和活力下降的体现。立足一日天地规律，初之气对应日出一刹那的气机运行，而日出之前又恰好是两阴交尽，这个气的运行状态也叫厥阴。

这就是我们前面和大家讲的"颠倒颠"，两个"颠"都是厥阴，因此"阖厥阴开太阳"，用初之气认识这一生机，开到太阳的气机运行，因为是初之气，就是"颠倒颠"的第二个"颠"，也是厥阴，但体现的却是少阳。

如此日出一刹那之前和之后都叫厥阴。那么规律使然，日出之后一刹那由夜到日，天亮了有三个界面是重叠的——太阳、厥阴、少阳。有这三个概念的表达，但是它们是重叠的，这个是非常难理解的。那我们就把它总结一下"阖厥阴开太阳"："开到了太阳，起步为厥阴，体现为少阳。"可以这样简短地用这十五个字来理解或死记。

（5）厥阴初之气运行方式是和缓有序的升发，一旦生病，首先出现的是风木之气的下陷。规律是气下陷便为寒，下陷之后东方甲乙木升降必然失常，最普遍的规律是在六合内的直升、横逆，这样就证明了下陷是直升、横逆的源头，因此治疗应该先扶益下陷的厥阴风木之气，扶益这个气最常用的药就是桂枝。风气异常，不论是太阳病篇的麻桂柴葛剂，还是芍药甘草汤、甘草附子汤，治法均为益土载木，遵循的是天地规律。

（6）根据疾病的普遍规律，在东方有甲乙木，如果甲胆逆上，出现了脉内邪热，可以用赤白二芍对治异常的营热、血热，依据《黄帝内经》

营卫体系（不是叶天士的卫气营血体系），这两个药（赤白二芍）可以进到筋、骨、肉、脉这四个层次，治法仍然是遵循"土载木"大法，这样就形成了一条常见的病机线路——厥阴中气营卫血脉，这是基地总结出来的一条病机线路，最普遍用的药就是桂枝汤。

（7）土气虚，土不载木，风木下陷，体现为甲木对应的少阳下陷至一脏五腑至阴土中（即少火生气的力陷下来了），这样必然形成寒热气结，因为少阳之上火气治之，但是下陷肯定有寒，寒热气结、火毒以及土气虚内生的湿邪（因为前提是土虚）。太阴之上湿气治之，这样就会导致膈阳明为主的阳明不降，那么在土中就会形成燥湿胶结，形成刚刚讲的这些病机，就是小柴胡汤证。

因此小柴胡汤证首见于太阳病篇的第 37 条，需要讲的还是小柴胡汤中的半夏（讲泻心汤时讲过了），它对应太阴和阳明两个界面，可以打开这两个界面的燥湿胶结之气结，"辛以润之，致津液通气也"。

（8）原文提到的"脏厥"是死证，病机是五脏的生机衰败、精气绝或阳亡、阴竭、气脱，常见阴气盛之脉微肢冷、逼阳外浮、阳气欲脱之"其人躁，无暂安时者"，而蛔厥是暂时的阴阳气不相顺接，属于脏寒的范畴，临床体会可统于脾寒。

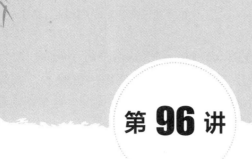

第**96**讲

厥阴病2：乌梅丸

　　这一讲我们接着讲《伤寒一元解》——厥阴病——乌梅丸。上一讲把两条主要的病机和大家进行了沟通。这一讲把主要症状和药物的参悟（与）大家进行沟通。

　　消渴的原因：

　　（1）胃胆逆上，膈阳明失降，相火离位，导致邪火耗水伤津，这是一个热导致的渴。

　　（2）中下焦虚寒，无法蒸腾、运化、输布水液于上，这是一个虚寒证。

　　这两点就导致患者渴而饮、饮后又渴，这个症状仲景描述为"消渴"。

　　下面看一下"饥而不欲食"。我们常说木腐生虫，那么这一条的"生虫"和"饥而不欲食"是同一个机理。既然是生蛔虫，我们一定是找生虫这个环境。回到第95讲讲的厥阴病这两条（条文），反映的首先是土虚，虚了之后土中寒热错杂。

　　有寒湿，但同时寒湿壅阻、郁而又化热，这样就导致中土脾是陷的、胃是逆的，升降乖乱。同时东方的风木之气，也就是厥阴风木之气下陷，东方甲乙木对应的是肝胆，导致肝胆与脾胃土木不和，脾肝之气下陷、胆胃以及膈阳明逆上，最终导致以膈为中线的下寒上热证以及土中郁伏湿热秽邪。

　　那么"饥而不欲食"就是在这个大的病机里面，非常容易理解的，胃火盛，脾土寒。木气在这种环境里面内陷难伸，所以憋在那里腐而生虫。

下面再看一下另一个症状"气上冲心，心中疼热"。还是回到土木关系，土气虚，土不载木，风木直升，表现为风火相煽。在这一条不能忽略手足同经一气贯通，而且手厥阴心包经本身就是相火主之，这样导致火邪灼津耗气，经脉既失于濡养又不通而痛。

下面分析一下乌梅丸的药。

1. 粳米

还是回到前面一讲讲的大的病机，土气虚而寒热错杂、气机是壅阻的。这个时候重用米。这个粳米就是"禾，木"，益土它没有壅滞之弊，这也是乌梅丸不用生炙甘草之理。

2. 乌梅、黄连、黄柏

前面分析过木腐生虫，针对这个厥阴病，它的土中形成了湿热秽，那么源头一个是水寒龙火飞，一个肝胆本身内寄相火，这两个普遍规律都可以形成离位的相火，对治这个火普遍规律是用乌梅。

黄连这个药我们之前也讲过，泻心汤、黄连汤都讲过。它可以清心胃之火，又能够清解土中的湿热，有大黄黄连泻心汤、香连丸、黄连汤，因此黄连这个药的作用是通彻三焦湿热邪火。

黄柏作用的部位是以中下焦、肠胃为主。之前我们讲过这个药，它能够靖相火、坚阴，治疗黄疸、下利。从这一功用就可以知道黄柏所治之热是因少阴之虚而夹有湿邪，包括封髓丹。

3. 附子、干姜、花椒、桂枝

乌梅丸的病机：三阴都寒。附子（对治）少阴的寒，干姜（对治）太阴的寒，花椒除了（对治）太阴的寒，它能够散秽。那么起厥阴下陷，能够扶益风木之气升发的药，就是桂枝。第1讲也讲过，或者我们讲桂枝汤类方的时候反复讲过。

4. 当归、人参、细辛

当归重在补肝体，因为肝主藏血。人参前面也讲过，那么在这里益气、津。细辛对治少阴寒凝气阻反生郁火，既能够对治寒邪，也能够火郁发之，对治这种因寒而产生的郁火。这个药我们之前也沟通过，比如反复牙痛的患者——细辛配石膏。

5. 花椒与黄柏

针对木腐生虫的这种秽，刚刚讲过花椒，它能对治因中土寒而气机运

273

行不畅壅阻，反而会有湿秽。那么黄柏对治土中的秽是湿火秽。

6. 重剂使用的药——乌梅、黄连

厥阴乃阴中之生阳（生命的生），它从中、主阖，一旦发生中化太过的火邪为患，因为肝主藏血，这个火不但食气伤津，而且会热伤血络，反而形成实热证。这种邪火前面分析过，首先是离位的相火；第二就是土中的湿热壅阻之后气有余便是火，那就变成了湿热火。所以乌梅丸当中乌梅、黄连重用，黄柏为辅。

7. 温阳开闭杀虫（形成这个环境的根本源头）

用附子、干姜、细辛和花椒。当然人参、当归，益气阴、补肝体前面也沟通过，是同时配合发挥作用。

8. 干姜、黄连另一分析

我们在讲泻心汤时讲过，这一组药就是对应人这个身体以膈为中线分上下，上热下寒，膈阳明失降，膈上下阴阳气不相顺接。膈下太阴寒，膈上的热是胃热上逆，或者膈上的火都是来源于胃这种邪热上逆。这就是干姜、黄连形成一个组药的道理。

最后我们总结一下：原文给了"久利"也是乌梅丸主之。在临床还常用于房颤、神经性皮炎。我治的相对多的是男性乳腺增生。那么乌梅丸的组药或者对药有这么几组：干姜黄连、细辛黄柏、乌梅附子。因为黄柏能够靖相火，临床还有黄柏附子、黄柏乌梅，也是常用的寒温搭配的组药。

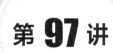

厥阴病 3：
第 337 条、351 条、352 条

这一讲我们接着讲《伤寒一元解》：厥阴病。讲一下第 337 条与第 351 条和第 352 条。

先看一下第 337 条："凡厥者，阴阳气不相顺接，便为厥。厥者，手足逆冷者是也。"

我们在学习四逆汤的时候，也提到了手足逆冷。在很多条文，手足逆冷和四肢厥冷就是判断少阴、厥阴两个界面非常重要的症状。

首先看一下"阴阳气不相顺接"，这针对中医学的"大而无外，小而无内"，范围非常之广。

（1）从天地人这个时空：大到太虚即无，小到人身，最典型的我们的四末与身体的核心五脏。如果立足天地人认识，像《道德经》说的"人法地，地法天，天法道，道法自然"，那么这三个不同的时空也有阴阳气不相顺接。

（2）从人身五体——皮肉筋脉骨：同样是阴阳气的顺接，这五体才能相保。在《素问·阴阳应象大论第五》里面有："善治者治皮毛，其次治肌肤，其次治筋脉，其次治六腑，其次治五脏。治五脏者，半死半生也。"这就是从表到里、由浅入深、不同层次的阴阳气。

（3）手足十二经脉：十二经脉交接于手足末端。这里需要理解的就是井穴，它是人与天地阴阳交通之处，也是手足十二经脉阴阳交通的穴位。

（4）立足四季五方一元气之周流：一年天地规律的阴阳气是顺接的，那么每个季度又有孟、仲、季（之）阴阳气的顺接，一年有二十四个节气、一日有十二个时辰、黎明前的肝肺顺接等，都存在阴阳气的顺接。那么病了可以从这几个大的方面去考虑阴阳气不相顺接。

接下来看一下第 351 条："手足厥寒，脉细欲绝者，当归四逆汤主之。"

这个方我们在临床经常用，它治疗厥阴寒的轻证。这里的"脉细"在这一条指的是阳气不足、寒凝血脉，那么血行缓慢不畅，导致充盈脉管的血是不够的。当然临床还有另外一种情况——出血，是血量真正的丢失，在这一条（是）寒凝。（脉细）在临床很多时候是因为寒而导致的。

这一条和大家沟通一下大枣。当归没问题，前面我们讲乌梅丸的时候讲过它补肝体、养血、温经。那么这一条是一个厥阴的寒，大枣用的是25枚；那么另外有一个方，总的病机是热（炙甘草汤，重用生地黄），大枣用的是30枚（皆合河洛数理），就看大家认不认同了。25是河洛里面奇数之和，但是它治的是寒证；30枚是偶数之和，治的是热证。相信大家都知道30枚大枣就是炙甘草汤。

那么两个方，当然你具体分，当归四逆汤证就是阳虚的厥阴寒证，那么炙甘草汤治的是太阳界面的阴虚液枯。大枣这个药，我们前面也和大家讲过，它的特点是首先入土、膏汁多，无论寒热，益土载木这个土的液津不足都可以使用这个药。之前我们讲过配伍：姜、枣、草，就是（大枣）再配伍生姜、炙甘草，这三个药可以恢复河图中土之湿度、厚度、密度、温度这四个度的不协调。我们在讲桂枝汤的时候反复讲过。

这个方的源头是人之生机初之气——厥阴风木之气的下陷。那么这个脉细反映的血少涉及脉内的营，这就是用桂枝汤来起陷、调和营卫的道理了。

因为这个寒是在厥阴界面（经脉寒凝），因此去掉了生姜，加了细辛、通草来温经散寒。细辛这个药，讲乌梅丸时也讲过，麻附细也讲过，走窜力极强，因此需要配有充足的阴精，这样才能够帮助厥阴萌芽和缓有序的升发，这就是方中用当归和重剂大枣来养阴血补肝体的道理。

另外这一条，没有严重到四肢厥冷或者厥逆，反映的病机是肝体的血已不足，因此这一条不符合四逆汤的病机，那自然而然就不用姜附。通过我们前面的学习，厥阴和少阴的寒的区别非常重要，其实六个界面不同程度的阴阳血气不足的关系，要想分辨清楚只有在临床一个患者一个患者地去体会。

下面看一下第 352 条："若其人内有久寒者，宜当归四逆加吴茱萸生姜汤主之。"

也就是在前面当归四逆汤的基础上加了吴茱萸、生姜和黄酒。这一条涉及我们前面讲过的五个里，这一条包括了两个里。"内有久寒"这个"内"就是指的"里"，这两个里就是指"在内在深在里"的厥阴、阳明两个界面。涉及血分，因此这个厥阴、阳明对应的就是肝、胃。

那么"久寒"就是指的肝胃深伏之寒邪，因此是在前面当归四逆汤的基础上加了吴茱萸、生姜，温中降逆、破沉寒痼冷，一定是温中。因为涉及阴血分，所以加了黄酒，黄酒能够益液、养血、通经。因为厥阴界面不像少阴界面，它的特点是水火一家，那么这种寒在少阴界面（可以通过）启动原动力、元阳（来解决）。

元阳是中阳之根，自然而然就能暖中土，化寒冰、寒湿，直接用四逆汤。吴茱萸这个药，我师父李可老中医在他的专辑里写道："是开冰解冻之剂，其性辛温燥烈，直入阳明厥阴血分，破沉寒痼冷，解除一切痉挛。如果有热佐以黄连。"

第98讲

厥阴病4：
第243条、309条、378条

今天沟通一下《伤寒论》吴茱萸汤证三条条文。

为什么这一条见于阳明、厥阴和少阴三个界面呢？首先就是我们前面沟通过的，厥阴和阳明同属于在里在内在深的界面，也就是《伤寒论》里面五个里，这两个就是其中的。另外阳明一旦从中，那么中阳一定是不足的；还有戊癸合化为火，这样就涉及少阴元阳的不足。

但是阳明属于中土，一旦胃阳不足，土木之间的关系载不住这个木，或者戊癸合化为火，元阳不足，那么厥阴一定会下陷为寒，之前我们也讲过，包括上一讲讲的当归四逆汤，厥阴的轻证的下陷那就是用桂枝，一旦形成久寒、阴寒重者，就是用吴茱萸了。

下面我们看一下三条原文，阳明病篇的第243条："食谷欲呕，属阳明也，吴茱萸汤主之。得汤反剧者，属上焦也。"

吴茱萸汤方

吴茱萸一升（洗），人参三两，生姜六两（切），大枣十二枚（擘）。

上四味，以水七升，煮取二升，去滓，温服七合，日三服。

明白了前面讲的，那就不难理解了，胃是主受纳的，一吃东西就想吐，那首先我们就会找到阳明中土，它是虚寒的，这个胃气是不降的，同时这种土虚载不住木，风木之气下陷，下陷之后又会横逆中土，这样就会形成了厥阴阳明对应的肝胃虚寒、土木不和、胃气不降。

因此针对这一条治疗的重点，要想快速地止呕，就得先温胃再暖肝再降逆，那这个药非吴茱萸莫属。所以上一讲我们讲过师父李可老中医谈到吴茱萸的作用"温中降逆、破沉寒痼冷"。吴茱萸汤或者吴茱萸这个药，它是辛温燥烈的，我们要想能够承载这个药，就需要有足够的土气而且是土中的气、液、津，三个都要有，这就是吴茱萸汤里面有人参和红枣的道理。

这一条的病机，或者是吴茱萸汤证的病机，吴茱萸所破的沉寒痼冷里面包着的是寒水之气，因此一旦打开这个气结，里面必有寒水之气，针对土中的寒水之气，我们前面反复沟通过，这个就是用生姜，而且这一条重用生姜六两。至于后面"得汤反剧者，属上焦也"，我个人的观点就说明上焦是有邪火，那么临床可以考虑小柴胡汤、大黄黄连泻心汤？如果是上热下寒，可以参照第 173 条"胸中有热，胃中有邪气，腹中痛，欲呕吐者"，考虑黄连汤寒温并用。

下面看一下少阴病篇的第 309 条原文："少阴病，吐利，手足逆冷，烦躁欲死者，吴茱萸汤主之。"

这一条仲景首先就告诉你这是在少阴界面打仗，那么又有"吐利逆冷"，反映了少阴界面阳虚（的）阴寒证。现在的关键点能够区分的就是这一条里面提出了"手足逆冷"，而不是四肢厥冷，也没有提"恶寒、身蜷、大汗、内拘急"等症状，比如在少阴病篇第 295 条："少阴病，恶寒身蜷而利，手足逆冷者，不治。"它提到了手足逆冷，但是其他症状不一样。

那么在霍乱病篇第 388 条："吐利汗出，发热恶寒，四肢拘急，手足厥冷者，四逆汤主之。"有手足逆冷，但是加上前面的症状，由博返约是四逆汤，通过这些条文的对照，就说明第 309 条在少阴阳虚后出现了厥阴这一个生机和萌芽由于失去了阳气的温煦，升发无力而又下陷土中，这样形成了厥阴的阴寒重证。

这一条也与我们前面讲的戊癸合化这一条病机是相关的，这样就推出了胃中也寒，涵盖了这一病机线路。这两条一分析，我们能够明白同样是出现了肝胃俱寒这一个主要矛盾，难理解的就是"烦躁欲死"这个症状，它的关键点就是"厥阴"这两个字的内涵了。

我们前面讲厥阴病的时候讲过，它是两阴交尽，但是它阴寒重却有一丝微阳，而且厥阴从中就是少阳，少阳之上火气治之，因此只要厥阴阖，

279

必然是开到太阳，这一条反映了厥阴是寒极了，但是它那一丝微阳内陷土中之后，能够与阴寒之邪相争，但是欲升不能啊，生机欲勃发但是无力挣脱阴寒之压抑，这样就出现了"烦躁欲死"这一症状。

同时既然这一丝微阳能够与阴相争，那就说明土中的阴寒甚，反推"手足逆冷"就不是冷过肘膝之重证、死证，因此化厥阴寒冰、温中降逆成为治疗的首要任务，这样自然而然就回到了吴茱萸汤了。

最后一条，第 378 条："干呕，吐涎沫，头痛者，吴茱萸汤主之。"

涉及的界面一样是厥阴和中土，中土包括太阴和阳明。那么吴茱萸汤的病机已经非常得清晰了，这一条给出不同的临床之象，那么这个象的机理就是厥阴风木之气下陷至已经虚化、寒化、湿化的土中，土不能载这个木，土中的水、湿、寒随着厥阴风木直升，这样就出现了干呕、吐涎沫、头痛。

这样我们就把厥阴病篇主要的条文和相应的机理和大家进行了沟通。

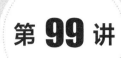

第99讲

第303条黄连阿胶汤，
第177条炙甘草汤

今天与大家沟通第303条和第177条。先看一下少阴病篇的第303条："**少阴病，得之二三日以上，心中烦，不得卧，黄连阿胶汤主之。**"

黄连阿胶汤方

黄连四两，黄芩二两，芍药二两，鸡子黄二枚，阿胶三两。

上五味，以水六升，先煮三物，取二升，去滓，内胶烊尽，小冷，内鸡子黄，搅令相得，温服七合，日三服。

这一条是少阴热化证之方，依据标本中"少阴之上，热气治之""心肾同属少阴"，因此这一条论述的是心、肾少阴的热化证。我们前面讲过四方神，朱雀是南方神，一般认为朱雀汤指的就是黄连阿胶汤。那么这个方的病机可以这样参悟，既然朱雀是南方，对应的是离卦，是火邪，这说明离卦的外二阳爻太过明亮，按照圆运动规律，离火太过主要涉及三个方面：

（1）首先本位本气，既然是外二阳爻太过明亮，那就说明离卦中一阴爻这里是不足，它的不足有两种参悟：一种是回到先天坤土的不足，一种是立足在人身周身气血的不足。这个方其实这两个方面都包括。

（2）水火不济对应的就是心肾不济，既然在上的心火盛，在下的肾水必少，因此这个方除了清热的黄连、黄芩、芍药外，关键就是怎么增强不足的肾水了。

（3）既然南方火盛，那么木乃火之母，就涉及东方木生火太过。

因此针对这个方涉及的火、水、木、土这四个方面，黄连、黄芩、芍药之前我们反复沟通过了，今天就不讲。重点讲一下因为水之源乃木之根，肝肾同源，乙癸同源，这个方里面一味鸡子黄可以同时增强肾水、下潜浮阳、又能够定风养中。那么我们看一下鸡子黄的结构，它的外面是有一层极薄极薄的膜，但是我们都吃过它，（其）气厚，它具有"涵育真阴之功"，真阴足不就是肾水足吗，那自然阳潜风定，心火必自降。

　　再看一下五行的配属，鸡属酉金，又对应巽卦位之木，因此内禀南方火色，火又为土之母，这样我们就能够明白鸡子黄也可培养中气。南方有一个食物，产妇吃的叫姜醋猪脚汤，这个汤里面有鸡蛋，可以放很久，即使再久，猪脚汤里面的鸡蛋蛋白是发硬了，但是蛋黄不会，因此我们可以从生活中来参悟鸡子黄这个药。

　　另外一个就是阿胶了，我们都熟知它有补血的功效，补血功效的原因或者源头我们之前沟通过，是因为它具有导液和浚血之源的作用。这个方里面阿胶与鸡子黄相配，一可助君火承降，二可增强下焦肝肾之阴，三可增强肝体息风，可以截断木生火太过之势。

　　这个方基地的医生试了三个月，尤其让我们体会深的，就是阿胶和鸡子黄这两个药的作用了。我在临床用这个方除了治疗失眠、糖尿病，印象最深的是一位舌面干涩、烦躁难耐的患者，是用这个方取效的。

　　下面看一下第 177 条："伤寒，脉结代，心动悸，炙甘草汤主之。"

炙甘草汤方

　　甘草四两（炙），生姜三两（切），人参二两，生地黄一斤，桂枝三两（去皮），阿胶二两，麦门冬半升（去心），麻仁半升，大枣三十枚（擘）。

　　上九味，以清酒七升，水八升，先煮八味，取三升，去滓，内胶烊消尽，温服一升，日三服。一名复脉汤。

　　我们在学方剂的时候都知道炙甘草汤治疗的是心的气血阴阳俱不足。我个人的体会，这条原文反映的是阴阳、营卫、气血的本源不足，从而导致人的活力明显下降，不是简单的心之阴血亏虚、气阳不足、神明失养。我们可以想一下，单是从阴血不足而论，炙甘草汤证也涉及一个关键病机，那就是肺胃阳明之燥，更何况它还有气阳的不足呢，因此学习第 177

条炙甘草汤证，关键我们要厘清主要病机和病机线路。

首先既然仲景用炙甘草来命，名就突出了"土"在生命和人身的重要，这就是师父说的"一部《伤寒论》，一个河图尽之矣"。同时用的是炙甘草，而不是生甘草，说明病机是土虚偏寒，界面就卡在了太阴。既然是用草，那就说明邪气是属急的，宜用缓，因此这个方名说明了两个方面。师父李可老中医的解释是这样的："三阴统于太阴，炙甘草为君，甘入脾，补中土，滋溉四旁，载药入心以充血脉。"

下面我们在太阴土气不足这个大的前提下，看一下详细的病机线路。

这个方有一个非常难理解的病机，在太阴虚寒的同时，它存在土中液涸津少、化燥生热，脉内之营化生乏源，脉内及心、肺、胃均有邪热。但是这个方或者这个炙甘草汤证反映出来的是虚多邪少的特点，虚的关键是太阴和阳明的本体，那邪少呢？在第 177 条原文没有表现为相应的热象。

我是利用《内经》营卫体系以及四季五方一元气来参悟这个方。"心动悸，脉结代"反映的病机是脉外卫气不用的虚寒证，也是四季五方一元气圆运动"春之发陈，夏之蕃秀"功能的下降。那么这个方的关键是"复脉"，"复脉"的关键就是如何恢复心之气血阴阳。根据前面的分析，必须做到"润枯、滋液、生津、养血、益气、温阳"这六个方面。

下面我们看一下药物分析，因为液枯津少，根据前面的病机，首先必须增强阳明本体液津血，所以在用炙甘草驾驭太阴脾主散精的前提下，复脉的另一战场就是在阳明阳土，恢复阳明本体液津血的药就是具有"逐血痹"之功的生地黄，也正是因为这三个字"逐血痹"的参悟，明白了这个方重用生地黄之理，它可以达到清血热、滋阴液、通血脉、益气力的功效。

我们反过来想，阳明本体的增强，不就增强了阳明"主润宗筋，宗筋主束骨而利机关"以及"阳气者，精则养神，柔则养筋"的功能了吗？这个增强，不就有助于"心动悸，脉结代"的消除吗？另外《内经》的这些原文也有助于参悟《本经》说的地黄有"主绝筋、伤中，填骨髓，长肌肉"的功效。因此李可老中医提到回归汉代以前的中医之路，《内经》《难经》《本经》《伤寒杂病论》四部经典构成了完备的中医理法方药。

下面看一下，因为太阴脾主散精，上归于肺，肺朝百脉。那么方中的炙甘草、人参、生姜、大枣就可以益脾土、和营而达邪，人参、麦冬益肺之气阴，麻子仁滋脾液，阿胶浚血之源、导液之功，补肝体。在这里我们看到了一大队的阴药，必然会阻碍阳气的敷布，因此就像前面分析，必须加强"春之发陈、夏之蕃秀"之力，这就是方中用桂枝、清酒、生姜的道理，这样配伍就可通阳、帮助阳气敷布。师父解释这个方提出："复脉汤证若见肢厥、脉迟而结代频见，便是一丝残阳将灭，直须大剂破格方救阳。若已见亡阳端倪，则复脉汤中加生附子一枚为要！"

最后我们由博返约，总结炙甘草汤，借春之发陈之力、卫气之温煦宣通之力滋液、润燥、生津、养筋、濡骨，最终达津液生、气血化、营卫通、阴阳和。

到此为止，（一共）99 讲的《伤寒一元解》随讲就结束了，谢谢大家！